Swami Narayanananda
gewidmet

»Gesundheit ist Reichtum.
Ein gesunder Körper ist auch die Basis
für einen gesunden Geist.
Übe Yoga-Asanas, Pranayama und
Meditation und sei gesund,
zufrieden und weise.«

Swami Narayanananda

Inhalt

Einleitung

Yoga-Asanas ist der Oberbegriff für eine Anzahl von Körperübungen, die einen Teil des indischen Yogasystems ausmachen. Diese Übungen verfolgen den Zweck, den bestmöglichen Gesundheitszustand und eine tiefe Entspannung von Körper und Geist zu erreichen. Im klassischen Yoga wird jedoch körperliche Gesundheit nicht als Ziel an sich betrachtet, sondern als Mittel, um zu höherer geistiger Entwicklung zu gelangen. Die Körperyoga-Übungen wurden darum ursprünglich als Vorbereitung und Ergänzungstraining für die fortgeschritteneren Atem- und Meditationsübungen ausgeführt. Heutzutage ist jedoch die Yoga-Praxis nicht mehr auf den initiierten geistig Strebenden beschränkt, sondern ist allgemein zugänglich. Die Körperyoga-Übungen sind besonders populär geworden und werden oft nur mit dem begrenzten Ziel der Erlangung körperlicher Gesundheit ausgeübt.

In diesem Buch haben wir die Yoga-Übungen nicht als Teil entweder einer körperlichen oder geistigen Praxis beschrieben, sondern sie einfach in einer neutralen, instruktiven Form dargestellt, aus der jeder Nutzen ziehen kann.

Yoga-Asanas unterscheiden sich von den meisten anderen Körperübungen sowohl in der Ausführung als auch in der Wirkung. In der Regel ist ein Yoga-Asana eine statische Haltung des Körpers, bei der man bewußt und im Einklang mit dem besonderen Charakter dieses Asana den Atem reguliert und den Geist konzentriert. Wenn man auf diese Weise bewußt Körper, Atem und Geist aktiven Anteil an der Übung nehmen läßt, so erhält man eine tiefe, allseitige Wirkung auf die gesamte psychophysische Struktur. Man versucht also bei Yoga-Asanas nicht, eine bestimmte Art von Muskelkraft, Kondition oder Beweglichkeit zu erreichen, sondern einen Zustand, in dem Körper und Geist unter allen Umständen in ausgewogener Harmonie bleiben.

Unabhängig von dem angestrebten Ziel, also ob die Übung Teil einer geistigen Disziplin, eines therapeutischen Trainings oder einfach körperliche Übung ist, die Asanas sind dieselben und sollten mit gleicher Sorgfalt und Regelmäßigkeit ausgeführt werden. Nachlässig und falsch ausgeführte Yoga-Asanas bringen nicht den wahren tiefen und umfassenden Gewinn, sondern sie können sogar schädlich sein. Es ist daher wichtig, gleich von Anfang an sorgfältig vorzugehen und sich die Zeit zu nehmen, eine Übung richtig zu lernen, auch wenn einem das manchmal ein bißchen langweilig und übertrieben vorkommt. Die Anweisungen, die in diesem Buch für jedes Asana gegeben werden, beruhen auf Erfahrungen mit der klassischen Yoga-Tradition. Wer den Text und die Illustrationen sorgfältig durcharbeitet, wird bestimmt eine erstaunliche Verbesserung seiner körperlichen und geistigen Gesundheit erzielen.

Der Körper

Abgesehen von der bewegungslosen Haltung des Körpers umfaßt ein Yoga-Asana auch verschiedene Stufen und genau bestimmte Bewegungen. Die meisten Asanas umfassen drei getrennte Phasen, nämlich die Eingangsphase, die statische und die Schlußphase.

Die Eingangsphase

Sie ist der erste Teil eines Asana. In dieser Phase wird der Körper in die Ausgangsposition gebracht und langsam zur Endhaltung hin bewegt. Die Eingangsstufe ist von ganz wesentlicher Bedeutung, damit die statische Phase korrekt wird. Wenn sie nicht sorgfältig ausgeführt wird, kann die Haltung verdreht sein, was Verspannungen, Schmerzen und andere schlechte Auswirkungen nach sich zieht.

Die statische Phase

Sie bezeichnet die bewegungslose Endhaltung des Körpers, das eigentliche Asana. Auf dieser Stufe wird der Körper für eine gewisse Zeit in Position gehalten, wobei man versucht, nur die dafür erforderlichen Muskeln zu benutzen und den Körper so ruhig und gelöst wie möglich zu lassen. Dies ist die wichtigste Phase der Übung, bei der die Haltung ihre Wirkung auf den Körper ohne jede Störung ausüben sollte.

Die Ausgangsphase

Sie ist der letzte Teil des Asana, wobei der Körper in eine neutrale, entspannte Lage zurückgebracht wird. Dieser Teil des Yoga-Asana deckt sich oft mit den Bewegungen der Eingangsphase, nur in umgekehrter Reihenfolge. Es ist wichtig, die Schlußphase richtig durchzuführen, damit der Körper entspannt bleibt und der Organismus die Wirkung der Übung voll aufnehmen kann.

Die Einflüsse der Asanas

Bei der Ausführung von Yoga-Asanas ist der Körper einer Anzahl verschiedener Einflüsse ausgesetzt, die den gesamten Organismus direkt oder indirekt berühren. Die Wirkung der Übungen ist teilweise auf einen einzelnen Einfluß zurückzuführen, wie Strecken, Druck und Entspannen, teilweise auf eine Kombination aller.

Strecken

Das Strecken des Körpers ist eine natürliche und spontane Art von Bewegung, mit der die meisten Menschen und sogar Tiere eine Steifheit überwinden. Dafür sind das morgendliche Strecken nach dem Aufstehen oder wenn man eine lange Zeit in derselben Haltung verbracht hat, typische Beispiele. Diese Art des Streckens kann leicht von jedem durchgeführt werden; sie reicht aber nicht sehr tief. Die meisten Yoga-Asanas unterscheiden sich davon, indem sie den Körper in einer durchgreifenden Weise strecken, die anders nicht erreicht werden kann.

Die Muskeln des Körpers arbeiten, indem sie sich abwechselnd zusammenziehen und wieder lockern. Oft lockern sie sich aber nach der Bewegung nicht richtig, sondern bleiben in einem Zustand der Spannung, der die Gewebe steif, schmerzhaft und verkürzt macht. Diese Muskelspannungen können durch Kälte, Zug, Überanstrengung, Streß usw. hervorgerufen werden. Manche Menschen leben dauernd in einem Zustand erhöhter Spannung, was nicht nur erschöpfend und schmerzhaft, sondern auf die Dauer auch die Ursache für vielerlei Leiden und chronische Krankheiten ist.

Die Streckübungen des Yoga arbeiten diesen Muskelverspannungen wirksam entgegen. Der Streckeffekt macht den Körper leicht und beweglich und korrigiert die falschen Haltungen, die ihn sonst steif und verspannt machen. Geschmeidige Rückenmuskeln entlasten die Wirbelsäule und vermindern den Verschleiß der Bandscheiben. Richtig gestreckte Muskeln arbeiten weich, entspannen sich leicht und reagieren auf ein Minimum an Nervenimpulsen. Bei Muskelarbeit verursacht das alles einen verringerten Energieverbrauch

Die Wirkung von Yoga-Asanas

Paschimottanasana ist ein typisches Beispiel für eine Yoga-Haltung, die aus einer Verbindung von Strecken, Druck und Zusammenziehen besteht. Die Beugung nach vorn bedeutet eine Streckung der Rückenmuskeln, während der Unterleib leicht gegen die Oberschenkel gedrückt wird. Gleichzeitig wird der Bauch eingezogen und mit einem leicht zusammenziehenden Effekt nach oben gedrückt. Der Wert der meisten Yoga-Übungen liegt in dieser Kombination verschiedener physischer Reize.

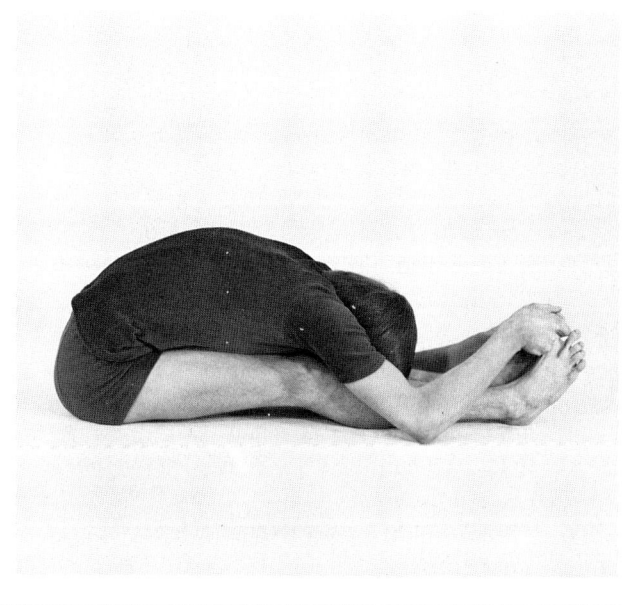

und stärkt die Kraft und Ausdauer des Menschen. Wird der Körper gründlich gestreckt und gelockert, so wird eine Menge Energie in ihm freigesetzt, und man fühlt sich fit und leicht, hat guten Appetit, gute Verdauung und braucht weniger Schlaf.

Bei manchen verspannten Menschen ist sogar die Atemmuskulatur so unelastisch wie eine Art Zwangsjacke, die das Atmen zu einer mühseligen und Energie verbrauchenden Tätigkeit macht. Wenn man einige der Yogaübungen versucht, die Bauch- und Atemmuskeln strecken, wird man feststellen, wie frei und leichtflüssig das Atmen wird, und wie der Atem selbst Energie und Wohlbefinden durch den ganzen Körper trägt.

Gespannte und zusammengezogene Muskeln drücken auf die Blutgefäße und behindern die Blutzirkulation, damit vermindern sie die Sauerstoffzufuhr in das Muskelgewebe und blockieren den Abtransport der Abfallprodukte aus den Zellen. Die Streckübungen helfen mit, alle giftigen Abfallstoffe aus den Muskeln wegzuschwemmen und sie zu entspannen, wodurch der Druck auf die Gefäße vermindert, die Blutzirkulation sowie Sauerstoffzufuhr und die Gewebeernährung verbessert werden. Das vermindert die Belastung des Herzens und kann sogar hohen Blutdruck absinken lassen. Durch einen stabilen Kreislauf werden die Körperzellen rein und gesund erhalten, der Organismus geschützt und sein Verfall aufgehalten.

Streckübungen sind gewöhnlich der schwierigere Teil der Yoga-Asanas, weil untrainierte Muskeln steif und verkürzt sind, was die Beweglichkeit einschränkt und es schwer macht, den Körper voll in die Haltungen zu strecken. Streckübungen sollte man immer sehr vorsichtig angehen; sie verlangen eine spezielle Technik, um schmerzhaftes Überstrecken von Muskeln und Gelenken zu verhüten. Anfangs sollte man feststellen, wie weit man seinen Körper ohne Schwierigkeiten oder Schmerzen bewegen kann. Von diesem Punkt aus sollte man sehr vorsichtig vorgehen und heftige und ruckartige Bewegungen meiden. Man muß auf die Muskelgruppen, die gestreckt werden, achten und aufpassen, daß sie während der ganzen Übung locker bleiben. Wenn das Strecken unangenehm wird, dann fangen die Muskeln automatisch an, sich zusammenzuziehen und sich zu versteifen.

Dieser Punkt ist die Streckgrenze, die nicht überschritten werden darf. Wenn man sich zwingt, doch darüber hinauszugehen, wird man damit nicht die Beweglichkeit erhöhen, sondern nur das Gewebe schädigen und langdauernde Muskelschmerzen verursachen. Beim Yoga ist es eine wichtige Regel, daß die Übungen niemals Schmerzen oder unangenehme Empfindungen verursachen sollen. Schmerzimpulse sind Warnsignale des Körpers, die nicht übergangen werden dürfen. Anstatt den Körper in schmerzhafte Überstreckung zu zwingen, sollte man ihn für ein paar Augenblicke ruhig halten und ihn dann langsam und vorsichtig ein wenig weiter auf die gewünschte Haltung hin bewegen, wobei die Konzentration darauf gerichtet sein muß, die Muskeln entspannt zu halten. Wenn man auf diese Weise fortfährt, wird man allmählich die nötige Beweglichkeit erreichen. Dieser Weg erfordert etwas Geduld, ist aber sicher und schmerzlos. Er wird auch helfen, sich der Teile des Körpers, die gerade beansprucht werden, besser bewußt zu werden.

Muskeln und Gelenke sollten nicht plötzlich gestreckt werden oder dann, wenn sie kalt sind. Yoga-Asanas sind leichter auszuführen, wenn man mit Aufwärmübungen beginnt. Ausgedehnte Streckungen sollten nicht lange beibehalten werden, und man sollte vorsichtig sein, wenn der Körper in extreme Haltungen gebracht wird. Manche Menschen sind in bestimmten Gelenken überbeweglich und können leicht auch sehr schwierige Asanas ausführen, aber sie sollten sich in acht nehmen, weil eine weitere Streckung der Bänder die Gelenke lose und schwach machen kann.

Die Druckwirkung

Bei manchen Yoga-Asanas wird der Körper verschiedenen Arten von Druck ausgesetzt. Der Druck kann auf eine einzelne Stelle beschränkt sein oder auch einen größeren Bereich berühren. Gewisse Druckstellen sind oberflächlich, während andere tiefliegende Organe erreichen. Der Druckeffekt zielt in der Hauptsache auf das Kreislauf- und Nervensystem sowie auf verschiedene Drüsen.

Der Druck, der an irgendeiner Stelle auf den Körper ausgeübt wird, leitet das Blut ab und vermindert die Blutzufuhr in diesen Bezirk. Das kann eine gewisse Blutansammlung in den Nachbargefäßen hervorrufen und auch einen gesteigerten Blutfluß durch die Nachbarorgane. Wenn der Druck zurückgenommen wird, entsteht ein Saugeffekt, der die Blutzirkulation weiter anregt. Dieser Pump- und Saugeffekt wirkt gegen Blutstauungen, Schwellungen und Schmerzen und fördert eine generelle Verbesserung der Gesundheit.

Viele Nervenzentren sind sehr empfindlich gegen Druck. Ein leichter Druck auf ein Nervenzentrum an der Halsseite (Carotissinus) setzt einen Impuls frei, der den Herzschlag verlangsamt. Außer den bekannten Nerven des Körpers schließt die Yoga-Anatomie auch ein Netzwerk von subtilen Nervenkanälen (Nadis) ein, das den ganzen Körper als lebendiges Energiefeld überzieht. Mit unserem gegenwärtigen Wissen ist es nicht möglich, genau zu beschreiben, was tatsächlich geschieht, wenn die verschiedenen physikalischen und subtilen Nerven und Nervenzentren dem Druck der Asanas ausgesetzt werden, aber er ist höchstwahrscheinlich eine der Ursachen für die gesteigerte körperliche und geistige Energie, die sich nach der Übung einstellt.

Die Druckwirkung der Asanas auf die innersekretorischen Drüsen ist ebenfalls wenig bekannt. Klinische Erfahrungen und Tests mit den Auswirkungen von Sarvangasana (S. 123) und Mayurasana (S. 174) lassen vermuten, daß diese Haltungen einen regulierenden Einfluß auf die Schild- bzw. die Bauchspeicheldrüse ausüben, die bei diesen Haltungen dem Druck ausgesetzt sind. Auch viele Leute mit hormonalen Störungen haben die Erfahrung gemacht, daß regelmäßiges Training mit diesen Asanas, durch die Druck auf die endokrinen Drüsen ausgeübt wird, hilft, das Hormongleichgewicht herzustellen.

Kontraktionsübungen

Die Muskelkontraktion setzt den Körper in Bewegung, und daher sind Anspannungen bei den meisten Arten körperlicher Übungen die Hauptsache. Bei Yoga-Asanas jedoch wird auf die Anspannung weniger Wert gelegt als z. B. auf Strecken, Druck und Entspannung. Bei den meisten Asanas sind die Kontraktionsübungen mäßig und von einer Art, die die Muskeln stark hält, ohne sie zu vergrößern.

Entspannung

Die Yoga-Tiefenentspannung umfaßt Körper und Geist. Die Entspannung gelingt am einfachsten in einer passiven, liegenden Haltung wie Savasana. Zunächst entspannt man die Füße und die großen Muskelgruppen der Beine. Dann folgen Unter- und Oberbauch, Arme und Nacken. Schließlich beseitigt man die Spannungen im Gesicht und in den feinen Muskeln der Sinnesorgane. Ist der Körper dann entspannt, so füllt sich der Organismus mit einem Frieden und einem Gefühl des Wohlbefindens, das Schwäche und negative Zustände aufhebt. Ein paar Minuten wahrer Tiefenentspannung sind erfrischender als mehrere Stunden Schlaf.

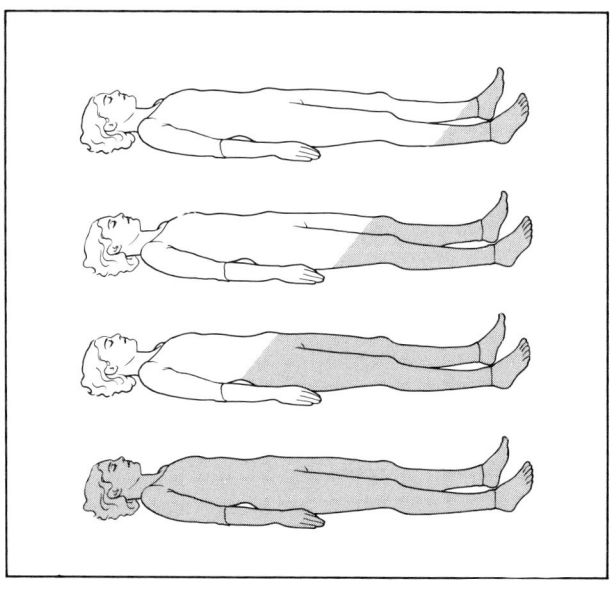

›Mudras‹ und ›Bandhas‹ sind die Namen einer kleinen Gruppe von besonderen Yoga-Übungen, bei denen örtliche Muskelzusammenziehungen erfolgen, um die subtile Nervenenergie (Prana) des Bereichs zu ›binden‹ oder ›abzusperren‹. Selbst bei diesen Übungen sind jedoch die Kontraktionen begrenzt und streng isoliert, und bei einer so wichtigen Übung wie ›Uddiyana Bandha‹ (S. 319) wird sogar ein Kontraktionseffekt erreicht, ohne die Muskeln zusammenzuziehen.

Die Schwerkraftwirkung

Die Schwerkraft wirkt als ständige Belastung auf den Körper und verbraucht einen Teil seiner Energie. Das Kreislaufsystem ist ihr besonders ausgesetzt, aber auch die Wirbelsäule und der Atem müssen dem Gewicht der Gravitation standhalten. Bei den meisten Yoga-Asanas bedeutet die Schwerkraft nicht viel, aber bei den wenigen Umkehr-Übungen ist sie ein außerordentlich wichtiger Faktor. Bei diesen Übungen wirkt die Schwerkraft in umgekehrter Richtung auf den Körper mit einer Anzahl wohltätiger Folgen für den ganzen Organismus, einschließlich des Nervensystems. Da die Wirkungen der Schwerkraft für andere als die Umkehrhaltungen wenig Bedeutung haben, wird sie zusammen mit Sirshasana (S. 112) beschrieben.

Die Gravitation ist eine Kraft, die wir normalerweise nicht fühlen, aber während der Entspannung in Rückenlage kann man das Gewicht der Schwerkraft deutlich als eine Art angenehmer Schwere des Körpers fühlen. Dieses Gefühl ist so eng mit dem entspannten Zustand verbunden, daß es eine wichtige Autosuggestion bei Yoga-Entspannungsübungen darstellt.

Entspannung

Obwohl Streckübungen eine entspannende Wirkung haben, können sie selbst doch keine allgemeine tiefe Entspannung von Körper und Geist hervorbringen. Um das zu erreichen, muß der Körper in eine ruhige, passive und inaktive Haltung gebracht werden, die es allein möglich macht, sich ganz zu entspannen. Savasana (S. 284) ist die beste Haltung für tiefe Yoga-Entspannung. Die körperliche Haltung

Entspannung und Konzentration

Obwohl Tiefenentspannung nicht dasselbe ist wie Meditation, so umfaßt sie doch einen geistigen Prozeß, der eine Vorstellung davon geben kann, was Meditation bedeutet. Tiefenentspannung ist daher eine Übung, die häufig ein Interesse für die meditative Technik des Yoga erweckt. Wenn man regelmäßig und systematisch Yoga-Asanas und Tiefenentspannung praktiziert, wird es leichter, Gedanken und Emotionen zu kontrollieren, leichter auch, sich zu konzentrieren. Yoga-Asanas, Tiefenentspannung, Atemübungen und Meditation sind verschiedene Disziplinen, die miteinander harmonieren und die es in ihrer Gesamtheit dem Menschen ermöglichen, seine besten Eigenschaften zu entwickeln.

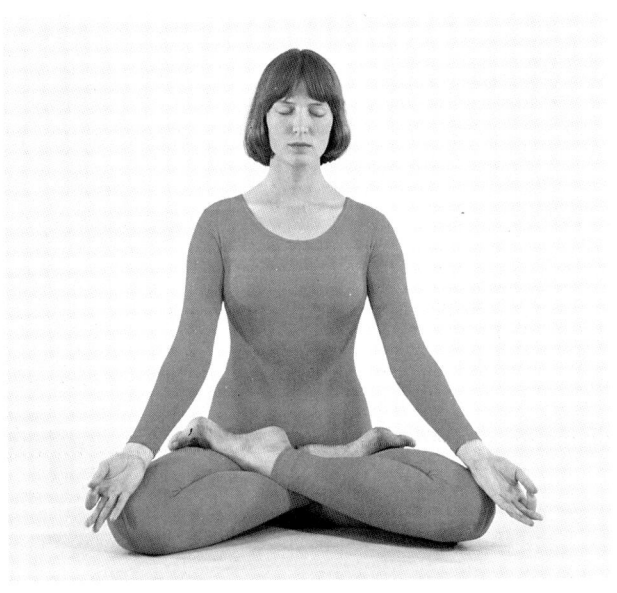

des Savasana ist ganz leicht, aber der Prozeß der Entspannung ist nicht für alle ebenso leicht, sondern kann einige Übung erfordern. Wer sich aber die Zeit nimmt, das zu lernen, wird eine schöne Belohnung erhalten durch die angenehme Erfahrung eines Friedens, der den ganzen Körper erfrischt und ihn mit einem neuen Energiestrom auflädt. Regelmäßige Entspannungsübungen werden die unbemerkten und unterbewußten Spannungen von Körper und Geist günstig beeinflussen. Wer lernt, sich im Streß und Kampf des täglichen Lebens zu entspannen, kann einen ungeheuren Energieverlust vermeiden und ist in der Lage, mehr und bessere Arbeit zu leisten, ohne dadurch erschöpft zu sein. Menschen, die systematisch tiefe Entspannung üben, entwickeln eine innere Ruhe und Ausgeglichenheit, die die negativen Einflüsse von Enttäuschungen, Verlusten und Mißerfolgen verringern. Tiefe Yoga-Entspannung hat einen verjüngenden Effekt, denn wenn man durch Spannungen, Emotionen und Sinnesreize nicht beeinträchtigt wird, können die heilenden Kräfte des Körpers selbst eine Steigerung der Gesundheit zustandebringen.

Tiefe Entspannung und Yoga-Asanas sind eine ideale Kombination von Übungen, die ihre guten Einflüsse gegenseitig steigern. Man kann sagen, daß die Stellungen die grobe Arbeit tun, indem sie die ärgsten Verspannungen beheben und das System ins Gleichgewicht bringen. In der Entspannungsphase werden die Auswirkungen des Asana vom Körper vollkommen aufgenommen und verwertet, während die subtilen, unbemerkten und tiefverwurzelten Spannungen in eine friedliche Stille hineinleiten.

Entspannung nach Yoga-Asanas

Dies ist teilweise der Grund, daß es im Yoga zu einer festen Regel geworden ist, den Körper immer für ein paar Augenblicke in Savasana zu entspannen, nachdem eine Übung durchgeführt wurde. Tut man das nicht, kann es sein, daß man vielerlei störende kleinere Spannungen erlebt, die bei einer Reihe von Asanas auftreten und die deren gute Auswirkungen verringern. Andererseits gibt es wegen der unterschiedlichen individuellen Bedürfnisse keine Regel für die Dauer der Entspannung zwischen den Übungen. Ein Anfänger braucht gewöhnlich mehr Entspannungszeit als jemand, der gut trainiert ist, und auch anstrengende Übungen machen es erforderlich, etwas mehr Zeit auf die Entspannung zu verwenden. Als Regel gilt, daß die vorhergehende Übung ›aus dem Körper heraus‹ sein sollte, so daß der ganze Organismus einschließlich der Atmung in ein ruhiges Gleichgewicht gebracht ist, bevor man mit dem nächsten Asana beginnt. Nach einiger Praxis geschieht das in einigen Augenblicken.

Man sollte das Programm immer mit 10 – 15 Minuten tiefer Entspannung in Savasana nach der letzten Übung beenden. Wer viel zu tun hat, sollte die Zeit für dieses Asana nicht kürzen, sondern statt dessen eine oder zwei der andern Stellungen fallenlassen oder etwas weniger Zeit dafür aufwenden.

Es ist wichtig, dafür Sorge zu tragen, daß während der tiefen Entspannung jegliche Art von Störung ferngehalten wird. Plötzliche und unerwartete Geräusche können schmerzhafte Unordnung im Nervensystem hervorrufen, und Atem und Herzschlag brauchen Zeit, um das zu überwinden. Auch hartes, starkes Licht stört, während weiches, gedämpftes Licht die Entspannung fördert. Der Raum sollte angenehm temperiert sein. Während der tiefen Entspannung sinken alle Organfunktionen wie auch die Körpertemperatur ab, so daß man empfindlicher gegen Kälte und Zugluft wird. Es ist zweckmäßig, eine Decke bei der Hand zu haben, um während der Entspannung den Körper vor Abkühlung zu bewahren.

Der Atem während der Entspannung

Nachdem man den Körper in Savasana-Stellung gebracht hat, sollte man die Entspannungsübung mit einigen tiefen, ausgiebigen Yoga-Atemzügen (S. 332) anfangen, um den Körper ruhig und entspannt zu machen. Während dieser Art der Atmung versuche man sich vorzustellen, daß das Einatmen den ganzen Körper mit Gesundheit, Kraft und Schönheit erfüllt, und man richte seine Aufmerksamkeit nach innen auf diese Eigenschaften und vergesse die äußere Welt. Bei der Ausatmung kann man sich vorstellen, daß man alles Schmerzhafte, Kranke und Schlechte zusammen mit dem ausströmenden Atem wegwirft. Solche Autosuggestionen sind sehr hilfreich, und im Anfang sind sie beim Erlernen der Kunst der Tiefenentspannung sogar nötig. Bei der Beschreibung von Savasana (S. 284) ist eine leichte und wirksame Entspannungsmethode in Form systematischer Autosuggestion gegeben. Man sollte sie versuchen und sich die Zeit nehmen, den Vorgang zu lernen, wobei man nicht enttäuscht sein darf, wenn nicht gleich der erste Versuch gelingt. Regelmäßige und systematische Übung ist der Schlüssel zum Erfolg bei allen Arten von Yoga.

Gedanken während der Entspannung

Wenn man beginnt, eine bewußte Entspannungstechnik zu üben, mag man es schwierig finden, die Gedanken und Vorstellungen zweckentsprechend auszurichten. Die Gedanken haben die Neigung, ihren eigenen Weg zu gehen, weg von dem bedachtsamen geistigen Prozeß der Yoga-Entspannung. Wer diese Schwierigkeiten beim Versuch des systematischen Lernens hat, dem mag es helfen, wenn jemand anderes ihm während der Übung Anweisungen gibt, oder er kann sich einer Yoga-Gruppe anschließen. Man kann auch seine eigenen Anweisungen auf Band nehmen und bei der Übung abspielen. Ist jedoch der Anfang der Entspannung vorbei, so sollte man diese Verbindung zur äußeren Welt fallenlassen, um eine vollständige und ungestörte Vertiefung in den inneren Frieden und die Stille zu ermöglichen.

Geistige Erfahrungen während der Entspannung

Im Zustand tiefer Entspannung macht man manchmal ungewöhnliche innere Erfahrungen. Das Gefühl einer angenehmen, warmen Schwere im Körper ist eine allgemeine Erfahrung, die fast jedesmal eintritt. Manche haben die Empfindung, daß das Körperbewußtsein schwindet, oder ihr Körper scheint ihnen extrem leicht und es kommt ihnen vor, als treibe er gleichsam ruhig im leeren Raum. Andere sehen Lichterscheinungen oder hören angenehme, entfernte Klänge. Diese Erfahrungen sind nicht schädlich, sondern sie zeigen nur, daß der Geist sich von den Sinnen und der äußeren Welt zurückgezogen und sich seinen eigenen inneren Aktivitäten zugewandt hat.

Der Atem

Atmen ist gewöhnlich ein automatischer Vorgang, der vom Nervensystem entsprechend der Menge Kohlensäure im Blut und dem körperlichen Bedarf an Sauerstoff reguliert wird. Obwohl also das Sauerstoffgleichgewicht automatisch kontrolliert wird, ist damit nicht gesagt, daß auch das Atmen stets automatisch in Ordnung ist. Die meisten Menschen atmen tatsächlich auf eine anstrengende, unzureichende Weise, die unnötige Energie verbraucht und die Lungen nicht ausreichend durchlüftet. Gewohnheitsmäßig eingeschränkte Atmung belastet die Gesundheit und kann chronische Müdigkeit, verstärkte Spannungen und depressive Gemütszustände verursachen.

Yoga widmet diesem Gegenstand besondere Aufmerksamkeit und bewußte Übung, denn spezielle Atemtechniken können eine außerordentliche Verbesserung der allgemeinen Gesundheit herbeiführen. Im klassischen Yoga bilden die Atemübungen, Pranayama genannt, eine besondere Disziplin, aber auch bei den Yoga-Asanas spielt die Atemregulierung eine wichtige Rolle.

Beim Yoga wird das Atmen nicht als bloßer mechanischer Austausch von Gasen angesehen, sondern mehr als eine Funktion der subtilen Pranakräfte, welche die verborgene Ursache aller körperlichen und geistigen Tätigkeiten sind. Daher kann man, wenn man tiefes und regelmäßiges Atmen lernt und ausübt, nicht nur die Funktionen von Lungen und Stoffwechsel verbessern, sondern auch den Körper entspannen, ihn wieder mit neuer Energie aufladen und Gedankenfunktionen und Emotionen in ruhigen und ausgeglichenen Fluß bringen.

Der Atem spiegelt die verschiedenen Geisteszustände, Stimmungen und Emotionen wider. Angst und Zorn machen den Atem gewöhnlich kurz und oberflächlich, während harmonische Gefühle wie Liebe und Sympathie sanftere Nervenströme verursachen, wodurch der Atem tiefer und regelmäßiger wird. Wenn der Geist ruhig und ausgeglichen ist, wird auch der Atem stetig und ruhig. In der Entspannung werden die Atembewegungen sehr zart, und wenn der Geist zur tiefen Konzentration kommt, können sie kaum wahrgenommen werden. Beim höchsten Grad der Meditation richten sich die Gedanken und Nervenströme auf einen einzigen im Geist vorgestellten Punkt, und in diesem außergewöhnlichen Zustand gibt es keine Spur von Atmung mehr.

Im Yoga wird die Beziehung zwischen Atem und Geist dazu benutzt, um ganz bewußt Gedanken und Emotionen mittels der Atmung zu beeinflussen und zu regulieren. Wenn z. B. jemand in einer nervösen, überanstrengten und gespannten Verfassung ist, kann man die Schwierigkeiten verringern und die Nervenströme besänftigen, indem man einige Runden der tiefen Yoga-Vollatmung ausführt. Mit Hilfe der einfachen Atemübungen, die in diesem Buch beschrieben werden, kann man allmählich auch die automatische Atmung verbessern, und das ergibt einen großen Gewinn sowohl für die körperliche als auch für die geistige Gesundheit.

Ein Atemzug besteht aus drei Phasen, die man im Yoga Rechaka (Ausatmung), Puraka (Einatmung) und Kumbhaka (Atempause) nennt. Yogisches Atmen fängt immer mit dem Ausatmen an, denn man kann die Lungen nicht mit frischer Luft füllen, ohne sie zuvor geleert zu haben. Kumbhaka ist eine Pause zwischen Ein- und Ausatmung oder zwischen Aus- und Einatmung. Bei der automatischen Atmung ist Kumbhaka eine unbemerkte und sehr kurze Zeitspanne, während das im Yoga bei den höheren Pranayamas der wichtigste Teil des Atmens ist.

Bei den Yoga-Asanas ist Kumbhaka weniger von Bedeutung und erscheint meistens bei den Übungen, bei denen normales Atmen schwierig ist.

Normales Atmen wird hauptsächlich durch die Bewegungen des Zwerchfells und der Rippenmuskulatur bewirkt. Die Einatmung ist eine aktive Muskeltätigkeit, bei der das Zwerchfell gesenkt und die Rippen angehoben werden, so daß der Brustkorb sich ausdehnt und Luft in die Lungen fließt. Die Ausatmung ist eine ziemlich passive Tätigkeit, bei der die Atemmuskeln sich entspannen, der Brustkorb zusammensinkt und das Zwerchfell sich nach oben in seine Ruhestellung bewegt.

Die Yoga-Vollatmung

Die Atmung kann je nach den Muskelgruppen, die man dafür benutzt, in drei Phasen eingeteilt werden. Bei der Bauchatmung wird das Zwerchfell tätig und regt alle Organe in der Bauchhöhle an. Bei der Rippenatmung bringen die Rippenmuskeln den Brustkorb zum Ausdehnen und Zusammenziehen, und bei der Schlüsselbeinatmung werden Nacken- und Schultermuskeln gebraucht, um die Lungenspitzen zu durchlüften. Bei der Yoga-Vollatmung werden die Bewegungen all dieser Muskeln kombiniert in einer Tiefatmung, die man vom Bauch bis in den Hals spürt. Wenn diese Muskelbewegungen richtig kombiniert werden (s. S. 332), wird eine sanfte Atmung erreicht, die Verspannungen und Blockierungen im ganzen Organismus lösen kann. Das Bild zeigt die Lage der Muskelgruppen auf der Vorderseite des Körpers, die an den Atmungsphasen beteiligt sind.

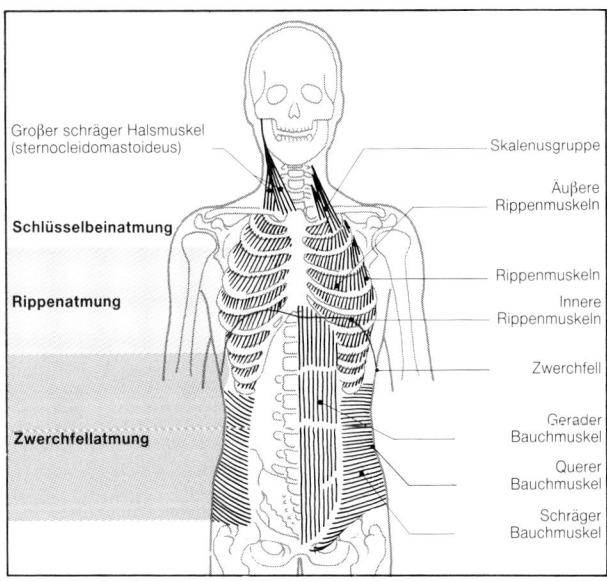

Die Zwerchfellatmung

Dabei erfolgt die Atmung hauptsächlich im unteren Teil der Lungen durch eine Abwärtsbewegung des Zwerchfells. Das ist die beste der drei Arten, da sie den Lungen mit einem Minimum an Anstrengung ein Maximum an Luft zuführt. So atmet man gewöhnlich in Ruhe und Entspannung, während Spannungen in der Bauchmuskulatur diese Art des Atmens behindern. Zwerchfellatmung hat einen Massageeffekt auf die Organe der Bauchhöhle, wodurch Verdauung und Blutzirkulation angeregt werden. Die rhythmischen Bewegungen des Zwerchfells haben eine beruhigende und regulierende Wirkung auf das Nervenzentrum im Solarplexus.

Die Rippenatmung

Hier wird die Einatmung durch die Rippenmuskeln verursacht, welche den Brustkorb anheben und erweitern. Die Rippenatmung ist anstrengender und durchlüftet die Lungen nicht so gut wie die Zwerchfellatmung. Auf diese Weise atmet man gewöhnlich, wenn man unter Streß oder Spannung steht, wenn man dick ist oder enge Kleidung trägt.

Die Schlüsselbeinatmung

Bei normaler Atmung wendet man sie selten an. Mit ihr werden durch die Muskeln von Nacken und Schultern die Lungenspitzen weiter durchlüftet. Das bringt eine geringe Luftmenge bei einer großen Anstrengung. Als getrennte Atmung kommt sie nur in Extremsituationen vor, und man kann sie als kurze, keuchende Atmung z. B. beim Weinen oder bei asthmatischen Anfällen sehen.

Die Vollatmung

Die Grundlage der Yoga-Atemübungen wird Vollatmung genannt und besteht aus einer systematischen Kombination der drei Arten. Bei der Vollatmung setzt man das volle Fassungsvermögen der Lungen in einer langsamen, gleichmäßigen und rhythmischen Atmung ein, bei der die verschiedenen Muskelgruppen in fließenden Übergängen zusammenarbeiten. Das Erlernen der Yoga-Vollatmung macht die verschiedenen Feinheiten der Atmung bewußt und sollte eines der ersten Ziele der Yoga-Praxis sein. Wenn man anfängt, die Vollatmung zu lernen, kann es sein, daß uns allerlei Verspannungen der Atemmuskulatur begegnen, von denen man vorher keine Ahnung hatte. Gewöhnlich kostet es Zeit, sie zu beseitigen und zu einer kompletten, gut abgestimmten und entspannten Atmungsweise zu gelangen, und das mag im Anfang etwas unnatürlich und kompliziert erscheinen. In der Beschreibung der Yoga-Vollatmung (S. 332) sind einige Methoden erwähnt, die das Erlernen erleichtern. Wenn man diese Art des Atmens einmal meistert, sollte man sie so viel und so oft wie möglich ausüben. Das kann jeder, überall und jederzeit. Man wird sehen, wie erfrischend und kräftigend einige Runden sein können, einerlei, ob man gerade liegt, steht, sitzt oder geht.

Es ist wichtig, die Yoga-Tiefatmung so langsam wie möglich auszuführen. Bei schneller Tiefatmung kann man das Gleichgewicht zwischen Sauerstoff und Kohlensäure im Blut stören, was Schwindelgefühl und andere unangenehme Wirkungen hervorruft. Die Yoga-Tiefatmungsübungen sind nicht in erster Linie dazu gedacht, die Lungenkapazität zu erhöhen, sondern mehr dazu, das gesamte Lungengewebe zu durchlüften und die rhythmischen Nervenimpulse, welche die Atmung bewirken, zu harmonisieren.

Ausatmung

Manche Yogaschulen betrachten die Ausatmung als die wichtigste Phase beim Atmen, weil dieses Ausatmen fast automatisch ein ebenso tiefes Einatmen bewirkt. Andererseits führt ein tiefes Einatmen nicht automatisch zu einer ebenso tiefen Ausatmung. Die Länge des ausgeatmeten Luftstroms hängt vom körperlichen und geistigen Gesundheitszustand ab. Man kann die Kraft der Ausatmung messen, indem man einen feinen Faden in den Luftstrom der Nasenöffnung hält. Wenn man nicht gesund ist, verläuft die Ausatmung stoßweise bei eher verstärkter Ausatmung in Ruhe, während ein Gesunder sanft und gleichmäßig mit kürzerem Luftstrom ausatmet.

Der Fluß der Nasenöffnungen

Bei den Yogaübungen atmet man mit wenigen speziellen Ausnahmen immer durch die Nase. Wenn die eingeatmete Luft durch die Nase streicht, wird sie gereinigt, angewärmt und befeuchtet, um sie den Bedingungen in der Lunge anzupassen. Wer gewohnheitsmäßig durch den Mund atmet, hustet oft und leidet unter Störungen der Atmungsorgane.

Beim normalen Atmen ist immer eines der Nasenlöcher aktiver als das andere. Etwa alle zweieinhalb Stunden wechselt die Seite, und das hängt mit bestimmten sehr subtilen oder ›drahtlosen‹ Nervenbahnen (Yoga Nadis) zusammen, die mit der Atmung in Wechselwirkung stehen und die körperlichen und geistigen Energien beeinflussen. Wenn das rechte Nasenloch in Tätigkeit ist, herrscht der sogenannte Pingala-Nadi (Surya- oder Sonnennerv) mit seinen wärmenden Eigenschaften vor und macht einen aktiver und extrovertierter. Ist das linke Nasenloch aktiv, so ist Ida-Nadi (Chandra- oder Mondnerv) wirksam und macht einen kühler, passiver und introvertierter. Es bedarf langer Übung, um diese sehr subtilen Energien, die unbewußt als rhythmische Schwingungen den ganzen Körper durchpulsen, zu erkennen. Yogis können den Luftstrom in den Nasenlöchern willentlich verändern, während andere dafür einen Pfropfen verwenden müssen oder z. B. die Hand in die Achselhöhle pressen, die dem Nasenloch, das sie aktivieren wollen, gegenüberliegt. Die harmonische Schwingung, mit der der Luftstrom in den Nasenlöchern und den damit zusammenhängenden Nervenbahnen wechselt, wird als lebenswichtig für den organischen Rhythmus im Körper betrachtet, und das abwechselnde Ein- und Ausatmen durch die Nasenlöcher ist eine Grundübung der Yoga-Atempraxis.

Körperhaltung bei der Yoga-Atmung

Die in diesem Buch beschriebenen Atemübungen umfassen einige einfache und leichte Arten tiefen, rhythmischen Atmens. Sie können in jeder sitzenden oder liegenden Haltung ausgeführt werden, wenn nur der Körper entspannt und der Rücken gerade ist. Wenn man mit

Pranayama

Hier zeigt der indische Yogi Swami Narayanananda Pranayama in seinem Ashram im Himalaya. Man beachte die Haltung der Hand, die bei Antara Kumbhaka (Anhalten des Atems bei gefüllten Lungen) die Nasenlöcher verschließt, während der Arm so senkrecht und entspannt wie möglich bleibt, ohne auf die Brust zu drücken. Die Schultern sind gesenkt und leicht zurückgenommen, die Brust ausgedehnt; das zeigt eine maximale Einatmung ohne Spannung des Nackens. Auch die Haltung des Oberkörpers ist zu beachten: gerader Rücken, Bauch- und Beckenbereich leicht nach innen und oben gezogen; so verursacht das Gewicht keine anstrengenden Spannungen, und Atem und Nervenströme können frei und ungehindert fließen. Die Beine liegen bequem in Padmasana, was eine ruhige und feste Haltung bringt. Das Foto zeigt den Yogi im Alter von 56 Jahren.

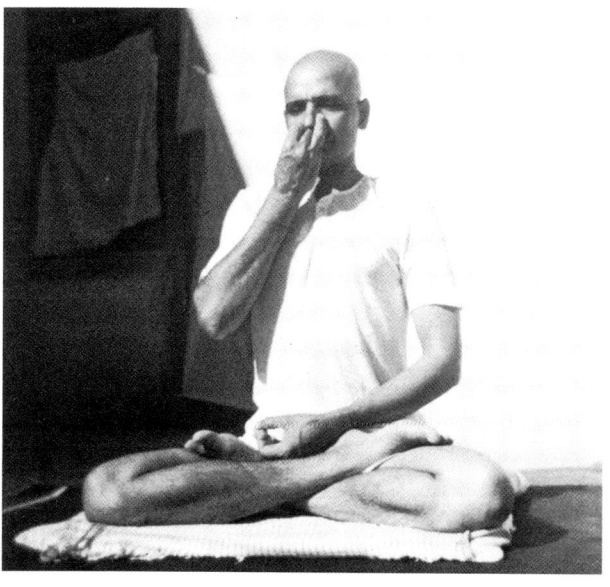

krummem Rücken übt, können die Atemmuskeln sich nicht frei bewegen, und das Atmen wird mühsam und unzureichend. Wenn die Haltung Spannungen verursacht, bleibt der Körper in einer schwankenden, ruhelosen Verfassung, die nicht nur ermüdend und unangenehm ist, sondern auch keinen langsamen und regelmäßigen Atemrhythmus zuläßt, was doch gerade das Ziel der Übungen ist.

Das eigentliche Pranayama ist eine Atemübung für Fortgeschrittene, die immer in sitzender Haltung ausgeführt werden sollte, normalerweise in einem Meditationssitz. Wenn man Pranayama im Liegen übt, kann es sein, daß man müde wird und einschläft. Die liegende Haltung verursacht auch einen Druck auf den Rücken, der das Atmen mühsam macht und den erforderlichen leichten Fluß der Atembewegungen behindert, die einen entspannten und beweglichen Rücken verlangen.

Pranayama

In dieses Buch haben wir keine der höheren Atem- und Pranayama-Übungen aufgenommen, teils, weil es sich dabei um ein besonderes Thema handelt, teils, weil es gewagt sein kann, mit diesen Übungen nach eigenem Gutdünken zu experimentieren. Pranayama sollte individuell von einem erfahrenen Lehrer gelernt werden. Diese Übungen haben eine durchgreifende Wirkung auf Körper und Geist. Sie reinigen den ganzen Organismus und beugen dem Verfall vor. Pranayama stärkt die Nerven und schenkt dem Körper eine Kraft, die ohne entsprechende Vorbereitung nicht sicher zu handhaben ist. Werden sie korrekt ausgeführt, leiten diese Übungen zu bewußten Kontrolle des Nervensystems und zielen unmittelbar auf die meditative Haltung des Geistes. Die höheren Arten von Pranayama werden nicht aus einfachen Gesundheitsgründen geübt, sondern mehr als geistige Übungen, die einen hohen Grad gesunder körperlicher und geistiger Entwicklung und eine gut regulierte, tiefe Atmung voraussetzen. In seinem Buch ›*Die Geheimnisse von Prana, Pranayama und Yoga Asanas*‹ hat der indische Yogi Swami Narayanananda eine sorgfältige Beschreibung dieser höheren Übungen und der Umstände, unter denen sie praktiziert werden sollten, gegeben. Ein Yogi, der

Pranayama übt, beachtet streng die Yoga-Regeln der Diät und der moralischen Lebensführung, und mit System arbeitet er regelmäßig jeden Tag mehrere Stunden ohne Unterbrechung. In dem Buch von Swami Narayanananda findet sich eine hervorragende Beschreibung der höchsten Pranayama-Art, bei der die Einatmung 36 Sekunden, das Anhalten des Atems 144 Sekunden und das Ausatmen 72 Sekunden dauert. Diese Art der Atmung wird ununterbrochen über längere Zeit auf vollkommen natürliche Weise beibehalten, wobei der Geist in solch tiefer Konzentration auf die Lebenskraft (Prana) gerichtet ist, daß selbst ein einzelner abirrender Gedanke Störungswellen verursacht, die das Durchführen der Übung unmöglich machen. Bei diesen Pranayama-Arten ist die Atmung so subtil geworden, daß sogar ein dünner Faden, den man vor die Nasenlöcher hält, keinerlei Bewegung macht. Die Herzschläge und alle anderen körperlichen und geistigen Tätigkeiten sind auf ein Minimum reduziert, und der Sauerstoffbedarf des Körpers ist sehr gering. Mit diesen Übungen übernimmt man die volle Kontrolle über alle automatischen und unbewußten Funktionen. Man beherrscht die Sinnesorgane und das Gehirn und kann willentlich jeden körperlichen und geistigen Zustand ändern. Das eigentliche Ziel dieser Übungen ist es, die verborgene Kraft des Bewußtseins (Kundalini Shakti) zu erwecken und sie zu höheren Energiezentren (Chakras) entlang der Wirbelsäule zu heben. Wenn diese unendliche Kraft erwacht, verändern sich der persönliche Charakter und seine Fähigkeiten grundlegend. Solch ein Yogi geht über die normale Lebensweise mit ihren vergänglichen Freuden und Leiden hinaus. Er wird sein eigener Meister und steht fest gegründet in der Seligkeit reinen Bewußtseins. Lesern, die eine praktische Beschreibung dieser Dinge aus erster Hand haben möchten, sei das Buch von Swami Narayanananda empfohlen.

Der Geist

Im Yoga wird die Verfassung des Körpers hauptsächlich als Resultat der psychischen Energie betrachtet, und die Geisteshaltung macht daher einen wichtigen Teil aller Yoga-Übungen aus. In der statischen Phase der Asanas versucht man, den Geist von der Umgebung zurückzuziehen und die Aufmerksamkeit nach innen zu wenden, um die tieferen Wirkungen der Übungen wahrzunehmen. Wenn man gleichzeitig gute und positive Eindrücke gibt, die mit dem jeweiligen Asana harmonieren, kann man die körperliche und geistige Wirkung in hohem Maße steigern. Wenn die geistigen Vorstellungen zu einem Teil der Übungen werden, verbessert man seine Fähigkeit, den Geist willentlich zu konzentrieren, was eine Hilfe bei der Meditation und allen anderen geistigen Tätigkeiten ist. Während man Yoga-Asanas übt, kann man seinen Geist je nach individueller Verfassung und Fortschritten im Yoga auf verschiedene Art konzentrieren.

Konzentration auf die Ausführung der Asanas

Im Anfang ist es unerläßlich, sich voll darauf zu konzentrieren, daß die Übungen richtig ausgeführt werden. Asanas sollte man nicht nebenbei üben, und es sollte keine unkontrollierten Bewegungen des Körpers geben. Man sollte stets versuchen, sich die Tätigkeit derjenigen Muskeln, die für die Durchführung der Übung gebraucht werden, bewußt zu machen und gleichzeitig lernen, alle anderen Muskelgruppen zu entspannen. Auch ist es wichtig, die Kunst der Koordinierung der Muskelbewegungen zu lernen, damit die Asanas in einer einzigen, stetigen und gleitenden Bewegung ausgeführt werden. Diese bewußte Genauigkeit der Bewegungen ist das Geheimnis der entspannten Leichtigkeit, mit der ein gut trainierter Yogi die Asanas ausführt. Mit der Erfahrung werden die Übungen etwas ganz Natürliches, das der Körper beinahe von selbst ausführt, so daß man seine Aufmerksamkeit ganz auf die tieferen psycho-physischen Wirkungen der Asanas konzentrieren kann.

Konzentration in Yoga-Asanas

Es ist wichtig, was man in einer Yogahaltung denkt. Gedanken sind subtile Kräfte, die den Organismus beeinflussen. Sorgen z. B. stören eine Yogahaltung immer, während gut konzentrierte Aufmerksamkeit die Wirkung der Übung verstärkt. Man kann sich je nach der individuellen Verfassung auf verschiedene Weise konzentrieren. So können verschiedene Leiden durch entsprechende Übungen und Konzentration auf den kranken Körperteil gelindert werden. Sarvangasana (s. Bild) ist ein gutes Beispiel dafür. Viele haben eine Verbesserung der fehlerhaften Funktion ihrer Schilddrüse erfahren dadurch, daß sie diese Übung ausführten und sich gleichzeitig auf das Kehlzentrum, das einen besonderen Massagedruck und verstärkte Blutzirkulation erfährt, konzentrierten. Ähnliches gilt für die meisten Yogahaltungen.

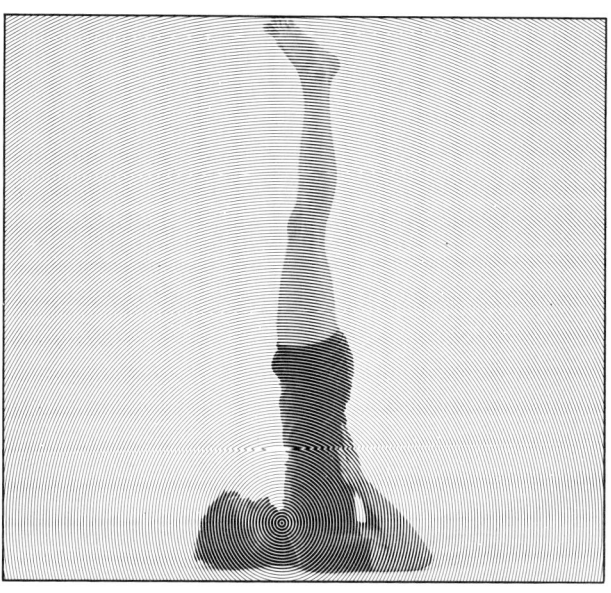

Konzentration in der statischen Phase

Während dieser Phase der Yoga-Asanas werden verschiedene gute und positive Energien aktiviert, und je entspannter man den Körper hält, desto besser können diese Kräfte im Organismus arbeiten. Wenn man dem Geist gestattet, mit allerlei Gedanken und Sorgen herumzuschweifen, wird der Körper automatisch mit entsprechenden Änderungen des physischen Gleichgewichts antworten, was die guten Auswirkungen der Asanas beeinträchtigt und ihnen entgegenwirkt.

Daher ist es wichtig, dafür zu sorgen, daß der Geist aufmerksam bleibt und sich gut auf die inneren Vorgänge bei den Yoga-Übungen konzentriert.

Konzentration auf den Atem

Wenn man die Asanas ausreichend beherrscht, sollte man seine Aufmerksamkeit auf den Atem konzentrieren. Die meisten Asanas beginnen mit der Einatmung. Das ist ein aktiver Vorgang, der den Körper auf natürliche Weise zur Bewegung vorbereitet. In der Eingangsphase wird der Atem normal angehalten, und wenn der Körper die Endhaltung erreicht hat, atmet man so gleichmäßig und tief wie möglich in einer bewußt passiven Bewegung aus. Nun achte man auf den Atem. Man muß herausfinden, welche Art des Atmens die beste ist, d. h. ob Bauch, Brust oder Lungenspitzen arbeiten sollen. Wenn möglich, sollte während der Asanas immer die Yoga-Vollatmung durchgeführt werden. Der Geist soll auf Ein- und Ausatmung achten, und das Atmen muß so leicht und entspannt wie möglich erfolgen; man soll sich aber nie zwingen, tiefer zu atmen, als die Stellung es erlaubt. Bei einigen Asanas wird der Atem kurz und hoch, bei anderen tief und langsam. In einigen Fällen erfolgt sogar die Ausatmung durch aktive Muskelbewegung, während die Einatmung fast passiv verläuft. Für die statische Phase der Yoga-Asanas gibt es also keine starren und festen Atemregeln außer der, daß die Atmung der individuellen Haltung angepaßt werden und so entspannt wie möglich sein sollte.

Konzentration auf den Körper als Ganzes

Der nächste Schritt besteht darin, daß man in der statischen Phase den Geist dazu bringt, den gesamten Organismus zu beobachten. Das sollte die innere konzentrierte Aufmerksamkeit nicht verringern, sondern zu einer neutralen Bewußtwerdung führen, die lediglich feststellt, was während der Asanas im Körper vorgeht. Bei dieser Art von Konzentration sollte man nicht versuchen, das System zu beeinflussen, sondern das den Asanas überlassen. Im Lauf dieses Prozesses kann man oft die Erfahrung machen, daß der Körper selbst sich von einer Menge verborgener, geringerer Spannungen befreit und daß er offener und empfänglicher wird für die Energien, die durch die Asanas freigesetzt werden. Mit solch neutraler, aufmerksamer Haltung kann man eine klare Vorstellung über die dynamische Wechselwirkung zwischen Körper und Yoga-Asanas und ein deutliches Gefühl dafür gewinnen, welche Körperteile beeinflußt werden.

Konzentration auf bestimmte Körperteile

Die meisten Asanas haben eine bestimmte Wirkung auf einzelne Organe oder Körperteile. Diese Stellen variieren bei den verschiedenen Übungen und können durch aufmerksame Beobachtung der Wirkung der Asanas auf den Körper lokalisiert werden. Durch Konzentration auf diese Stellen kann man ihren Wert und ihre Wirkung steigern. Der besondere Einflußbereich eines Asana ist nicht immer derselbe, sondern kann sich je nach der Entwicklung des Übenden ändern. Bei Halasana (S. 133) mag man z. B. im Anfang die Konzentration auf die Entspannung des Rückens richten und es später natürlich finden, die Aufmerksamkeit auf Atem oder Kehlkopf zu richten. Manche Yogaschulen befürworten für die Konzentration bei jedem Asana feste Stellen, aber nach unserer Erfahrung liegen diese Stellen individuell verschieden und sollten von jedem Übenden selbst herausgefunden werden.

Wer an irgendwelchen Schmerzen, Verspannungen oder Krankheiten leidet, kann den Geist in der statischen Phase des Asana darauf konzentrieren. Diese Art der Konzentration sollte bei Haltungen geübt werden, die gegen das jeweilige Leiden helfen können. Wenn der Geist auf diese Weise konzentriert wird, fließt die vitale Nervenenergie (Prana) automatisch an diese Stelle, und man hat vielleicht ein Wärmegefühl in dieser Gegend. Diese Ströme bringen unmittelbare Erleichterung, und wenn man die Übung regelmäßig und systematisch fortsetzt, wird sie allmählich eine dauernde Besserung herbeiführen. Bei einer höheren Form dieser Übung kann man bewußt Nervenenergie von anderen Körperteilen an die schmerzhafte Stelle dirigieren und damit den Heilungsprozeß beschleunigen. Diese Methode erfordert allerdings eine ziemlich ausgedehnte Praxis und sollte mit Autosuggestion kombiniert werden.

Autosuggestion bei Yoga-Asanas

Autosuggestion ist ein wichtiger Teil aller Yoga-Übungen, und bei den rein geistigen Disziplinen ist sie zu Beginn unbedingt nötig. Autosuggestion ist kein Yoga-Privileg, sondern etwas, wodurch die meisten von uns oft beeinflußt werden. Starke Suggestionen können zu einer vollständigen Veränderung der geistigen und körperlichen Verfassung führen. Es ist z. B. allgemein bekannt, daß starke Angst und eingebildete Krankheiten einen Menschen töten können, der an sich gesund ist.

Autosuggestionen im Yoga umfassen verschiedene gute, positive und aufbauende Vorstellungen, die mit den Übungen, von denen sie einen Teil bilden, harmonisieren. Solche systematischen und starken geistigen Suggestionen können die Wirkung jeder Yoga-Übung verstärken und bringen eine tiefgehende Verbesserung der körperlichen und geistigen Gesundheit mit sich. Um Wirkung zu erzielen, sollte eine Autosuggestion mit fester Konzentration und voller Überzeugung erfolgen. Schwache Vorstellungen haben wenig Wirkung und sind eher hoffnungsvolle Wünsche. Systematische, bewußte Autosuggestionen erfordern einige Übung. Die beste Art, sie zu lernen, ist die, sie zusammen mit Atemübungen und in tiefer Entspannung auszuführen. Bei tiefer Yoga-Atmung kann man sich vorstellen, daß man Vitalität, Gesundheit, Kraft und alle möglichen guten Eigenschaften einatmet und daß diese Dinge gleichmäßig im ganzen Körper kreisen oder an eine schmerzhafte oder kranke Stelle geleitet werden. Bei der Ausatmung stellt man sich vor, daß man alle schmerzhaften, schlechten, kranken und unreinen Dinge zusammen mit dem Atem abschüttelt. Bei der tiefen Einatmung muß man sich vorstellen, daß dieser Atemzug einen von oben bis unten erfüllt und fühlen, wie die Kraft der guten Eigenschaften in jeder einzelnen Körperzelle vibriert. Die Ausatmung sollte einen entsprechend von allen schmerzhaften und negativen Dingen befreien und einem das Gefühl innerer Reinheit und Klarheit geben. Um die richtige Wirkung zu erzielen, sollten diese Autosuggestionen regelmäßig und systematisch praktiziert werden. Mit ausgezeichnetem Resultat kann man geeignete Suggestionen entwickeln, die zu den verschiedenen Übungen passen und sie zusammen mit dem täglichen Trainingsprogramm durchführen. Im Anfang werden diese Eindrücke nur Vorstellungen sein, aber nach einiger Übung werden sie realer und wirken wahre Wunder.

Die Wirkung der Autosuggestion beruht darauf, daß der Geist eine subtile Kraft ist, hinter der Bewußtsein steht, die aber keine eigene Form hat, sondern die der Gedankenobjekte annimmt. Daher ist es eine Grundvorstellung im Yoga, daß wir werden, was wir denken. Unser Charakter ist das Ergebnis unserer gewohnten Denkweise, in der wir leben. Wenn wir die Beschaffenheit unserer Gedanken bewußt ändern, können wir auch den Geisteszustand und seine Gestalt sowie unsere Verhaltensweise von Grund auf ändern. Es ist das deutliche Kennzeichen eines untrainierten Geistes, wenn Wünsche und Gedanken leicht eine schlechte und schädliche Wendung nehmen, während ein trainierter und disziplinierter Geist aus sich selbst in einer guten und aufbauenden Richtung arbeitet. Alle Yoga-Übungen wollen den Geist von negativen Energien befreien, und Autosuggestion ist das wirksamste Mittel, um das zu erreichen und den Geist rein, stark und friedvoll zu machen.

Gedankenkraft

Im Yoga werden Gedanken als vitale Energien betrachtet, die man mit elektrischen oder Lichtwellen vergleichen kann, obschon sie viel feiner sind als diese und nicht direkt mit irgendwelchen physikalischen Instrumenten gemessen werden können. Die Kraft eines Gedankens hängt von der Stärke seiner Konzentration und der Intensität des Gefühls ab. Zerstreute und ziellose Gedanken sind schwach und haben wenig Wirkung, während ein wohlkonzentrierter und gut gezielter Gedanke eine unwiderstehliche Kraft ist. Alle Menschen sind von einer Aura von Gedankenvibrationen umgeben, die von anderen als eine gewisse Atmosphäre in der Nähe einer Person wahrgenommen werden kann. Auch wenn wir scheinbar untätig sind, beeinflussen wir doch unsere Umgebung durch die Gedankenwellen, die wir ausstrahlen. Alle Arten negativer, aggressiver und egoistischer Gedankenwellen schaden sowohl uns als auch anderen. Andererseits sind gute, positive und liebevolle Gedanken Kräfte, die uns und anderen helfen. Die Gedankenkraft kann auf jeden Gegenstand gerichtet werden und ihn je nach ihrer Stärke und Art beeinflussen. Mit einem starken, wohlkonzentrierten Gedanken kann man — unabhängig von der Entfernung — einen anderen Menschen verletzen oder ihm helfen. Wie mit Radiowellen ist der Äther auch mit allen möglichen Gedankenwellen erfüllt, und bestimmte Länder, Städte und Häuser haben ihre eigene Atmosphäre, die in der Hauptsache von der Art der bei ihnen vorherrschenden Gedankenvibrationen bestimmt wird. Wenn man etwas Bestimmtes denkt, wird man empfänglich für die Einflüsse ähnlicher Gedankenwellen, die in der Luft vibrieren. Die meisten Menschen senden normalerweise schwache und zerstreute Gedanken aus und sind daher leicht durch die konzentrierte Gedankenkraft stärkerer Personen zu beeinflussen. Durch Yoga-Übungen und Meditation kann man seine geistige Kraft und Konzentrationsfähigkeit verbessern und seinen Geist dazu bringen, in guten, gesunden und erhebenden Gedanken zu leben. Dadurch ist man wohlbehütet gegen die schlechten Einflüsse aller negativen Gedankenkräfte, und gleichzeitig hilft man sich selbst und seiner Umgebung.

Geisteskontrolle

Der Geist ist der eigentliche Übungsgegenstand des Yoga. Das körperliche Training und die Atemübungen schaffen nur die Grundlage, um dem unruhigen Geist Frieden und Harmonie zu bringen. Geistes-

Die positiven Kräfte der Atmung

Mittels tiefer Konzentration beim Atmen haben indische Yogis den Atem als eine Funktion der subtilen Lebenskräfte (Prana) erfahren. Abgesehen von der Verbesserung des Luftaustauschs und der Entspannung des Organismus kann die Tiefatmung Körper und Geist wieder mit einer Energie und Kraft aufladen, welche die meisten Leiden heilen kann und den Weg zu einem höheren Bewußtsein öffnet. Im Anfang des Trainings wendet man beim Atmen eine Suggestionstechnik an, die den ganzen Organismus in die Atmung einbezieht. Beim Einatmen stellt man sich vor, daß der Körper mit positiver Lebensenergie gefüllt wird, die jede einzelne Zelle vitalisiert, verjüngt und kräftigt. Beim Ausatmen versucht man zu fühlen, wie alle Leiden und Schwächen den Körper mit dem Luftstrom durch die Nase verlassen.

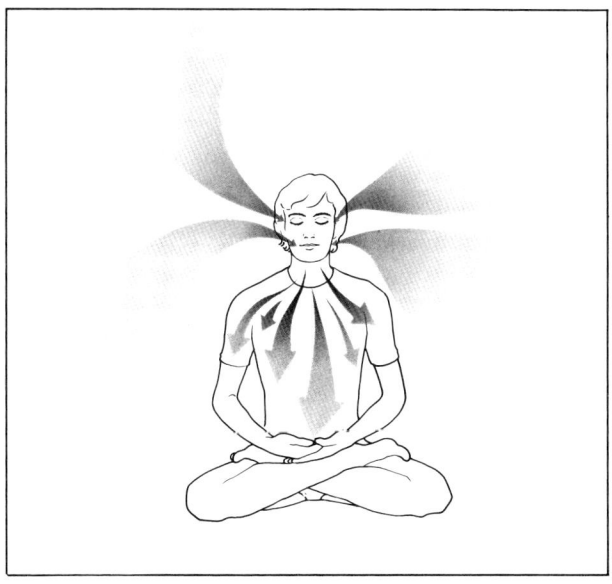

kontrolle ist eine alte Yoga-Praxis, die Körper und Geist zu Höherem erhebt. Jahrtausendelang haben die großen indischen Yogis jeder Generation einen körperlichen und geistigen Stand erreicht, der es ihnen ermöglichte, Geist und Sinne zur vollständigen Ruhe zu bringen und dadurch ihr innerstes Wesen, das Selbst oder das Atman, zu erkennen. Diese Verwirklichung wird von den Yogis als die Letzte Befreiung (Moksha) beschrieben, bei der man die Grenzen der Individualität transzendiert und in das unendliche Meer des Bewußtseins eintaucht, das man Brahman, Gott, Selbst usw. nennt.

Gewöhnlich lebt der Geist in einem zerstreuten und extrovertierten Zustand, fest an die Sinnesorgane gebunden, und beinahe jeder Wunsch, Gedanke oder jede Emotion des Geistes ist auf Sinnesimpulse gerichtet. Der Geist bekommt sein Leben und seine Kraft von dem sehr subtilen Zentrum der Lebensenergie an der Basis der Wirbelsäule (Muladhara Chakra), das den Dynamo der körperlichen und geistigen Nervenenergie darstellt. Die Sinnesorgane werden als Öffnungen beschrieben, durch welche diese Lebenskraft (Shakti) als ständiger Energieverlust abfließt. Unter allen geistigen und körperlichen Aktivitäten sind es die sexuellen Freuden, welche die größte Menge an Lebenskraft verbrauchen und verschwenden, und im Orgasmus wird der Dynamo selbst seiner Vitalität völlig beraubt.

Meditation

Um die ursprüngliche Kraft und Reinheit des Geistes zurückzugewinnen, muß man den ständigen Energieverlust durch die Sinnesorgane verhindern und statt dessen den Geist darauf richten, die zahllosen Wünsche, Gedanken und Emotionen, von denen die bewußte, unterbewußte und unbewußte Geistesebene nur so wimmeln, unter Kontrolle zu bringen. Das nennt man Meditation, und das ist die wichtigste Yoga-Disziplin. Bei der Meditation werden die zerstreuten Geisteskräfte in der Konzentration auf einen einzigen Punkt zusammengefaßt, ohne daß man an etwas anderes denkt. Meditation kann man mit einer starken optischen Linse vergleichen, welche die Sonnenstrahlen einfängt und sie in einem Brennpunkt strahlenden Lichts konzentriert. Je mehr Strahlen gebündelt werden und je feiner ihr

Konzentration und Meditation

Es ist nicht das Ziel dieses Buches, die eigentliche Meditations-technik zu beschreiben, aber gewisse einfache Konzentrations-übungen können nützlich sein als Ergänzung zu den Yogahal-tungen und dazu dienen, den Geist ruhiger und friedvoller zu machen. Die Konzentrationsübungen auf S. 343 ff. können je-derzeit ausgeführt werden, aber oft erreicht man die besten Resultate, wenn man sie unmittelbar nach der Entspannung in Savasana durchführt. Konzentrationsübungen können in ver-schiedenen Sitzhaltungen gemacht werden, aber der Rücken sollte gerade und der Körper entspannt und unbewegt sein. Die beste Haltung für Konzentrationsübungen sind Padmasana und die anderen Meditationshaltungen (s. S. 290).

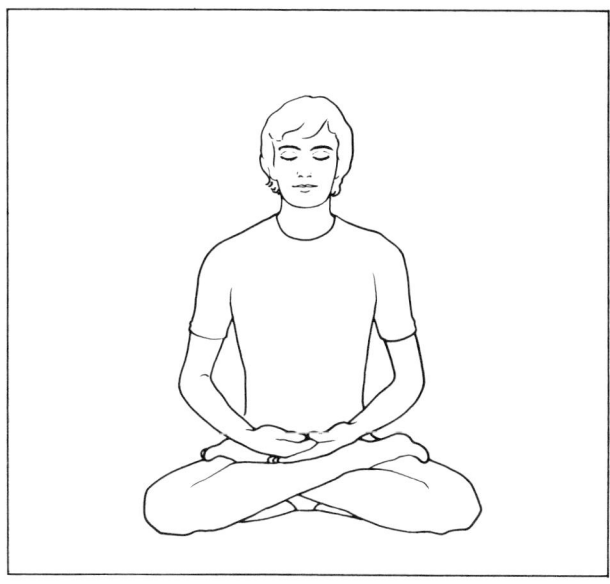

Konzentrationspunkt ist, desto mehr Glanz und Kraft hat der Brennpunkt. Wenn man in der Lage ist, alle geistige Tätigkeit in der Konzentration auf einen einzigen Punkt zusammenzufassen, und sei es
nur für einige Sekunden, wird man eine seltene Erfahrung von tiefem
Frieden und Glück machen, die im Geist vibriert und ihn für lange
Zeit erhebt. Wenn man die meditative Konzentration länger, regelmäßig und systematisch übt, wird der Geist allmählich seine verlore-
nen Kräfte wiedergewinnen und große geistige und intellektuelle Fähigkeiten entfalten. Wird die geistige Konzentration ohne Unterbrechung etwa dreißig Minuten durchgehalten, verschwindet jede Spur
von Gedanken oder anderen geistigen Tätigkeiten, und der Geist
taucht in das reine, grenzenlose Bewußtsein ein. Diesen Zustand
nennt man Nirvana oder Nirvikalpa Samadhi, und er ist die letzte Erfahrung, der Höhepunkt der Yoga. Er ist das verborgene und unbewußte Ziel aller menschlichen Bemühungen und Wünsche, und mit
seinem grenzenlosen Sein, Wissen und seiner Glückseligkeit entzieht
es sich jeder menschlichen Vorstellung. Da er Zeit, Raum und die
geistige Begrenzung überschreitet, kann dieser Zustand weder vom
Intellekt erfaßt noch vom Geist vorgestellt werden. Ein Mensch, der
Nirvana erreicht hat, ist ein befreites Wesen, für das diese Welt,
Leben und Tod Geringfügigkeiten sind, verglichen mit dem ewigen
und unbegrenzten Zustand, in dem er lebt. Die wenigen herausragen-
den Menschen, die dies erreicht haben, sind die wahren Yogis, deren
Geist von der überbewußten Ebene aus arbeitet, und sie sind es auch,
die das Yoga-System geschaffen und gestaltet und es ununterbrochen
über viele tausend Jahre lebendig erhalten haben.

Meditation ist eine schwierige und anstrengende Tätigkeit. Yogis
sagen, die Geisteskontrolle sei genauso schwierig, als ob man einen
Fluß stromauf zu seiner Quelle zurückleiten wolle. Die Belohnung ist
jedoch eine dauernde Befriedigung, die voller und tiefer ist als sämtli-
che Freuden dieser Welt. Die Meditationspraxis und das Erreichen
der Geisteskontrolle machen aus einem Yogi einen höchst zufrie-
denen und glücklichen Menschen, der in vollkommenem Gleichgewicht lebt, unerschüttert von Freude oder Schmerz.

Der erste Versuch, meditative Konzentration zu erlernen, mag
eine entmutigende Erfahrung werden. Wenn man versucht, die

Augen für einen Moment zu schließen und den Geist auf einen einzigen Punkt zu konzentrieren, so wird man eine Vorstellung bekommen von dem unaufhörlichen und schwer zu bändigenden geistigen Tätigkeitsdrang, der es unmöglich macht, den Geist zu sammeln. Versucht man diese Art der Konzentration, so ist es, als ob der Geist revoltiert, indem er seine unendlich vielen unzusammenhängenden Gedanken intensiviert, wodurch man es als eine Erleichterung empfindet, die Augen wieder zu öffnen. Dieses kleine Experiment zeigt die Schwierigkeit meditativer Geisteskonzentration, und meistens ist es unmöglich, aus eigenem Antrieb große Fortschritte zu machen. In den meisten Fällen ist es unerläßlich, eine individuelle Anleitung durch einen Menschen zu erlangen, der Erfahrung und umfassendes Wissen über alles besitzt, was die Meditation angeht. Leider haben das nur sehr wenige, und mancher Anfänger findet nur mangelhafte oder falsche Führung.

Es liegt außerhalb des Gegenstandes dieses Buches, die wirkliche Meditation zu beschreiben, während gewisse einfache Konzentrationsübungen für die Praxis der Yoga-Asanas nützlich sind. Sie machen den Geist stetiger und friedvoller. Die Konzentrationsübungen auf S. 343 ff. können jederzeit durchgeführt werden, aber den meisten Gewinn hat man von ihnen, wenn man sie gleich nach der Entspannung in Savasana macht.

Leser, die eine umfassende Beschreibung von Meditation und Geisteskontrolle haben möchten, seien auf das grundlegende Buch ›Das Geheimnis der Geisteskontrolle‹ von Swami Narayanananda verwiesen. Dieses Buch ist eine Quelle wertvoller Informationen und kann auch als wahre und praktische Anleitung dienen.

Die praktischen Voraussetzungen

Yoga-Asanas sind ein körperliches Training, das wenig Vorbereitungen braucht. Man braucht keine speziell eingerichteten Räume oder eine kostspielige Ausrüstung, man ist nicht von andern abhängig und man braucht auch keinem anderen Leistungsstandard gerecht zu werden als seinem eigenen.

Dennoch gibt es einige praktische Dinge, die sorgfältig beachtet werden sollten, wenn man den vollen Gewinn aus seinen Übungen ziehen will.

Der Ort

Er sollte sauber, einfach, gut gelüftet und angenehm temperiert sein. Es sollte genug freier Raum vorhanden sein, um während der Übungen nicht durch Möbel oder andere Dinge behindert zu werden. Der Platz, an dem die Übungen ausgeführt werden, sollte ruhig und friedlich sein. Es muß sichergestellt sein, daß weder Menschen, noch Geräusche oder andere Dinge während des Übens stören können. Plötzliche, unerwartete Störungen können den sanften Fluß der Nervenströme durcheinanderbringen und Zittern, starkes Herzklopfen und andere unangenehme Symptome hervorrufen, die das Programm unterbrechen.

Ideal wäre, einen getrennten Raum nur für die Yoga-Übungen zu haben. Abgesehen von dem Vorteil, daß man dort vollkommen ungestört ist, schafft ein solcher Raum auch eine gute und friedvolle Atmosphäre, die dazu beiträgt, den Geist zu beruhigen auch dann, wenn man aus dem Gleichgewicht geraten ist und sich schwer konzentrieren kann.

Niemand mit einer entgegengesetzten Einstellung, auch nicht, wenn der Mensch einem sonst nahesteht, sollte einen solchen Raum betreten dürfen, und man sollte auch keine andere Tätigkeit als Yoga-Übungen darin zulassen. Das würde die Atmosphäre stören. Beim Yoga-Training sollten keine Räucherstäbchen verbrannt werden.

Die Zeit

Die beste Zeit für das Üben von Yoga-Asanas ist der frühe Morgen. Zu dieser Zeit sind Körper und Geist ausgeruht, und der Magen ist leer, die Luft ist rein und die Umgebung ist ruhig und still. Yoga-Asanas vertreiben Schläfrigkeit und Steifheit aus dem Körper, füllen den Geist mit guten Eindrücken und frischer Energie, und man kann sich schwer eine bessere Art vorstellen, um den Tag zu beginnen. Mancher hat jedoch morgens keine Zeit, und andere sind morgens zu steif, was die Übungen unangenehm macht. In solchen Fällen können die Asanas entweder mittags oder am späten Nachmittag vor der Mahlzeit gemacht werden. Es gibt wieder andere, die lieber abends üben, weil die Asanas einen angenehm entspannten Zustand herbeiführen, der einen leicht schlafen läßt. Es kann aber auch sein, daß Yoga-Asanas zu dieser Zeit einen gerade wacher machen, so daß das Schlafen schwierig wird. Außerdem ist der Magen nach der Abendmahlzeit oft schwer, was den Wert der Übung mindert und die körperliche Ausgewogenheit stören kann. In der Regel sollte man, bevor man Asanas übt, wenigstens drei Stunden nach einer Mahlzeit verstreichen lassen.

Die richtige Zeit für die Übungen ist also eine Frage individueller Wahl, die man selbst treffen muß, aber wenn man einmal die Zeit gefunden hat, die den eigenen Umständen entspricht, sollte man sie fest in den Tagesplan einpassen. Solch regelmäßiges und systematisches Training ist lebenswichtig für den organischen Rhythmus des Körpers und führt allmählich dazu, daß der Körper sich selbst auf die Übung zur festgesetzten Zeit einstellt. Die regelmäßige Praxis entwickelt sich zu einer Gewohnheit, die es leichter macht, das tägliche Programm auch in Zeiten durchzuhalten, in denen es langweilig und eintönig erscheint.

Anzahl und Zusammenstellung der Asanas

Die alten indischen Textbücher erwähnen 84 Yoga-Asanas, von denen 32 als besonders wichtig angesehen werden. In dieses Buch haben wir 40 klassische Asanas verschiedener Schwierigkeitsgrade aufgenommen. Das heißt nicht, daß man sich ein Tagesprogramm zusammenstellen sollte, das alle diese Übungen enthält, sondern man sollte sich eine beschränkte Anzahl aussuchen, die einem am besten liegt. Es gibt keine Regeln für die Anzahl von Übungen in einem täglichen Programm, aber gewöhnlich reichen 10 bis 12 aus. Im Anfang sollte man ein solches Programm in etwa einer Stunde durchführen können, und mit mehr Erfahrung auch in einer halben.

Ein Yoga-Trainingsprogramm kann auf viele verschiedene Arten aufgestellt werden, je nach den Ergebnissen oder Zielen, die man erreichen will. Eine Serie von Übungen mag Asanas enthalten, die eine allgemeine Verbesserung der Gesundheit mit sich bringen, oder sie kann mit einem beschränkteren oder bestimmten Ziel zusammengestellt werden. In den meisten Fällen ist das tägliche Programm eine Kombination von Übungen, die zusammen ein harmonisches Training des ganzen Körpers ergeben. Nachdem man sich für ein solches Programm entschieden hat, sollte man daran festhalten und nur aus besonderen Gründen davon abweichen.

Die spezielleren Serien von Asanas werden gewöhnlich aus therapeutischen Gründen durchgeführt und werden oft dazu benutzt, um die Erholung nach Krankheiten zu beschleunigen oder auch gegen bestimmte Leiden, wie z. B. Rückenschmerzen, hohen Blutdruck, Asthma usw. Werden Yoga-Übungen als Teil einer medizinischen Behandlung durchgeführt, sollte das nur mit Zustimmung des behandelnden Arztes geschehen. Therapeutisches Yogatraining ist eine Art von Selbstheilung, die oft medizinische Behandlung ersetzen kann, aber sie erfordert einige Willenskraft und die Entschlossenheit, die Diät und tägliche Gewohnheiten einzuschränken. Durch die Schwäche während einer Krankheit ist es oft schwierig, alte Gewohnheiten aus sich selbst zu ändern und gleichzeitig ein anspruchsvolles körperliches Trainingsprogramm durchzuhalten. In Indien haben viele Hospitäler und andere medizinische Einrichtungen vielversprechende Versuche mit Yoga-Therapie durchgeführt, bei denen Ärzte und andere Sachverständige den Patienten bei der täglichen Ausübung der Yoga-Asanas und den Atemübungen helfen. Im Westen ist die Yoga-Therapie nicht so weit verbreitet und findet sich hauptsächlich in privaten Yogaschulen, die unabhängig von medizinischen Institutionen sind. Yoga-Therapie ist eine billige, alternative Art der Behandlung,

Lendentuch (Kupinum)

Diese einfache Art der Unterwäsche wird von Yogis seit mehre-
ren tausend Jahren getragen. Sie ist ein guter Schutz für Genita-
lien und Anus und verhindert den Verlust von Prana-Energie
durch diese Organe. Für Menschen, die unter Hitzewellen,
Schlaflosigkeit und Naßträumen leiden, kann es nützlich sein,
den Bereich kalt zu waschen und ein nasses, kaltes Tuch in das
Lendentuch zu legen, das gegen Anus und Perineum drückt.
Ein Lendentuch kann von Männern und Frauen als Ergänzung
zur normalen Unterwäsche getragen werden und besteht aus
zwei Baumwollstreifen von 20 × 100 cm.

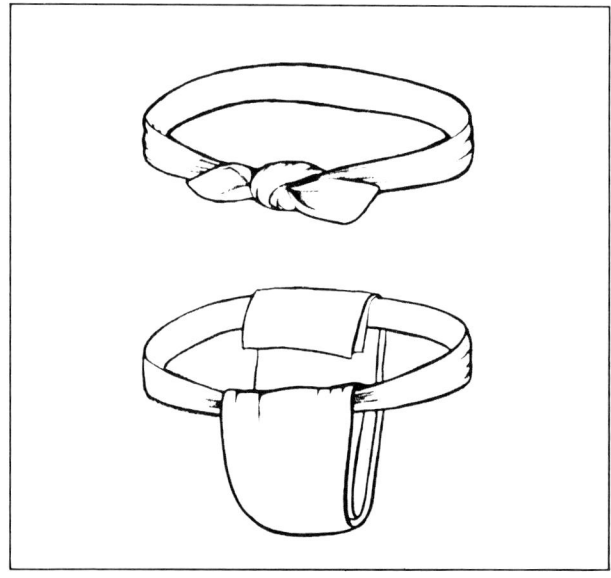

die den Patienten als aktiven und verantwortlichen Teil in die Kur mit einbezieht, was automatisch eine viel bewußtere Haltung zu Gesundheit und vorbeugender Lebensweise schafft.

Spezialisierte Trainingsprogramme erscheinen auch in Verbindung mit der spirituellen Yogapraxis. Solche Programme brauchen nicht von denen für die allgemeine Gesundheit abzuweichen außer darin, daß die Zeitdauer für jede Übung verlängert und mit bestimmten geistigen Konzentrationen verbunden wird. Asanas als Teil eines spirituellen Trainings können jedoch besondere Übungen höherer Grade einschließen, die unmittelbar auf die zentrale körperliche Kraft (Kundalini Shakti) einwirken. Derartige Praktiken sollten aber nur mit Hilfe eines erfahrenen Leiters durchgeführt werden, um Fehler zu vermeiden, die ernstliche körperliche und geistige Leiden hervorrufen können.

In der Regel sollten mehrere Asanas so kombiniert werden, daß eine Vorwärtsbeugung von einer Rückwärtsbeugung gefolgt wird, eine Linksdrehung von einer Rechtsdrehung usw. Dieses Prinzip neutralisiert alle Spannungen, die während der Übung auftreten können. Alle Drehungen und Biegungen der Wirbelsäule sollten gleichfalls von einer Streckung gefolgt sein. Auf S. 349 ff. sind verschiedene Vorschläge für die Zusammenstellung allgemeiner und spezialisierter Serien von Yoga-Asanas gegeben, die sich für ihre vorgesehenen Zwecke als nützlich erwiesen haben.

Die Kleidung

Dafür gibt es keine besondere Regel, aber sie sollte bequem und lokker sitzen, um die freie Ausführung der Übungen zu gestatten und warm genug sein, um eine Abkühlung des Körpers zu verhindern. Dieser Punkt ist besonders wichtig, denn während der Yoga-Asanas ist der Körper empfänglicher und empfindlicher für Kälte und Zugluft. Außerdem sind kalte Muskeln und Gelenke unbeweglicher und können wehtun.

Indische Yogis tragen gewöhnlich eine besondere Unterwäsche oder ein Lendentuch (Kupinum), das aus zwei Stücken Baumwollstoff von ungefähr 1 Meter Länge und 20 cm Breite angefertigt ist.

Nasenspülung

Das klassische indische Hatha-Yoga umfaßt eine Reihe spezieller Reinigungsverfahren für Nase, Mund und Eingeweide. Die Speiseröhre und der Magen z. B. können mit Hilfe eines langen Mullstücks gereinigt werden, das man langsam schluckt und nach einigen Rollbewegungen des Magens wieder herauszieht (Dhauti). Diese Reinigungsmethoden sind sehr effektiv, erfordern aber persönliche Instruktionen. Im Gegensatz dazu kann jedermann leicht die Nasenspülung ausführen (Jala Neti), was entweder mit einem besonderen Gefäß geschehen kann oder einfach dadurch, daß man etwas warmes, leicht gesalzenes Wasser aufschnaubt und es durch leichtes Blasen vollständig wieder ausstößt.

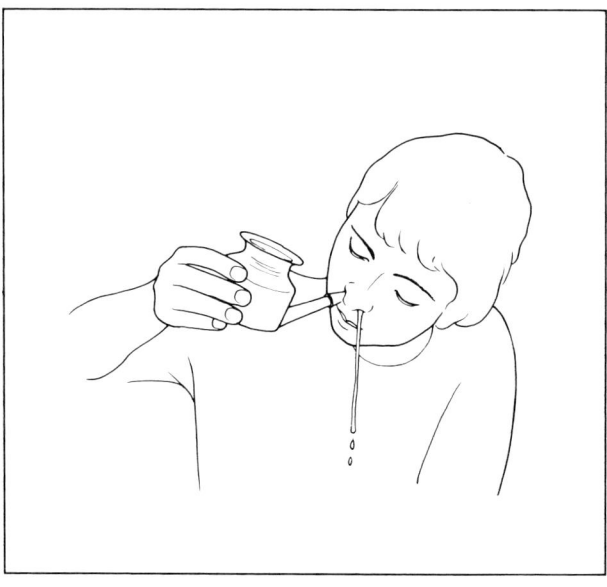

Ein Stück dient als Gürtel, während das andere durch den Schritt gezogen wird. Diese Unterwäsche ist hygienisch und verhindert den Verlust an Lebensenergie. Manche westliche Yogastudenten tragen jetzt auch dieses Lendentuch und finden es hilfreich und bequem.

Hygiene

Die Reinigung der äußeren und inneren Körperteile bildet einen wichtigen Teil der alten Yoga-Textbücher. Die Eingangsübungen werden beschrieben als bestimmte Reinigung besonders von Nase, Mund und Speiseröhre in Form gründlicher Spülungen. Sie sind sehr wirksam, kommen aber dem westlichen Menschen etwas sonderbar vor. Abgesehen von einigen Spülungen hat Yoga aber der modernen Hygiene wenig hinzuzufügen, und wir werden daher nur zwei Arten der Säuberung beschreiben, die bei der täglichen persönlichen Hygiene oft vernachlässigt werden.

Nasenspülung

Bei allen Yoga-Arten ist es wichtig, die Nasenlöcher sauber und offen zu halten, damit die Atmung unbehindert und leicht geht. Meist wird die Nase nur oberflächlich durch Ausschnauben gereinigt, und viele Menschen leiden mehr oder weniger an chronischer Nasenverstopfung und müssen zusätzlich durch den Mund atmen. Im Yoga wird die Nase auch in der Tiefe gereinigt, indem man sie täglich mit lauwarmem, leicht gesalzenem Wasser spült. Das nennt man Jala Neti und wird ausgeführt, indem man Wasser in das eine Nasenloch gießt, so daß es von selbst aus dem anderen wieder herausläuft. Dazu steckt man die lange, spitze Tülle eines speziellen Gefäßes in die Nase, wobei der Kopf zur entgegengesetzten Seite gesenkt und leicht nach vorn gebeugt wird, so daß das Wasser ein- und ausfließt. Das ist nicht schwierig, und die meisten können es gleich beim ersten Versuch. Man soll nicht versuchen, das Wasser aufzusaugen oder es hinauszudrängen. Nachdem die eine Seite gespült worden ist, wiederholt man das Ganze auf der anderen, so daß beide Nasenlöcher gründlich gereinigt werden. Schließlich kann man den Körper nach vorn beugen und jedes Nasenloch ein paarmal stark durchblasen, um etwaige Wasserreste zu entfernen. Jala Neti sollte morgens vor den Yoga-Asanas erfolgen. Es bringt einen frischen und leichtflüssigen Atem. Regelmäßige Ausführung dieses Neti verhindert Erkältungen des Kopfes und Nebenhöhlenentzündungen.

Das Schaben der Zunge

Der zweite Prozeß ist die Reinigung der Zunge, die gewöhnlich ein vernachlässigter Teil der Mundhygiene ist. Die Mundhöhle ist normalerweise reich an Bakterien, die den gräulichen Belag der Zunge und unangenehmen Mundgeruch verursachen, wenn sie überhandnehmen. Das kann das Geschmacksorgan und damit wahrscheinlich auch die Verdauung stören. Die sensorischen Impulse der Geschmacksnerven helfen mit, den Verdauungsprozeß auszulösen.

Das Reinigen der Zunge besteht aus einem einfachen Schaben der Zungenoberfläche mit einem Metall- oder Plastikschaber. Das Schaben sollte sorgfältig in einer einzigen Bewegung von der Zungenwurzel aus nach vorn durchgeführt werden und kann, wenn erforderlich, wiederholt werden. Zungenschaben kann leicht zusammen mit dem morgendlichen Zähneputzen erledigt werden. Normalerweise wird ein einziges Mal genügen, aber wenn der Belag wiedererscheint, kann man es nach jeder Mahlzeit wiederholen. Das gibt ein frisches, sauberes Gefühl im Mund und verbessert den Geschmack.

Schlaf und Ruhe

Nach Yoga ist Schlaf eine Art der Ruhe, bei der die Nervenzentren des Körpers wieder aufgeladen werden. Je mehr Nervenenergie man über Tag verausgabt, desto mehr Schlaf braucht man, um sie zu regenerieren. Ein Yogi versucht, soviel Energie wie möglich zu sammeln und zu sparen und sie mittels bestimmter Übungen in geistige Kraft zu verwandeln oder zu sublimieren. Wenn man lernt, mit der Lebensenergie sparsam umzugehen, wird das Schlafbedürfnis geringer, und Yogis, die Kontrolle über alle Nervenenergien (Prana) entwickelt haben, brauchen nur ein paar Stunden oder gar keinen Schlaf. Durch regelmäßige Yogapraxis wird man sich allmählich der Geheimnisse der verborgenen Energien bewußt, und dadurch lernt man den normalen Verlust an Vitalität im täglichen Leben zu vermeiden. Man kann mit Vorsichtsmaßregeln die Schlafqualität verbessern, so daß die Ruhe tiefer und die Erholung verbessert wird.

Verdauung verbraucht Energie, und wenn man kurz vor dem Schlafengehen eine Mahlzeit einnimmt, wird man schlecht schlafen und mit schwerem, müdem Körper aufwachen. Nach den Yoga-Regeln sollte das Abendbrot leicht sein, und man sollte einige Stunden warten, bevor man zu Bett geht.

Träume sind eine automatische Gedankenfunktion im Schlaf, die ebenfalls Energie verbraucht. Wenn man vor dem Schlafengehen Hitze erzeugende anregende Dinge nimmt, wie Kaffee, Tee oder Alkohol, kann man bewegte Träume bekommen, die ebenfalls die Ruhewirkung des Schlafs beeinträchtigen. Intensive Träume können den Schlaf sogar zu einer erschöpfenden Angelegenheit machen, die das Nervensystem aussaugt. Um diese Aktivität auf ein gesundes Maß zurückzubringen, vermeiden Yogis abends einfach alles Aufregende und Erhitzende und trinken kurz vor dem Schlafen ein Glas kaltes Wasser. Daraus kann man leicht eine Gewohnheit machen, die dazu beiträgt, den Schlaf ruhig und still zu machen, und die einen wirklich erfrischt aufwachen läßt.

Yogis legen sich zum Einschlafen gewöhnlich auf die linke Seite. Das aktiviert den Atem im rechten Nasenloch und verbessert die Verdauungstätigkeit während des Schlafs. In der letzten Schlafphase kann man sich auf die rechte Seite legen und damit das linke Nasenloch aktivieren. Das regt die Entleerung an, die dann am nächsten Morgen leichtfällt, also eine gute Gewohnheit, die das allgemeine Wohlbefinden steigert.

Die Diät

Die Diätregeln des Yoga schreiben keine Einheitsernährung für alle vor, aber betont wird die Menge, die Art und die geistige Haltung, mit der wir essen. Abgesehen hiervon gibt Yoga nur einen allgemeinen Umriß für die Auswahl und Zubereitung der Nahrung.

Die Regeln des Yoga

*Das Yoga-System betrachtet den Menschen als selbst voll ver-
antwortliches Wesen. Das bedeutet, daß man die Auswirkungen
seiner eigenen Wünsche, Gedanken und Handlungen auf sich
nehmen muß. Das Leben ist eine Kette von Ursachen und Wirkungen, denen keiner entgeht. Um leidvolle Erfahrungen zu
vermeiden, legt das Yoga-System größten Wert auf eine gesunde und sittlich saubere Lebensweise, die das eigentliche Funda-
ment eines glücklichen Lebens und einer höheren Entfaltung
der Persönlichkeit ist. Mäßigung ist ein zentrales Konzept im
Yoga. In der Bhagavad-Gita, der heiligen Schrift Indiens, sagt
Sri Krishna:* »Yoga ist nicht möglich, wenn man zuviel oder zuwenig ißt. Noch ist es für jene, die zuviel oder zuwenig schlafen.
Yoga tilgt jedoch alle Leiden in einem Menschen, der mäßig ist
im Essen, im Genuß, in der Aktivität und im Schlafen. Wenn
man sich so von Wünschen und Leidenschaften reinigt und im
Selbst ruht, wird man ein wirklicher Yogi.«*

*Die Regeln der Ethik umfassen teils eine Reihe von Handlun-
gen, die man meiden muß, z. B. lebende Wesen nicht zu verletzen, nicht zu stehlen, nicht zu lügen usw., teils eine Reihe von
Geisteshaltungen und Handlungen, die man tun sollte, z. B.
Reinheit des Körpers und des Geistes, Zufriedenheit und Selbst-
beherrschung. Der Zweck dieser Regeln ist nicht nur die körperliche Gesundheit, sondern ebenso alles zu vermeiden, was Leid
nach sich zieht.*

Mäßigung ist ein Zentralbegriff im Yoga, und um gesunde Eßge-
wohnheiten zu entwickeln, wird vorgeschlagen, Extreme zu vermeiden und den Mittelweg einzuschlagen. Es wird vorgeschlagen, die
Mahlzeiten regelmäßig und zu bestimmten Zeiten einzunehmen und
Zwischenimbisse zu vermeiden. Man soll den Magen nie überladen.
Die alten Yogatexte machen proportionale Angaben über die aufzu-
nehmende Nahrungsquantität: Man soll den Magen halb mit fester,
ein Viertel mit flüssiger Nahrung füllen und den Rest leer lassen. Das
vermeidet Schweregefühl und Überernährung. Zu Saures, zu Süßes,
zu Bitteres und Heißes sowie alles, was Reizung und Störung im Organismus hervorruft, soll vermieden werden. Man sollte zuviel gebra-
tene und gegrillte Gerichte sowie reichhaltige, schwere und schlecht
verdauliche Mahlzeiten vermeiden. Auch sollten raffinierte, indu-
striell denaturierte Gerichte mit Farbzusätzen, Konservierungsstof-
fen und giftigen Chemikalien gemieden werden, ebenso verdorbene,
abgestandene und mehrfach aufgewärmte Lebensmittel. Es sollen
nur frische, nahrhafte und schmackhafte Dinge gewählt werden, die
der Konstitution entsprechen. Natürlich muß die Auswahl der individuellen Konstitution, der persönlichen Tätigkeit, den klimatischen
Bedingungen usw. angepaßt werden. Yoga bevorzugt und fördert
kein besonderes Diätsystem, sondern überläßt es dem einzelnen, das
Problem innerhalb der gegebenen Umrisse zu lösen.

Man sollte ruhig sitzen und seine Mahlzeit schweigend einnehmen
und während des Essens nicht lesen, reden oder sonst etwas tun. Man
soll konzentriert und bewußt essen und sich die Zeit nehmen, die Gerichte zu schmecken und ordentlich zu kauen. Auf diese Weise wird
die Mahlzeit voll genossen und die Verdauung verbessert. Wenn man
sein Essen eilig hinunterschlingt und dabei noch seine Aufmerksamkeit an alle möglichen anderen Dinge zerstreut, kann man die Verdauung durcheinanderbringen und hat keine Freude am Essen. Es ist
am besten, die Hauptmahlzeit mittags einzunehmen und abends nur
leicht zu essen. Das bringt einen besseren Schlaf und macht einen
morgens frischer.

Fasten ist ein zweckmäßiges Mittel, um angesammelte Gift- und
Abfallstoffe aus dem Körper zu entfernen. Ein Fastentag pro Woche
oder pro Monat tut der Gesundheit gut und läßt den Organismus aus-

ruhen. Wer die Yoga-Vorschläge für eine gesunde Diät befolgt und regelmäßig Yoga-Asanas und Atemübungen praktiziert, dessen Körper wird automatisch im bestmöglichen Gesundheitszustand sein, so daß langes Fasten unnötig wird. Für denjenigen, der höhere Stufen von Pranayama übt, ist Fasten entschieden schädlich, und in solchen Fällen müssen verschiedene Diätregeln sorgfältig beachtet werden, um Schaden für den Körper zu vermeiden.

Yoga und Sport

Obwohl die Yoga-Übungen ursprünglich für Yogis mit ruhiger und eher bewegungsarmer Lebensweise gedacht waren, ergeben diese Übungen doch eine nützliche Verbindung mit verschiedenen Sportarten. Bei vielen sportlichen Tätigkeiten werden wichtige Muskeln oft stark beansprucht, was schmerzhafte Krämpfe oder Verspannungen zur Folge hat: in solchen Fällen können Yoga-Streckübungen viel zur Entspannung beitragen. Auch machen Yoga-Asanas den Körper leicht, beweglich und biegsam und erhöhen so den Wert jeder Art von Sport. Die Yoga-Entspannung hilft auch dazu, daß man lernt, mit seiner Energie sparsam umzugehen und dadurch die Leistung zu verbessern.

1
Aufwärm- und Vorübungen

Im Anfang kann die Ausführung vieler klassischer Yoga-Asanas wegen Steifheit in den Muskeln und Gelenken schwierig sein. Deswegen kann es hilfreich sein, mit einigen leichten Vorübungen zu beginnen, die den Körper allmählich dahin bringen, die eigentlichen Asanas auszuführen.

Wegen der individuellen Verschiedenheit in Konstitution und Gelenkigkeit gibt es keine festen Vorübungsprogramme, aber wer mit den Asanas anfängt, wird rasch merken, welche Stellen steif oder schwach sind, und es ist dann einfach, die Übungen auszusuchen, die diese Körperteile trainieren.

Einige Vorübungen sind auch gut zum Aufwärmen vor dem täglichen persönlichen Programm an Yoga-Asanas, und ein Teil von ihnen sind tatsächlich besondere Übungen, die fest in die tägliche Routine eingebaut werden können.

In diesem Kapitel findet sich eine Anzahl allgemeiner Vorübungen, während das nächste Kapitel das spezielle Vortraining für die einzelnen Asanas gibt.

Beim Vortraining und den Aufwärmübungen sollten dieselben Vorsichtsmaßnahmen beachtet werden wie bei den eigentlichen Asanas.

Nackenübungen

Allgemeines Die Muskeln dieser Gegend sind oft steif und gespannt, und das kann örtliche Schmerzen, Kopfschmerzen, Müdigkeit oder eingeschränkte Bewegungsfreiheit mit sich bringen, wodurch man den Kopf nur schwer in die Extrempositionen bringen kann. Die Übungen für den Nacken machen diesen Bereich geschmeidig, verbessern die Blutzirkulation, regen die Nerven an und beseitigen Spannungen und Schmerzen. Diese Übungen sind ein Vortraining für die Yoga-Asanas, die Beweglichkeit im Nacken verlangen.

Nackenübungen können im Bett durchgeführt werden, morgens vor dem Aufstehen. Man kann mit den Fingern eine sanfte kreisende Massage beider Halsseiten ausführen. Dann beuge man den Kopf fünf- bis zehnmal vor- und rückwärts, wie in Übung 1 (Phase 1 und 2) gezeigt. Eingeatmet wird bei der Rückwärtsbeugung, ausgeatmet bei der Vorwärtsbeugung. Dann kann man mit einigen seitlichen Beugungen und Drehungen des Kopfes (Phase 3 und 4) fortfahren. Diese Übungen regen die Nervenströme und die Blutzirkulation an und machen dich frisch und munter. Das kann mehrmals täglich wiederholt werden und hat augenblicklich eine beruhigende Wirkung auf Muskelschmerzen und Spannungskopfschmerzen. Diese Übung schafft eine angenehme Leichtigkeit im Kopf und bringt geistige Klarheit.

Übung Nr. 2 ist außerdem nützlich gegen Muskelspannungen im unteren Teil des Nackens und zwischen den Schulterblättern. Übung Nr. 3 ist besonders dann gut, wenn die unteren Nackenmuskeln verkürzt sind.

Die Übungen wirken der Steifigkeit entgegen, sollten aber sorgfältig und in einem langsamen Rhythmus ausgeführt werden.

Übung Nr. 1

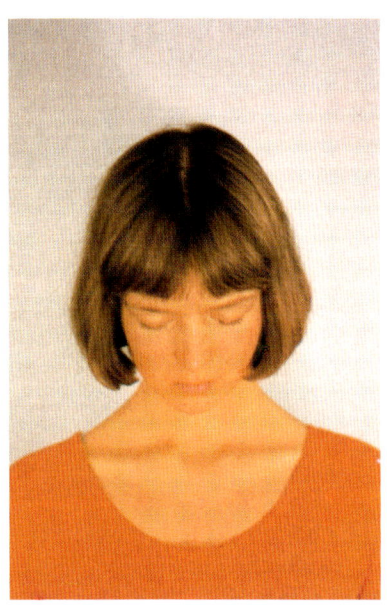

1 Sitze mit geradem Rücken, gestrecktem Nacken und gesenkten Schultern.
Atme ein, ziehe das Kinn leicht an und beuge den Kopf langsam nach vorn. Die Beugung soll in der oberen Wirbelsäule beginnen und Wirbel für Wirbel so tief wie möglich geführt werden. Dann hebt man den Kopf, atmet aus und entspannt. Einige Male wiederholen.

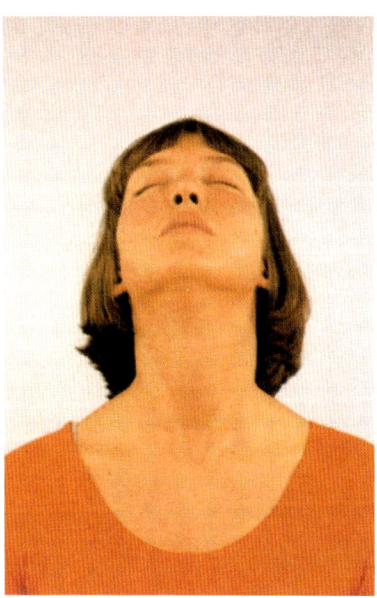

2 Atme ein, strecke das Kinn nach vorn und beuge den Kopf langsam nach hinten. Kehre dann in die aufrechte Haltung zurück und atme aus. Diese beiden Übungen können auch in einer einzigen Bewegung ohne Pause durchgeführt werden und 5 – 10mal mit sanften, langsamen und gleitenden Bewegungen, die der Atmung folgen, wiederholt werden.

3 Atme ein und senke den Kopf langsam
so weit zur rechten Schulter hin, bis man
eine Spannung im Nacken empfindet. Die
Schultern dürfen nicht gehoben und der
Kopf nicht gedreht werden. Dann den
Hals wieder aufrichten, ausatmen und zur
anderen Seite wiederholen. Kann ebenfalls 5 – 10mal wiederholt werden.

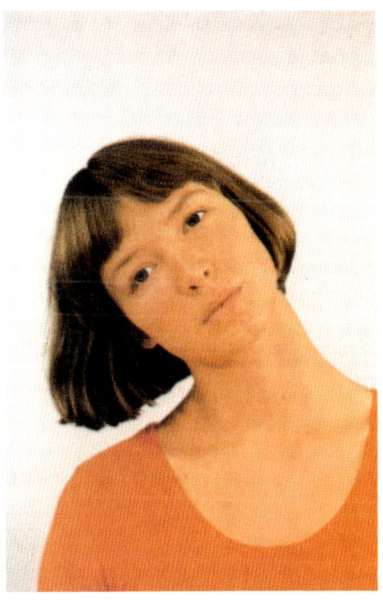

4 Atme ein, drehe den Kopf soweit wie
möglich nach rechts, wieder zurück und
atme aus. Wiederholung zur anderen
Seite, wobei darauf zu achten ist, daß das
Kinn leicht angezogen ist, so daß der Hals
während der ganzen Übung gestreckt
bleibt.

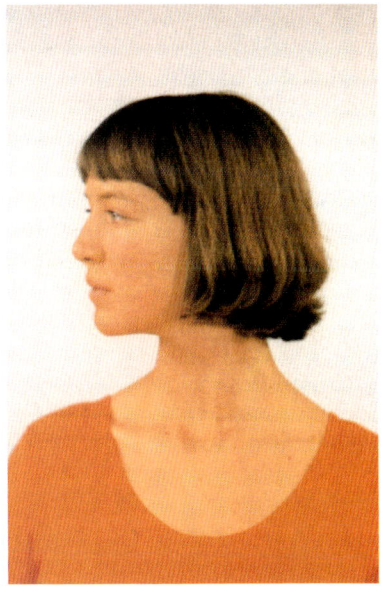

Übung Nr. 2

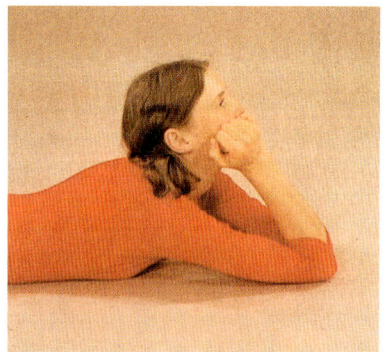

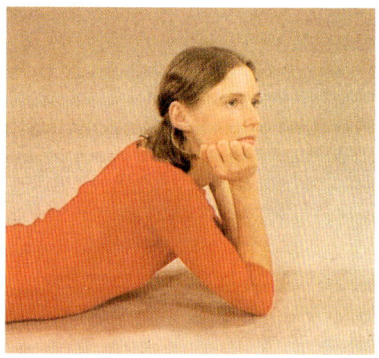

1 Lege dich flach auf den Bauch, strecke die Ellbogen so weit wie möglich nach vorn und stütze das Kinn auf die Hände. Entspanne dann die Schulterblätter und lasse das Brustbein auf den Boden sinken.

2 Ziehe die Ellbogen an den Körper, so daß die Unterarme senkrecht stehen. Lege das Kinn in die rechte Hand und wende langsam und vorsichtig den Kopf weit nach rechts. Die Schultern dürfen dabei nicht bewegt werden.

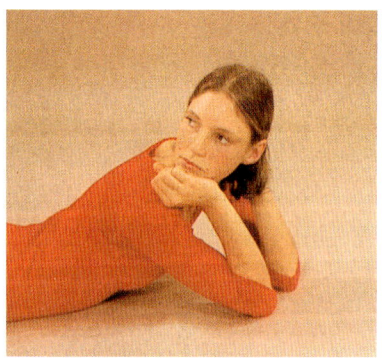

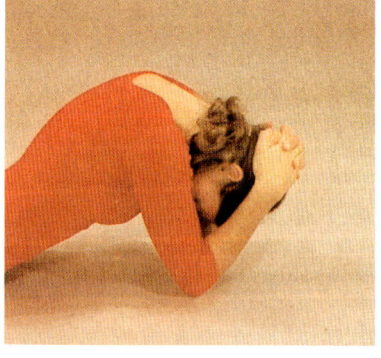

3 Fasse den Hinterkopf mit der linken Hand, schiebe sanft, so daß das Kinn noch mehr nach rechts gedrückt wird. Blicke auf die Fersen. Dann drehe den Kopf langsam wieder nach vorn und wiederhole zur anderen Seite hin.

4 Die Ellbogen werden dichter an den Körper gezogen. Beuge den Kopf und falte die Hande um den Hinterkopf. Drücke das Kinn nach unten und wölbe den oberen Teil des Rückens nach oben. Hüften nicht anheben. Entspanne und lege die Arme längs an den Körper, die Wange auf den Boden.

Übung Nr. 3

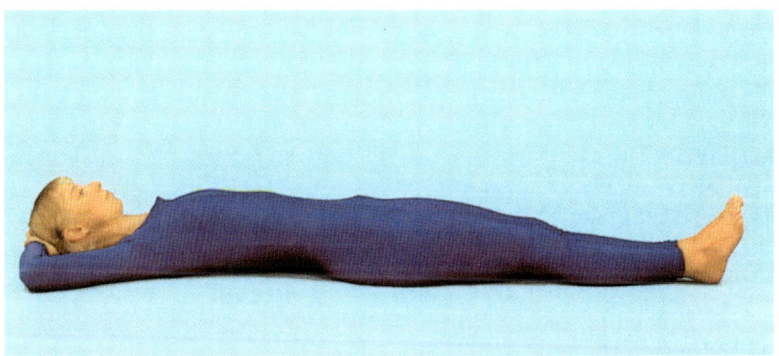

1 Lege dich flach auf den Rücken, die Hände um den Hinterkopf gefaltet, die Ellbogen entspannt auf dem Boden.

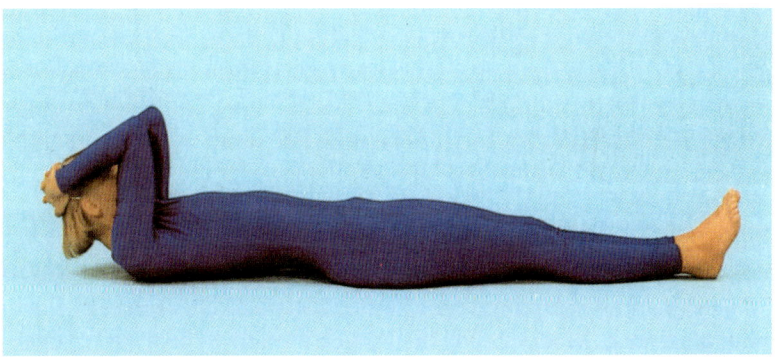

2 Atme ein, hebe die um den Kopf gelegten Arme, ziehe das Kinn an und strecke den Nacken, wobei der Kopf mit den Händen nach vorn gezogen wird, so daß die Halswirbel gleichmäßig gebeugt werden. Die Schultern bleiben auf dem Boden. Senke dann Kopf und Arme langsam und atme aus. Ein paarmal wiederholen und zum Schluß die Arme neben den Körper legen. Schultern und Nacken lösen sich entspannt, indem man den Kopf locker von Seite zu Seite rollt.

Augenübungen

Allgemeines Das Auge ist das Sinnesorgan, das dem Geist die meisten Eindrücke zuträgt, und sowohl im Wach- als auch im Traumzustand ist es ständig aktiv. Die meisten Arten konzentrierter Arbeit sind anstrengend für das Sehvermögen, und die Augenmuskeln werden oft einer Daueranspannung ausgesetzt, die Müdigkeit und Kopfschmerzen verursachen kann. Die Augen sind ein wichtiges Ausdrucksmittel bei der Kommunikation mit anderen, und bei Nervosität spannt man sie unwillkürlich an. Mancher findet es schwierig, seine Augen zu entspannen. So mögen einige leichte Übungen helfen, diese Kunst als Unterstützung für Auge und Hirn zu erlernen. Augenübungen sind nicht schwierig, aber wie jedes andere körperliche Training können sie anfangs leichte Beschwerden verursachen, besonders, wenn man übertreibt.

Übung Nr. 1 (Trataka) ist ein ›Kriya‹ bzw. eine Methode zur Reinigung und Kräftigung der Augen. Zuerst benetzt oder wäscht man die Augen mit klarem kaltem Wasser oder schwach konzentriertem Borwasser. Dann nimmt man eine Kerze, eine Blume oder einen Punkt vor einem neutralen Hintergrund, oder man wählt einen anderen anziehenden Gegenstand, um den Blick zu fixieren. Man braucht sich nicht anzustrengen, die Gedanken auf den Gegenstand zu konzentrieren, und es ist auch nicht erforderlich, die Augen scharf einzustellen. Wohl ist es von ausschlaggebender Wichtigkeit, die Augen vollkommen zu entspannen und sicherzustellen, daß keinerlei Spannungen in den Muskeln um die Augen herum und in den Augenlidern entstehen. Man soll aufrecht sitzen und den Blick so lange wie möglich stetig und ohne Blinzeln halten. Im Anfang tränen die Augen in der Regel nach ein paar Minuten, aber nach einiger Übung wird es möglich sein, die Übung 5 bis 10 Minuten ohne Unbehagen durchzuhalten. Man wird den Frieden und die Kraft genießen, welche die Augen durch diese Übung gewinnen.

Übung Nr. 2 ist eine Entspannungsübung für die Augen, die nach Nr. 1 oder nach Überanstrengung durchgeführt werden kann.

Übung Nr. 3 ist eine Kraft- und Beweglichkeitsübung für die Augen, welche Kurz- und Weitsichtigkeit bekämpft und den Augen Leben und Gesundheit gibt. Der Kopf darf nicht bewegt und es muß sichergestellt werden, daß Nackenmuskeln und Gesicht entspannt bleiben. Besonders ist darauf zu achten, daß die Brauen nicht gerunzelt werden, wenn der Blick aufwärts gewendet wird. Die Augen sollten langsam, gleichmäßig und rhythmisch bewegt werden. Das kann mit Tiefatmung verbunden werden. Wenn man blinzeln muß, sollte das besser in einer Pause zwischen den Bewegungsrunden geschehen.

Augenübungen sollten nicht bei zu scharfer Beleuchtung oder dort vorgenommen werden, wo das Gesichtsfeld gestört wird.

Übung Nr. 1

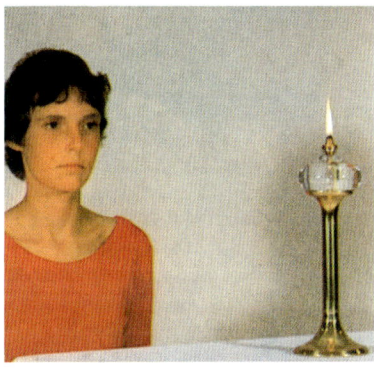

Sitze entspannt und richte die Augen in etwa 1 m Entfernung auf einen hellen Gegenstand in Augenhöhe. Blicke diesen Gegenstand unverwandt an, ohne zu blinzeln. Entspanne die Augen und ihre Muskeln. Fahre fort, bis die Augen anfangen zu tränen.
Die Augen sollen nicht angestrengt werden im Bemühen um Scharfeinstellung. Nach einiger Zeit wird man den Gegenstand doppelt sehen. Das ist ein Zeichen, daß die Augen entspannt sind.

Übung Nr. 2

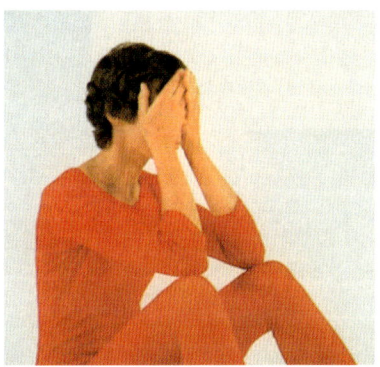

Reibe die Handflächen, bis sie warm werden. Kreuze die Finger beider Hände und bedecke die offenen Augen mit beiden Handflächen, wobei die Nase frei bleibt und die Daumen auf den Schläfen liegen. Halte die Hände so, daß kein Licht einfallen kann und die Augenwimpern frei bleiben. Entspanne und lasse die Augen langsam mit zunehmender Muskelentspannung zufallen. Die Ellbogen ruhen auf den Knien oder auf einem Tisch.

Übung Nr. 3

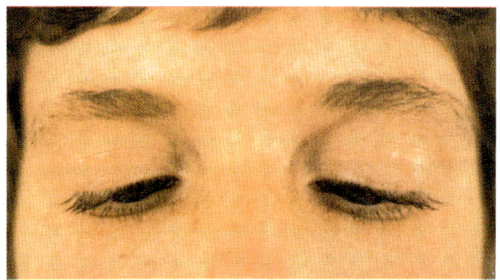

1 Einatmen und nach unten auf die Nasenspitze schauen.

3 Einatmen und nach rechts schauen.

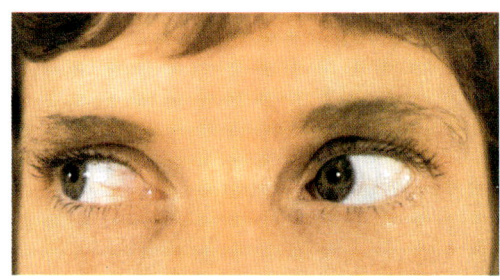

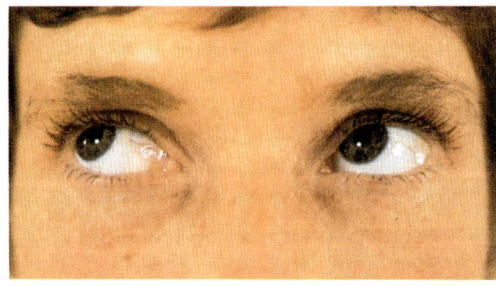

5 Einatmen und schräg aufwärts nach rechts schauen, dann schräg nach links unten und ausatmen. Das kann wiederholt werden. Danach geradeaus sehen und die Augen schließen.

7 Einatmen und nach links schauen. Die Augen im Halbkreis am oberen Rand entlang zum entgegengesetzten Winkel führen und ausatmen. Einatmen und die Augen auf demselben Weg zurückführen. Ausatmen, genau geradeaus blicken und entspannen.

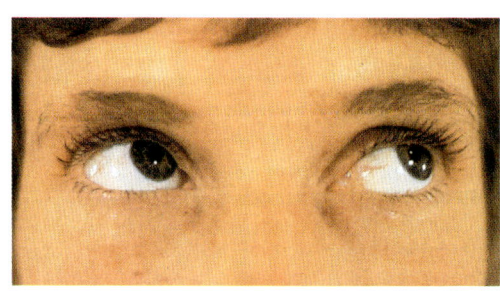

2 Nach oben zwischen die Augenbrauen schauen und ausatmen. Einige Male wiederholen. Geradeaus schauen und die Augen einen Moment schließen.

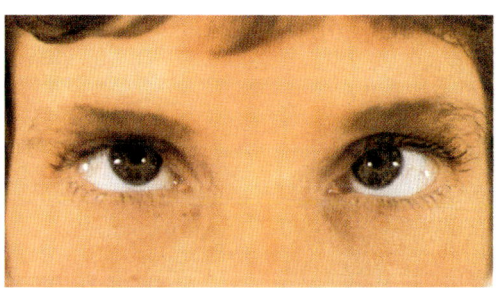

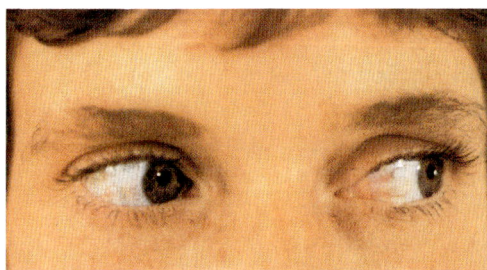

4 Nach links schauen und ausatmen. Geradeaus schauen und die Augen schließen.

6 Einatmen und schräg nach links aufwärts blicken, dann nach rechts unten und ausatmen. Wiederholen, geradeaus schauen und Augen schließen.

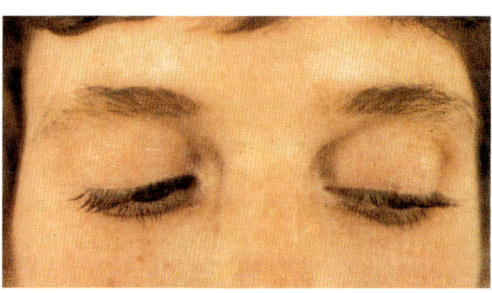

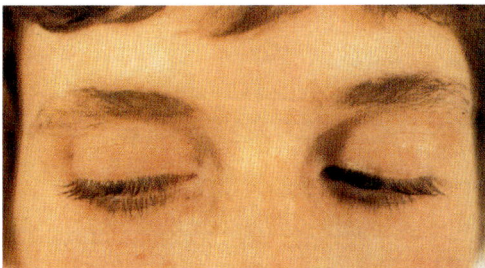

8 Einatmen und nach links schauen. Die Augen im Halbkreis am unteren Rand entlang zum entgegengesetzten Winkel führen und ausatmen. Einatmen und die Augen auf demselben Weg zurückführen. Ausatmen und geradeaus blicken. Entspannen.

Schulterübungen

Allgemeines Der Schultergürtel ist ein exponierter Körperteil, der bei den meisten Armbewegungen beteiligt ist und eine Reflexzone für psychische Spannungen und Streß darstellt. Fast jeder hat schon Schmerzen und Steifheit in den Schultermuskeln erlebt, und oft sind sie der Ort für Myositiden (Muskelentzündungen). Verspannungen der Schultern können Schmerzen in den Armen, im Rücken und im Nacken verursachen, bringen Kopfschmerzen und beeinträchtigen die Vitalität. Verspannungen in den Schultern kommen nicht nur vom Streß, sondern können auch durch falsche Arbeitsbewegungen und -haltungen verursacht werden, z. B. am Schreibtisch, oder auch durch Zugluft, Kälte usw. Dauernde Verspannungen können Steifheit und ständig zusammengezogene und angehobene Schultern nach sich ziehen, was die Beweglichkeit behindert und Kreislauf und Atmung einschränkt.

Die abwechselnde Anspannung und Entspannung der arbeitenden Muskeln ist von ausschlaggebender Bedeutung für ihre Gesundheit. Im Gegensatz zu Armen und Beinen jedoch bekommen die Schultern kein besonders aktives Training, wenn man sie nicht getrennt übt. Auch ist es wichtig, falsche, verspannende Haltungsgewohnheiten zu korrigieren. Man sollte immer die Schultern senken und den Brustkorb leicht nach vorne ausdehnen, damit die Atmung sich frei entfalten kann. Wenn man stundenlang ohne Unterbrechung am Schreibtisch oder im Auto sitzt, empfindet man es als eine Erleichterung, wenn man hier und da ein paar Schulterübungen machen kann.

Übung Nr. 1 ist ein Streck- und Kräftigungstraining für Schultern und Arme. Übung Nr. 4 wirkt gut gegen Muskelbeschwerden zwischen den Schulterblättern. Übung Nr. 10 ist eine echte Aufwärmübung für Schultern, Nacken und Rücken, die sich vorteilhaft auf das Asana auswirkt und Müdigkeit aus Körper und Nerven vertreibt. Einfaches Schulterkreisen, wie in Übung Nr. 3 dargestellt, tut jedem gut, der viel im Sitzen arbeitet.

Wenn man mit den Schulterübungen anfängt, soll man den Rücken gerade und den Körper entspannt halten. Man sollte versuchen, das jeweilige Extrem der Haltungen und Bewegungen zu erreichen, um die Übung wirksamer zu gestalten. Vorsichtig sollte sein, wer schwache Gelenke oder lockere Bänder hat.

Übung Nr. 1

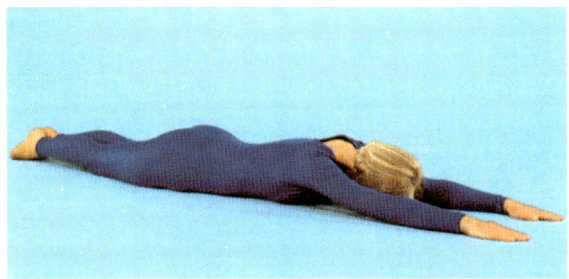

1 Lege dich auf den Bauch, Arme vorwärts gestreckt, Stirn auf dem Boden. Den Hals etwas strecken, dann ist die Nase frei.

2 Einatmen. Strecke den linken Arm weiter nach vorn und hebe ihn.
Den Arm senken und ausatmen.
Mit rechtem Arm wiederholen. Mit den Händen unter der Stirn entspannen.

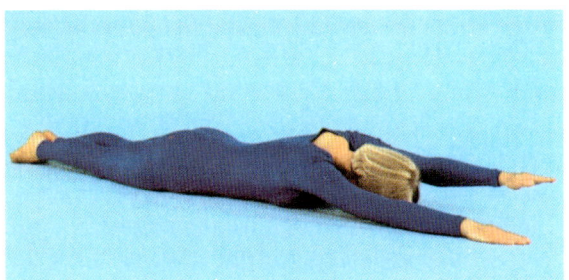

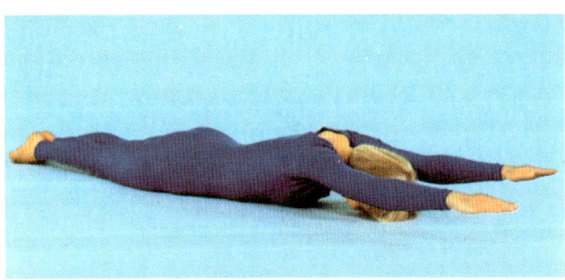

3 Strecke die Arme vorwärts. Dann atme ein und strecke beide Arme unter Anheben noch weiter. Senke sie und atme aus. Entspanne mit den Armen längs am Körper, Wange auf dem Boden.

4 Lege das Kinn auf den Boden und verschränke die Finger hinter dem Rücken. Ziehe die Arme nach rückwärts und strecke die Arme zur Decke. In dieser Haltung verharren und ruhig atmen.

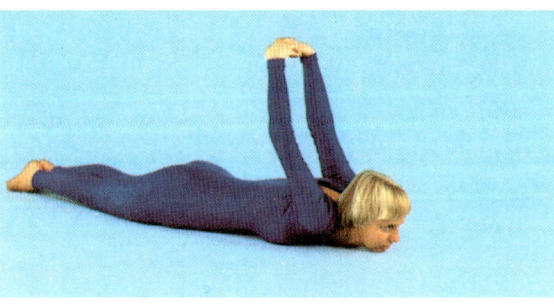

Übung Nr. 2

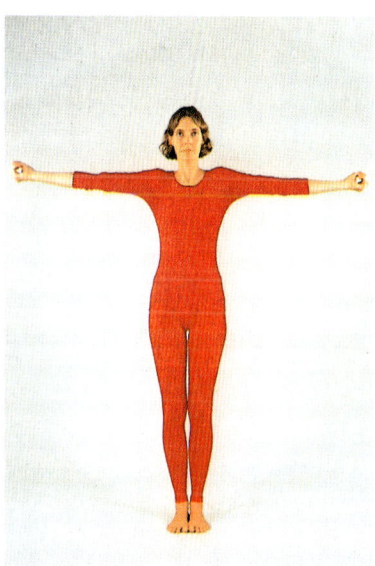

Stehe oder sitze mit geradem Rücken und strecke die Arme auf Schulterhöhe seitwärts aus, Handflächen nach unten. Drehe langsam die Handflächen zur Decke, indem sich die Schultergelenke drehen. So weit wie möglich drehen, ohne die Arme nach den Seiten zu bewegen. Dasselbe auch in entgegengesetzter Richtung und ein paarmal wiederholen.

Übung Nr. 3

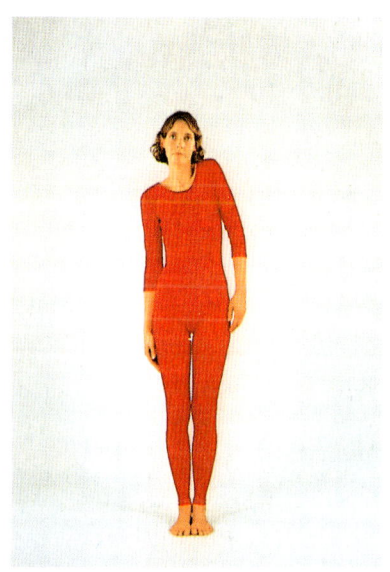

Stehe mit entspannten Armen. Die rechte Schulter zum Ohr heben und mit dem Gelenk eine volle Drehung ausführen, 2- oder 3mal in jeder Richtung. Wiederholung mit der linken Schulter. Schließlich folgen einige Drehbewegungen gleichzeitig mit beiden Schultern. Dann Arme senken und entspannen.

Übung Nr. 4

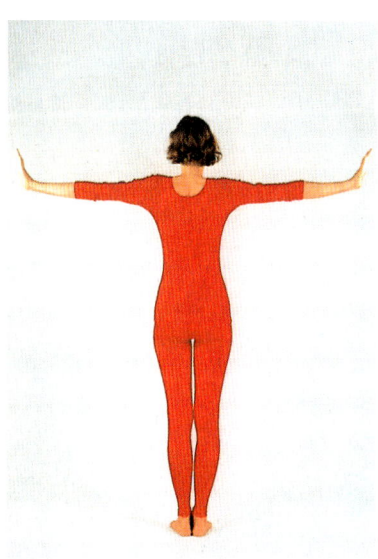

1 Stehe aufrecht, Füße zusammen. Arme in die Horizontale heben und die Handgelenke so beugen, daß die Fingerspitzen aufwärts zeigen. Einatmen und die Arme nach den Seiten stoßen, so daß die Schulterblätter auseinandergezogen werden.

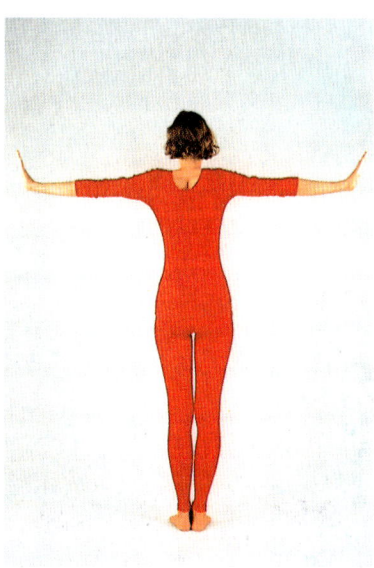

2 Ausatmen und die Schulterblätter zusammenziehen. Ein paarmal wiederholen. Während der Übung sollen die Arme weder angehoben noch gesenkt oder nach hinten genommen werden. Kann anfangs mit nur einem Arm geübt werden.

Übung Nr. 5

1 Stehe mit geradem Rücken und gesenkten Schultern. Lege die Oberarme dicht an den Körper und hebe die Unterarme gerade nach vorn, Handflächen nach innen.

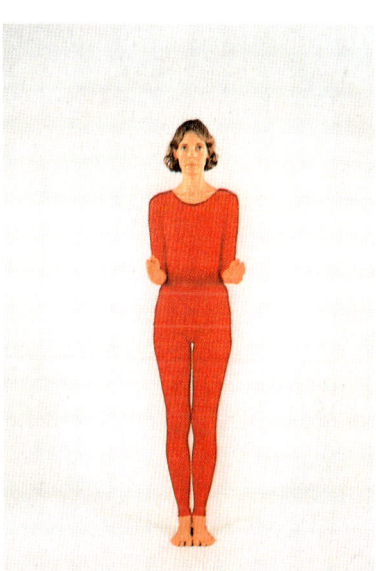

2 Einatmen und die horizontal gehaltenen Unterarme nach den Seiten und weit nach hinten gedreht. Dabei bleiben die Oberarme dicht am Körper. Arme zurücknehmen und ausatmen.

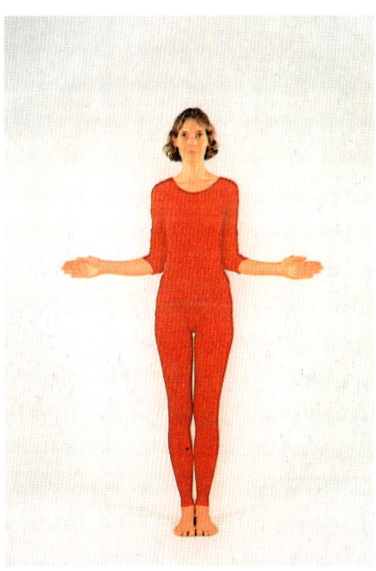

Übung Nr. 6

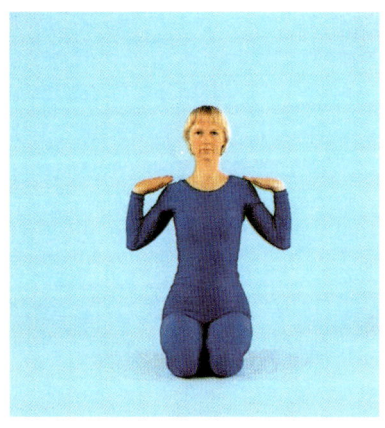

1 Knie nieder und lege die Hände auf die Schultern. Die Handflächen zeigen nach oben. Die Hände werden während der Übung horizontal gehalten mit der Vorstellung, ein schweres Gewicht zu heben.

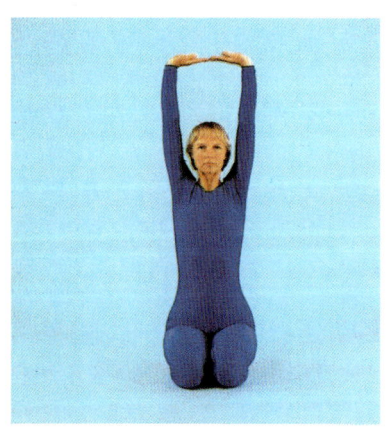

2 Schiebe die Hände langsam wie gegen einen Widerstand nach oben, bis die Arme voll gestreckt sind. Dann senke die Hände wieder auf die gleiche Art und entspanne.

Übung Nr. 7

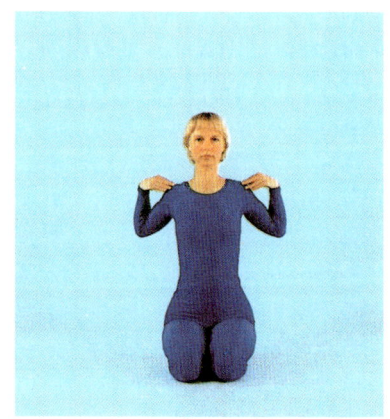

1 Lege die Fingerspitzen auf die Schultern. Ziehe dann die Ellbogen an den Körper und nimm sie nach vorn, bis sie sich berühren.

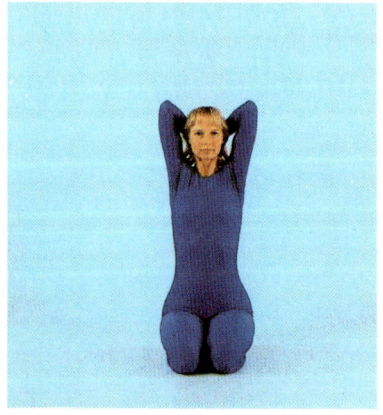

2 Hebe die Ellbogen zur Decke und drehe rückwärts, bis die Schulterblätter sich berühren. Bewege die Ellbogen nach unten und vorwärts, bis sie sich wieder berühren. Zweimal wiederholen, dann in entgegengesetzter Richtung drehen.

Übung Nr. 8

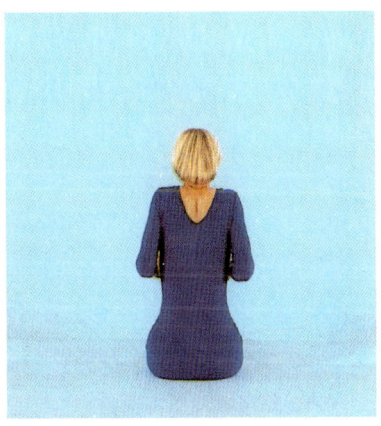

1 Sitze bequem mit geradem Rücken. Einatmen und die Schultern bis zu den Ohren anheben.

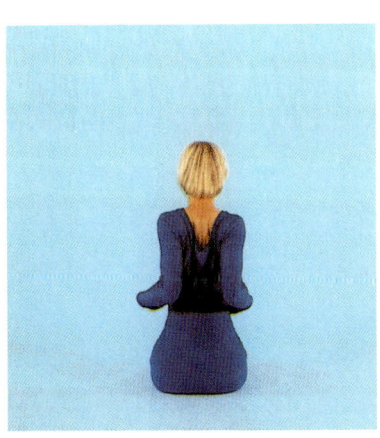

2 Die Schultern nach hinten ziehen, so daß die Schulterblätter sich berühren. Schultern senken, dabei ausatmen. Dann wiederholen.

Übung Nr. 9

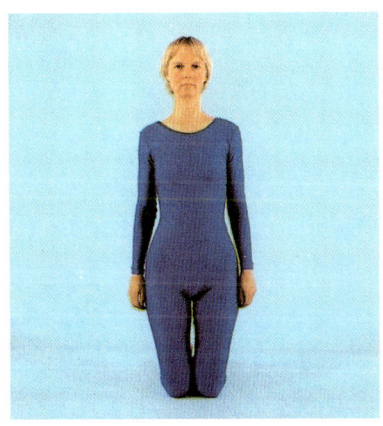

1 Knie aufrecht mit geschlossenen Beinen, die Arme an den Seiten. Einatmen und die Schultern zu den Ohren hochziehen.
Den Atem 5 bis 10 Sekunden anhalten.

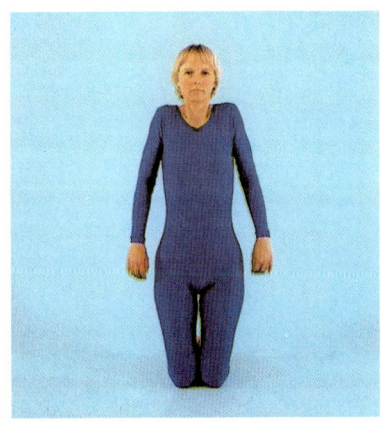

2 Kräftig ausatmen, dabei die Schultern senken und entspannen.

Übung Nr. 10

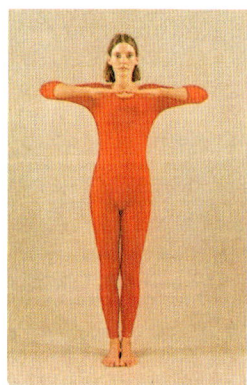 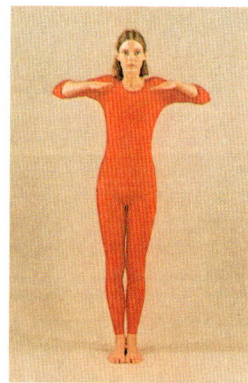 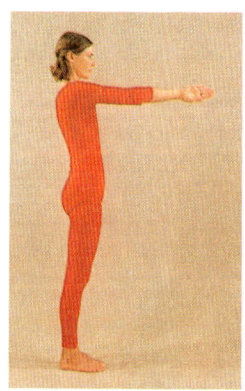

1 Stehe aufrecht, die Füße geschlossen. Die Fingerspitzen vor der Brust zusammenlegen, so daß Arme und Hände auf Schulterhöhe sind.

2 Einatmen und Ellbogen nach hinten drücken, ohne daß die Hände den Kontakt mit dem Körper verlieren. Arme nach vorn nehmen und ausatmen.

3 Einatmen, Arme nach vorn strecken. Die Handrücken liegen sich gegenüber.

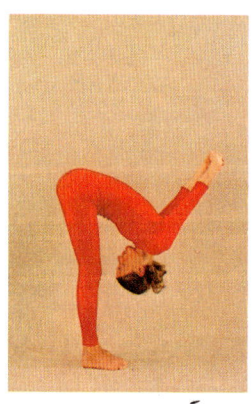 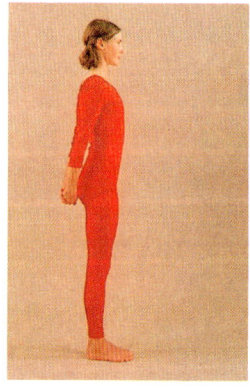 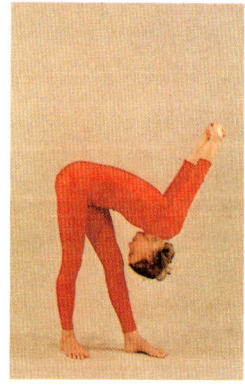

7 Senke den Rücken mit hohlem Kreuz, strebe mit der Stirn auf die Knie zu und atme aus. Die Arme so weit wie möglich strecken.

8 Nimm die Arme hinter den Rücken, atme ein und komme langsam hoch mit dem Kinn auf der Brust. Den Kopf aufrichten und ausatmen.

9 Das linke Bein diagonal nach vorn stellen. Einatmen und vorwärts beugen, die Stirn berührt das linke Knie. Ausatmen. Nach rechts wiederholen.

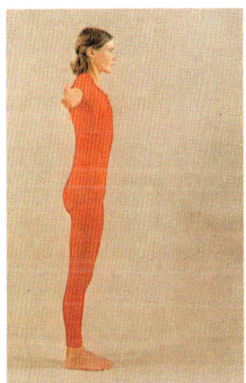 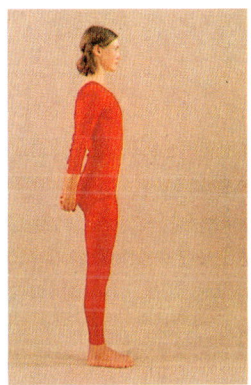 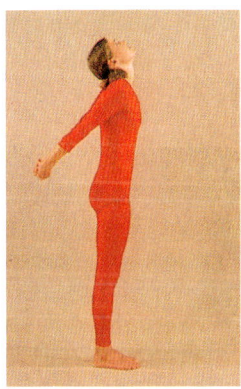

4 Den Atem anhalten und die Arme zurückdrücken, wobei sie so lange wie möglich in Schulterhöhe bleiben.

5 Die Hände hinter dem Rücken falten, Schultern senken und die Schulterblätter leicht zusammenziehen. Ausatmen.

6 Einatmen und Arme nach hinten und oben führen. Ausatmen und Hals etwas nach hinten biegen. Kopf aufrichten und Arme senken. Ausatmen.

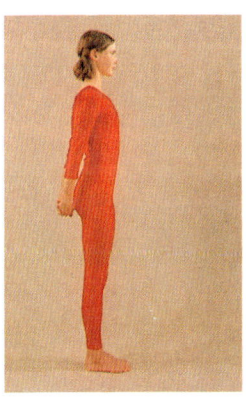 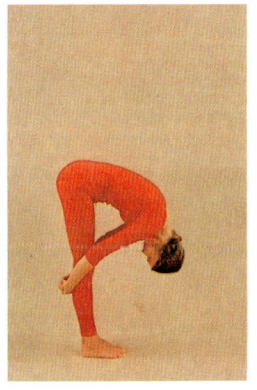 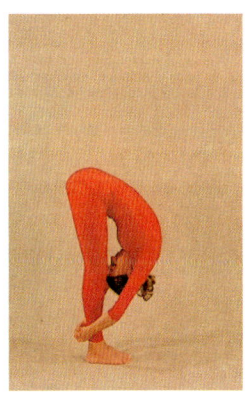

10 Arme senken und einatmen, wobei der Körper langsam gestreckt wird und das Kinn auf der Brust bleibt. Kopf heben und ausatmen.

11 Arme über den Kopf strecken und einatmen. Nach vorn beugen und die Hände hinter den Knien falten. Ausatmen.

12 Lege die Stirn auf die Knie und lasse die Hände seitwärts zu den Knöcheln hinabgleiten. Entspanne und richte dich beim Einatmen langsam auf.

Rückenübungen

Allgemeines Im Yoga wird der Rücken als einer der wichtigsten Körperteile betrachtet, und ein großer Teil der Yoga-Asanas zielt darauf, Rückenmuskeln und Wirbelsäule stark und biegsam zu machen. Von Natur aus ist der Rücken durchaus geeignet, seine vielfältigen Funktionen teils als Stütz- und Hebevorrichtung und teils als Sitz des zentralen Nervensystems in der Wirbelsäule zu erfüllen. Leider sind sich viele Menschen nicht klar darüber, wie wichtig es ist, den Rücken stark und geschmeidig zu erhalten und der Preis dafür können Rückenschmerzen, eingeschränkte Beweglichkeit, Verlust an Vitalität oder Depressionen sein.

Im Yoga wird ein starker, wohltrainierter Rücken als Vorbedingung für gute allgemeine Gesundheit, längeres Jungbleiben und Vitalität betrachtet. Es ist wichtig, den Rücken gerade und entspannt zu halten, weiche Sessel und Betten zu vermeiden und alles, was ihn überanstrengt. Für weiterführende Literatur (z. B. Anatomie) vgl. S. 384.

Rückenschmerzen sind so verbreitet, daß die meisten Menschen sie irgendwann haben. Oft sind sie gutartig und können leicht durch Änderung der Bedingungen, die sie verursachen oder durch geeignete Körperübungen geheilt werden. Die folgenden Rückenübungen werden, wenn regelmäßig durchgeführt, die Schmerzen verhindern oder reduzieren. Sie machen den Rücken kräftig und beweglich, verbessern die Blutzirkulation und stärken die Nerven der Wirbelsäule. Sie verschaffen dem Rücken das Empfinden von Wärme und Behaglichkeit, beseitigen Ermüdung und machen uns aufmerksam und entspannt. Übungen für den Rücken können als besonderes Trainingsprogramm oder auch als Aufwärmung vor den regulären Yoga-Asanas gemacht werden. Man beginnt mit den leichten Phasen der Serien und nimmt die schwierigeren allmählich auf in dem Maße, in dem Kraft und Beweglichkeit des Rückens sich verbessern.

Übung Nr. 1 trainiert auch die Hüftgelenke und Knie. Übung Nr. 3 ist besonders geeignet für schwache Rücken. Bei Krankheit und Schäden an der Wirbelsäule sollte man vorsichtig sein und den Arzt fragen, bevor man diese Übungen beginnt.

Übung Nr. 1

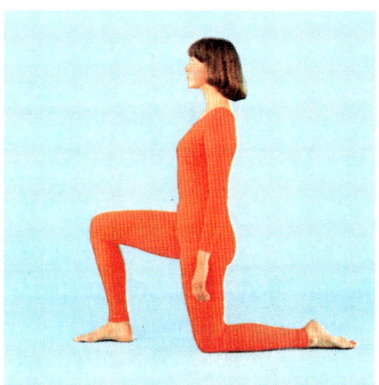

1 Knie aufrecht, Rücken gerade und Arme an den Seiten. Den rechten Fuß vorstellen, so daß der Unterschenkel senkrecht steht und die Fußspitze nach vorn zeigt.

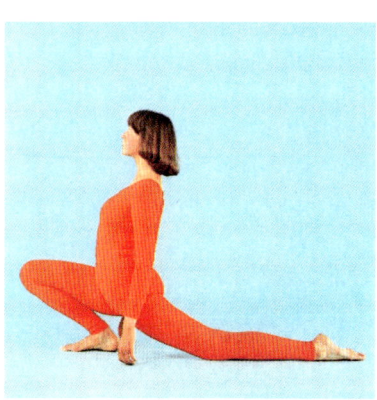

2 Einatmen und den Körper nach vorn schieben, so daß das rechte Bein noch weiter gebeugt wird, während das linke auf den Boden ausgestreckt ist. Den Körper senkrecht und die rechte Ferse auf dem Boden halten. Ausatmen und langsam aufrichten.

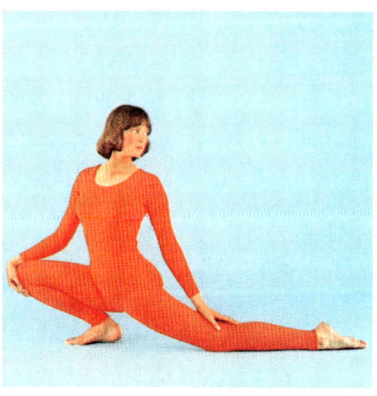

3 Die rechte Hand auf das rechte Knie legen, die Handfläche der linken auf den linken Oberschenkel. Einatmen und den Körper mit geradem Rücken nach vorn bewegen. Ausatmen, nach links wenden und zurückblicken. Nach vorn drehen und aufrichten.

4 Einatmen, die Arme über den Kopf strecken und rückwärts beugen.

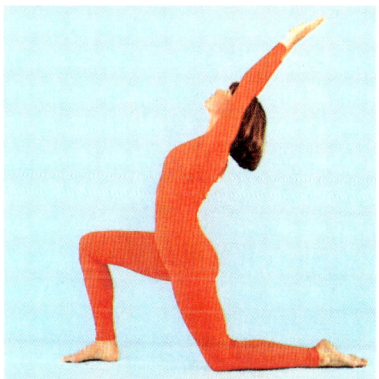

5 Den Körper über den rechten Fuß nach vorn nehmen, die Arme weiter nach hinten strecken und ausatmen.

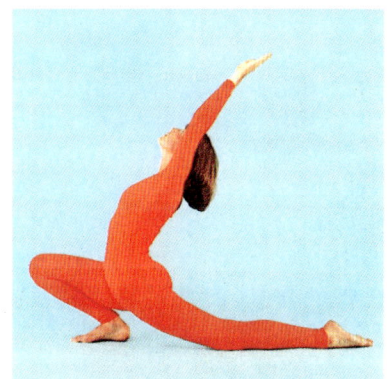

6 Aufrichten und einatmen. Auf der linken Ferse sitzen, ausatmen und über das gestreckte Bein nach vorn beugen. Entspannen, wobei das Gesicht den Unterschenkel berührt. Langsam aufrichten und einatmen.
Wiederholung zur anderen Seite.

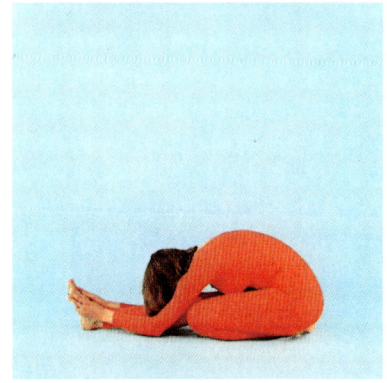

Übung Nr. 2

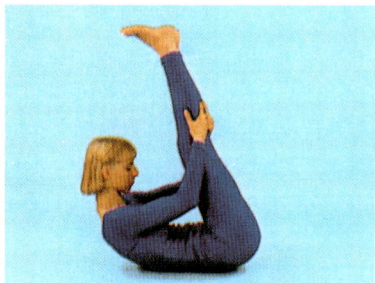

1 Liege auf dem Rücken. Einatmen, die Knie an die Brust ziehen und die Beine in die Senkrechte strecken. Die Waden fassen und den Kopf heben. Ruhig atmen und kleine Schaukelbewegungen auf dem Mittelteil des Rückens machen.

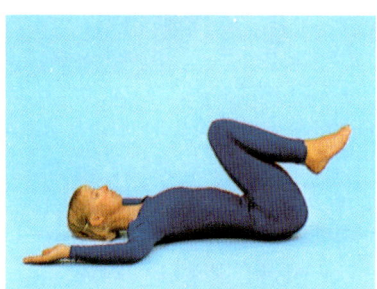

2 Die Knie zur Brust hin anziehen und die Arme auf Schulterhöhe ausstrecken; dabei werden die Unterarme nach oben gebeugt. Die Schultern sind entspannt.

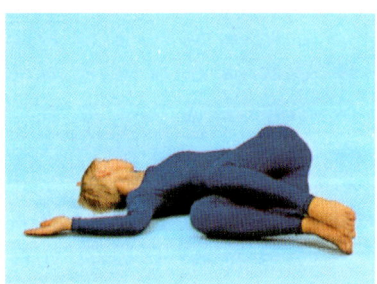

3 Die gebeugten Knie zusammenhalten, einatmen und die Beine nach rechts senken. Gleichzeitig den Kopf nach links wenden, ohne die Schultern vom Boden abzuheben. Ausatmen und entspannen. Zur Mittelstellung zurückkehren und einatmen. Zur anderen Seite wiederholen.

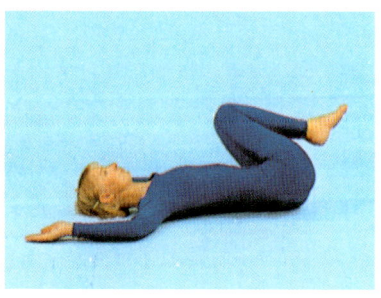

4 Halte die Knie zusammen, drücke sie auf die Brust und führe sie in einer kreisenden Bewegung zur Seite nach unten. In die Mittelstellung zurückkehren und die Knie auf die Brust hochziehen, so daß das Kreuz massiert wird. Zweimal wiederholen; dann zur anderen Seite.

5 Die Hände um die Knie falten und einatmen. Den Kopf heben und das Kinn auf der Kehle halten und einige Schaukelbewegungen auf dem Rücken machen. In einem stetigen Rhythmus atmen und darauf achten, daß die Bewegungen nicht ungleichmäßig werden.

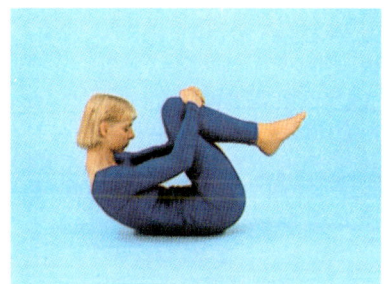

6 Die Schaukelbewegungen allmählich verstärken und versuchen, auf Schultern und Gesäß zu kommen, aber ohne daß die Füße den Boden berühren.

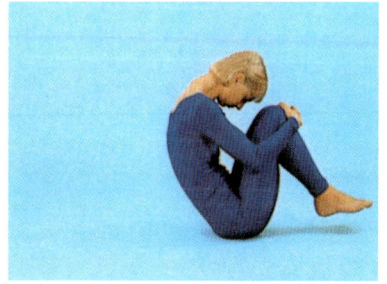

7 Die Beine strecken, anheben und Zehen oder Knöchel fassen. Nun im Atemrhythmus die ganze Wirbelsäule schaukeln.

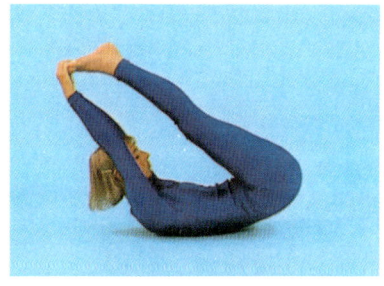

8 Ruhig auf dem Gesäß sitzen bleiben. Beine, Rücken und Hals strecken und versuchen, das Gleichgewicht zu halten. Zum Schluß spreize die Beine, aber ohne das Gleichgewicht zu verlieren. Dann nimm sie wieder zusammen, entspanne den Rücken und rolle langsam auf den Boden.

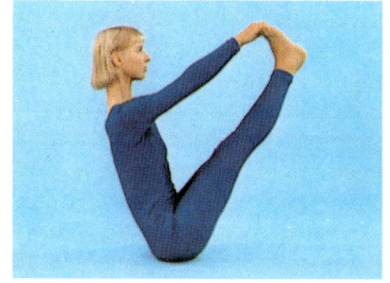

Übung Nr. 3

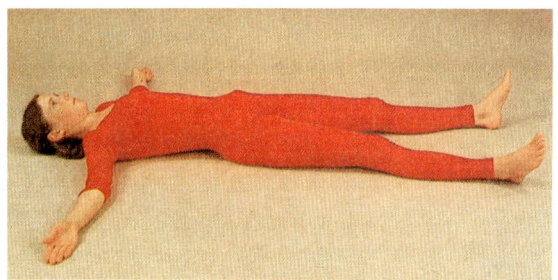

1 Liege mit rechtwinklig zum Körper ausgestreckten Armen auf dem Rücken, die Beine etwa auf Hüftbreite gespreizt.

3 Die Unterschenkel kreuzen, rechter Fuß oben. Einatmen und nach links drehen, so daß die rechte Hüfte angehoben wird, während der Kopf sich nach rechts wendet. Ausatmen. Wiederholung mit dem linken Fuß oben.

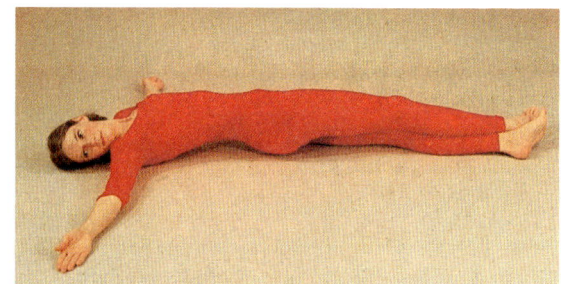

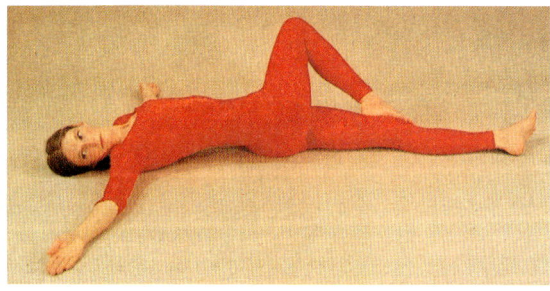

5 Den rechten Fuß auf das linke Knie stellen und drehen, wie in Phase drei beschrieben. Das angehobene Knie nicht auf den Boden zwingen. Mit umgekehrter Beinhaltung wiederholen.

7 Die Knie dicht an die Brust drücken. Dann werden sie möglichst nahe zu den Achselhöhlen gesenkt, abwechselnd nach rechts und nach links, zweimal.

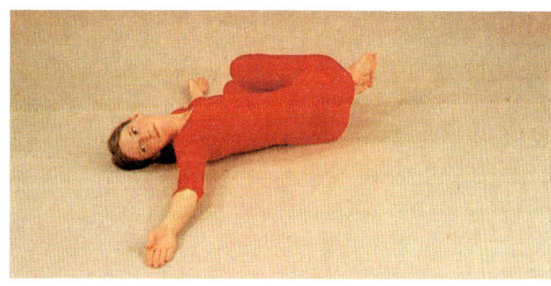

2 Einatmen und die Füße langsam nach links drehen, ohne die Hüfte anzuheben. Gleichzeitig wird der Kopf nach rechts gewendet. Ausatmen, zurückdrehen und zur anderen Seite wiederholen.

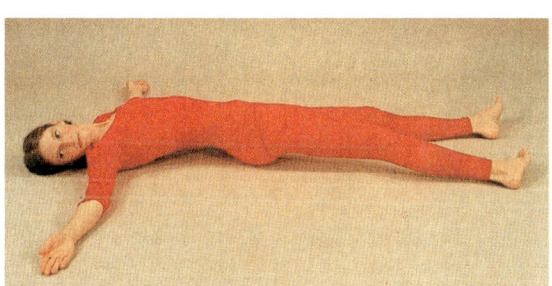

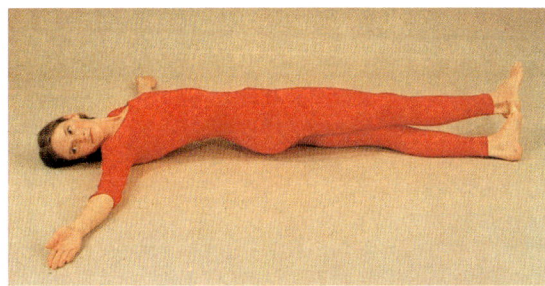

4 Stelle die rechte Ferse zwischen die erste und zweite Zehe des linken Fußes. Die vorerwähnte Übung (dritte Phase) nach beiden Seiten ausführen, die Beinhaltung wechseln und wiederholen.

6 Die leicht gespreizten Beine beugen und die Füße bis ans Gesäß heranziehen. Die Knie abwechselnd je zweimal nach rechts und links senken, ohne den Fußkontakt mit dem Boden zu verlieren.

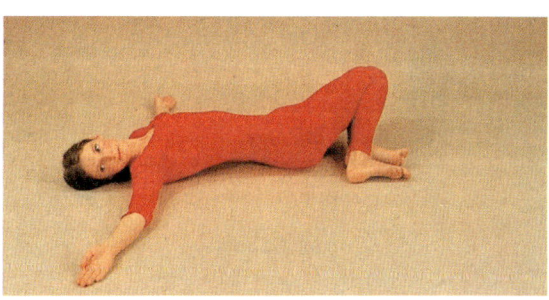

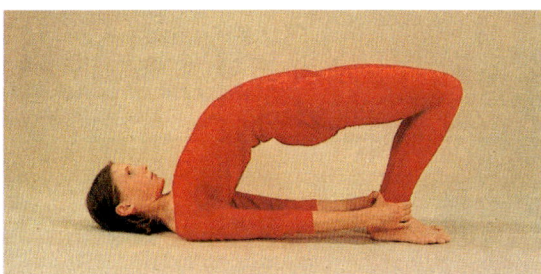

8 Die Serie wird abgeschlossen mit Kandharasana (S. 198). Die Reihe heißt gewöhnlich ›Das Krokodil‹.

Übung Nr. 4

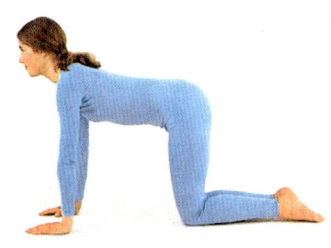

1 Stehe mit entspanntem Rücken auf Händen und Knien, Arme und Oberschenkel senkrecht. Langsam einatmen.

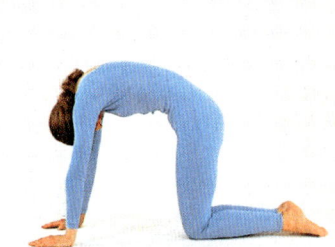

2 Langsam den Rücken nach oben biegen. Beginne mit dem Kreuz und setze die Bewegung nach aufwärts fort, während der Kopf zwischen die Arme gebeugt wird.

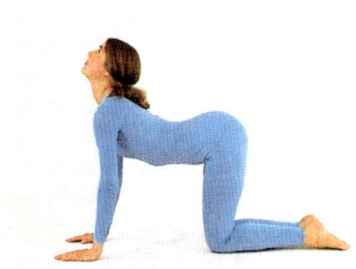

3 Ausatmen und den Rücken vom Kreuz aus Wirbel für Wirbel durchbiegen. Den Hals leicht zurückbiegen und einatmen.

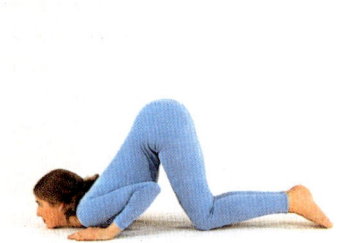

4 Ellbogen beugen und Brust und Kinn auf den Boden bringen, ohne die Hände zu bewegen. Die Oberschenkel so senkrecht wie möglich halten. Ausatmen.

5 Einatmen, Arme strecken und den Körper anheben. Den Rücken wieder wölben, Wirbel für Wirbel, und ausatmen.

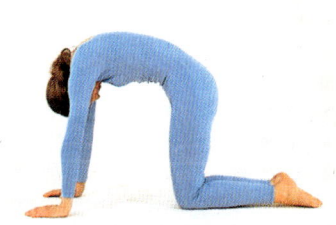

6 Langsam den Rücken vom Kreuz aus nach oben strecken. Den Kopf leicht zurücklegen und einatmen.

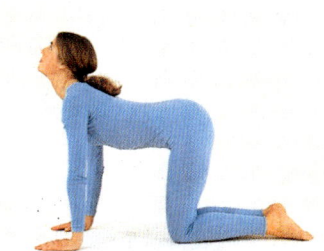

7 Das rechte Bein nach hinten und oben strecken, Ferse nach oben.
Dann das rechte Bein unter den Körper beugen. Die Hüfte etwas anheben und den Unterschenkel waagrecht halten, ohne dabei den Boden zu berühren. Ausatmen.

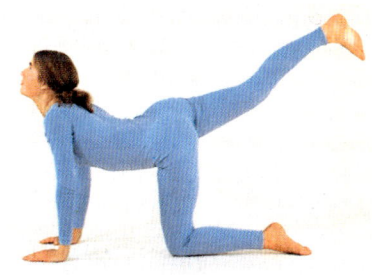

8 Zum Schluß Stirn und Knie zusammenbringen, ohne die Ellbogen zu beugen. Das Bein senken und einatmen. Die Serie wiederholen und dabei die letzten drei Phasen mit entgegengesetzter Beinstellung üben.

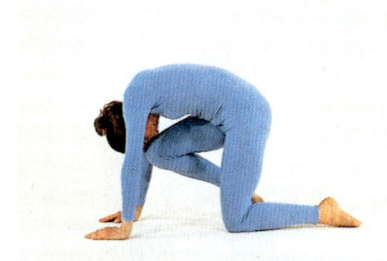

Bauchmuskelübungen

Allgemeines Die Vorder- und Unterseite der Bauchhöhle werden durch die Bauch- und Beckenmuskeln gebildet, und es ist wichtig, sie in guter Verfassung zu halten. Starke Bauchmuskeln entlasten den Rücken, tragen zu guter Haltung bei und können Schmerzen in den Lendenmuskeln verhindern. Das Trainieren von Bauch- und Beckenmuskeln verhindert auch die Lockerung und die Senkung der unteren Bauchorgane und schützt vor Bruchleiden.

Manche Menschen leiden an nervösen Spannungen der Bauch-muskeln. Das behindert die Verdauung und die Arbeitsweise der in-neren Organe, schwächt das Zwerchfell und macht das Atmen ober-flächlicher und mühsamer. Die Spannungen erhöhen auch den Druck innerhalb der Bauchhöhle und stören den Kreislauf, woraus sich Verstopfung ergeben kann.

Das abwechselnde Zusammenziehen und Entspannen bildet einen wesentlichen Teil des Bauchmuskeltrainings. Die Beckenmuskeln können durch ›Mula Bandha‹ (S. 318) und ›Bhadrasana‹ (S. 280) trainiert werden. Wenn man die Beine hebt, ist es wichtig, zuerst die Beckenmuskeln zu spannen, den Bauch leicht nach innen und oben zu ziehen und den Lendenbereich während des Beinhebens auf der Matte zu lassen. Andernfalls kann der Druck im Beckeninnern zu sehr steigen, und man kann Schmerzen in den Lenden bekommen. Diese Technik kann man einzeln lernen, indem man sich mit angezo-genen Beinen auf den Rücken legt. Dann sóll man das Kreuz ent-spannen, die Beckenmuskeln langsam zusammenziehen und wieder lockern. Dieses abwechselnde Zusammenziehen und Lockern wird ein paarmal wiederholt. Das gleiche Zusammenziehen erfolgt, bevor man bei den Bauchübungen die Beine anhebt, und die Beckenmus-keln werden erst dann entspannt, wenn die Beine wieder auf der Matte liegen. Bei Kreislaufschwäche oder Senkungsbeschwerden kann man den Beckendruck dadurch mindern, daß man vor den Bauchübungen ›Kandharasana‹ (S. 198) übt. Bevor man diese Übun-gen aufnimmt, sollte man aber daran denken, mit dem Arzt zu reden, falls man irgendwelche Störungen der Bauchorgane hat.

Übung Nr. 1

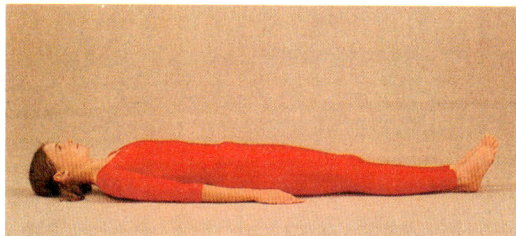

1 Liege auf dem Rücken, Beine zusammen, Arme neben dem Körper, Handflächen nach unten. Den Nacken strecken, das Kinn etwas anziehen und das Kreuz entspannen.

2 Einatmen. Den Beckenboden spannen und den Bauch ein- und nach oben ziehen. Das Kreuz nach unten drücken und Beine in senkrechte Haltung heben. Ausatmen. Den Bauch hochgezogen lassen; die Fußsohlen zeigen zur Decke. Einatmen und langsam beide Beine senken. Ausatmen und entspannen.

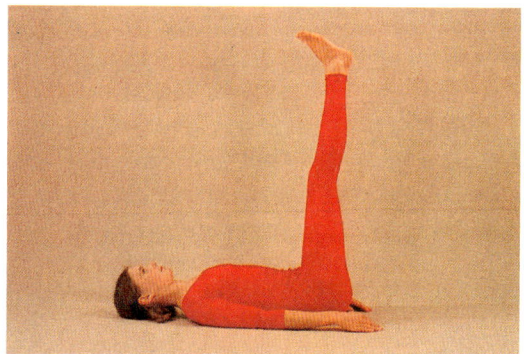

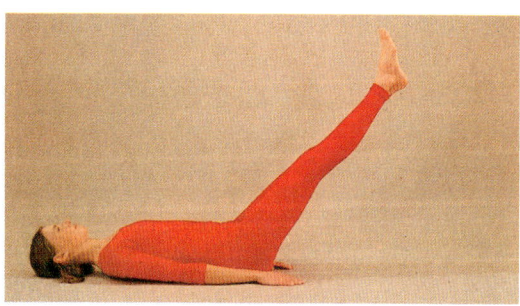

3 Wie vorher, aber die Beine nur bis zu einem Winkel von 45° angehoben. Die Beine senken, wobei die Zehen zu den Knien zeigen. Ausatmen und entspannen.

4 Wie bei der vorigen Übung, aber die Beine nur halb so hoch heben.

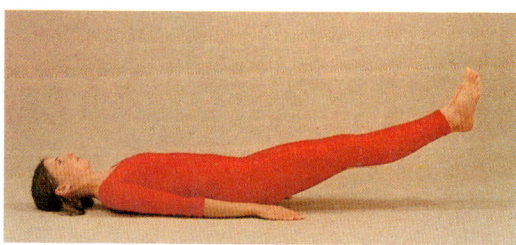

Übung Nr. 2

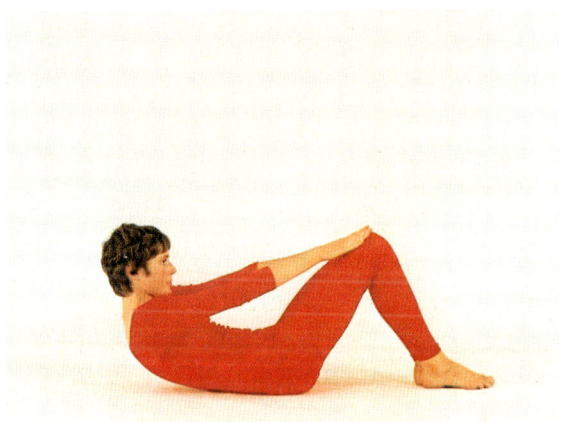

1 Liege auf dem Rücken, die Beine leicht gebeugt, die Füße auf dem Boden. Die Hände flach auf die Oberschenkel legen. Einatmen. Den Beckenboden spannen, den Bauch ein- und hochziehen und das Kreuz auf den Boden drücken.

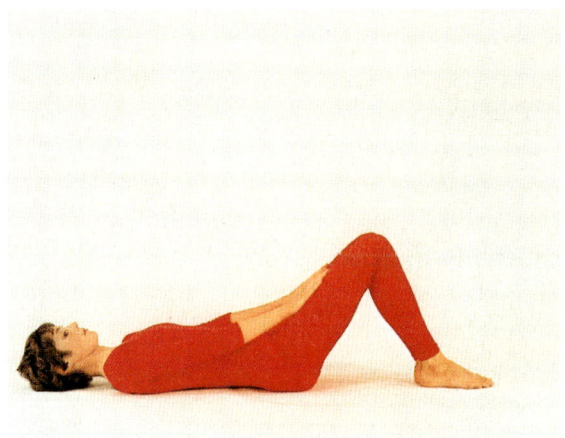

2 Hebe Kopf und Schultern und führe die Arme zu den Knien. In dieser Stellung den Atem anhalten und langsam auf den Boden abrollen. Ausatmen und entspannen. Kann wiederholt werden mit den Füßen dichter am Gesäß.

Übung Nr. 3

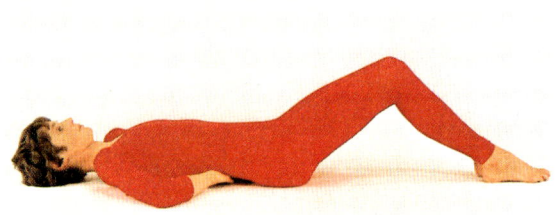

1 Liege auf dem Rücken, die Beine leicht gebeugt und
geschlossen, die Füße auf dem Boden. Die Hände mit den
Handflächen nach unten so unter das Kreuz legen, daß die
Fingerspitzen sich berühren.

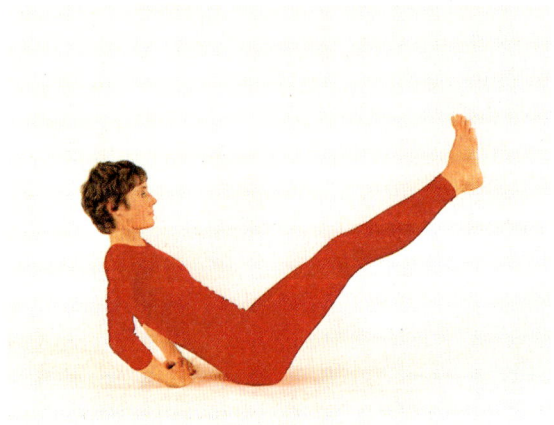

3 Einatmen. Die Füße heben, bis die Beine gestreckt sind.
Den Oberkörper mit Hilfe der Arme heben. Die Schultern
bleiben gesenkt.

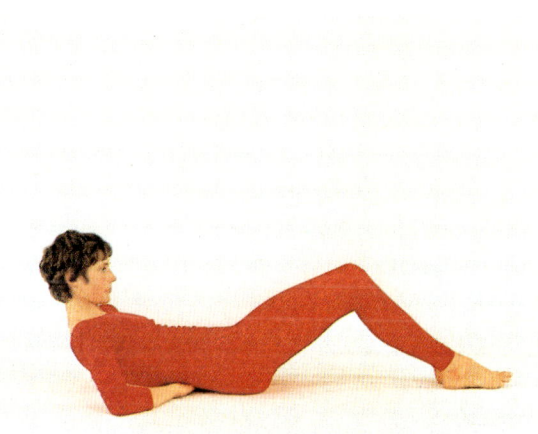

2 Einatmen und den Beckenboden spannen, dabei den Bauch ein- und nach oben ziehen. Kopf und Schultern heben, mit den Händen abstützen und ausatmen.

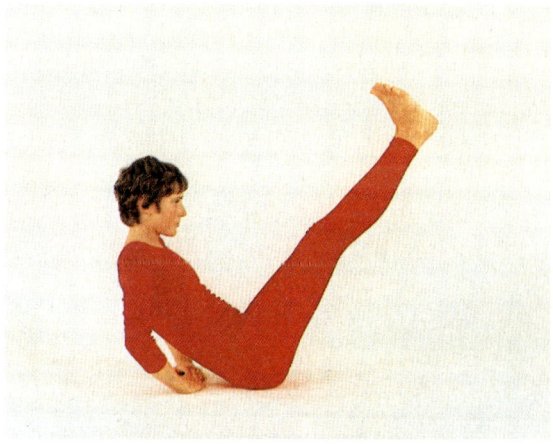

4 Schließlich so weit wie möglich aufrichten, die Füße nach vorn beugen und langsam und gleichzeitig die gestreckten Beine und den Oberkörper senken. Ausatmen und entspannen.

Bein- und Fußübungen

Allgemeines Fuß- und Beinübungen stärken die Muskelkraft und Beweglichkeit und erleichtern dadurch den Aufwärtsfluß des venösen Blutes in den Beinen. Durch diese Übungen behalten die Gefäße ihre Elastizität, was Krampfadern und Verhärtung der Arterien verhindert. Die Bewegungen der Übungen ergreifen und trainieren alle Muskeln und Gelenke der Beine und Füße; sie können Schwellungen, Schmerzen, kalte Füße und andere Symptome schwacher Blutzirkulation verringern.

Die Übungen steigern die Beweglichkeit von Hüften, Knien und Knöcheln. Sie lindern Spannungen, stärken die Muskeln und verringern Müdigkeit in den Beinen. Durch regelmäßiges Üben können sie helfen, Haltungsschäden zu verbessern und Spannungsschmerzen im Rücken zu lindern.

Orthopädische Defekte, wie Senkfuß, können mit Hilfe der Fußübungen, die mit nackten Füßen ausgeführt werden sollten, gebessert werden. Wenn man aufrecht steht, sollte das Körpergewicht auf der ganzen Fußsohle ruhen. Wird es auf die Fersen konzentriert, behindert es die Blutzirkulation und verursacht beim Gehen Stöße, die über die Wirbelsäule zum Kopf übertragen werden.

Übung Nr. 1

Übung Nr. 2

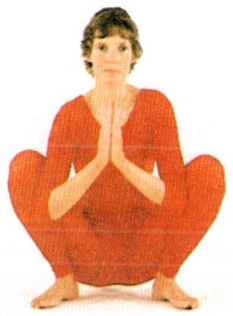

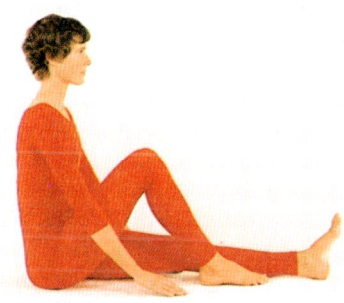

1 In die Hocke gehen, die Füße auf Hüft-breite auseinander. Die Handflächen zusammenlegen und die Ellbogen an die innere Seite der Knie legen.

1 Sitze mit geradem Rücken; das rechte Bein ist so weit angezogen, daß der Knöchel dicht neben dem linken Knie ist. Die Hände neben den Knien aufstützen.

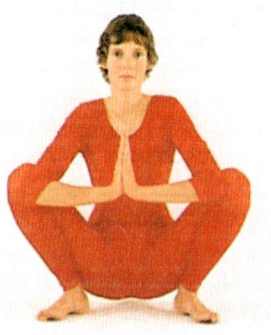

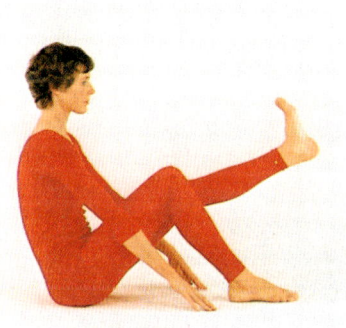

2 Einatmen. Die zusammengedrückten Handflächen senken, bis die Unterarme waagrecht liegen und die Knie nach außen gedrückt werden. Der Rücken bleibt möglichst gerade. Entspannen und ausatmen.

2 Einatmen und das linke Bein auf die Höhe des rechten heben. Das Bein senken und ausatmen. Mit dem anderen Bein wiederholen.

Übung Nr. 3

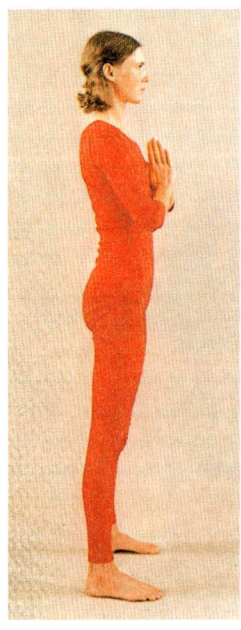 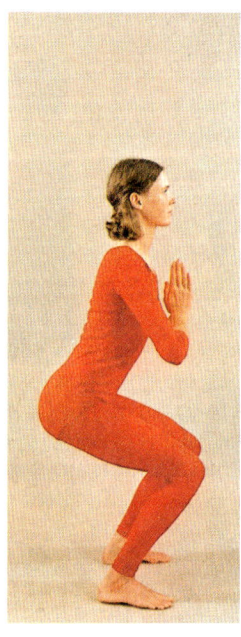 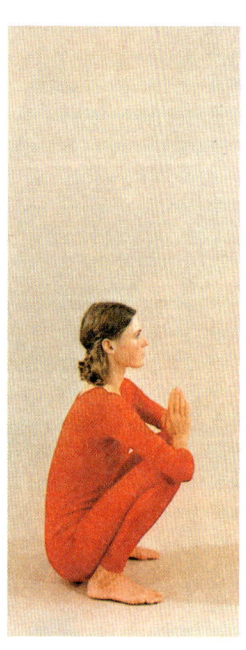

1 Stehe aufrecht, die Füße 30 cm auseinander. Sie zeigen genau nach vorn. Die Handflächen vor der Brust zusammenlegen und einatmen.

2 Langsam die Knie beugen und versuchen, den Rücken so lange wie möglich aufrecht zu halten.

3 In die Hocke gehen und ausatmen. Einatmen und langsam aufrichten, dabei den Rücken gerade halten.

Übung Nr. 4

1 Stehe mit den Füßen auf Hüftweite auseinander, Zehen und Knie zeigen gerade nach außen. Die Handflächen vor der Brust zusammenlegen und den Rücken strecken.

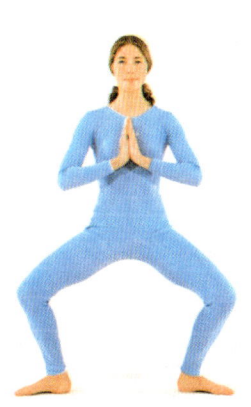

2 Einatmen, Fersen heben und auf den Zehen stehen, wobei der Blick auf einen Punkt in Augenhöhe gerichtet wird. Die Fersen langsam senken und ausatmen.

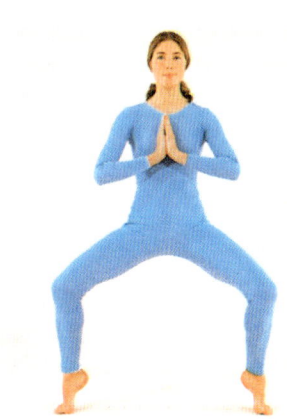

3 Einatmen und die Fersen heben. Den Rücken gerade halten, dabei in die Hocke gehen, ohne die Fersen zu senken. Ausatmen. Einatmen und in gerader Haltung wieder hochkommen. Fersen senken und ausatmen.

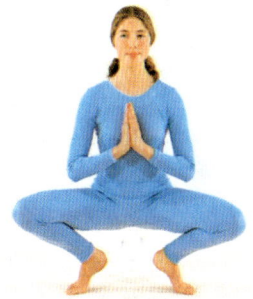

Übung Nr. 5

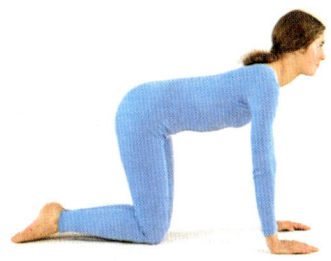

1 Stehe auf Händen und Knien, Arme und Oberschenkel senkrecht, die Zehenspitzen berühren sich.

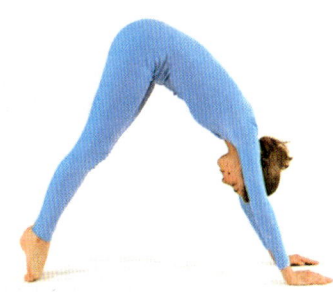

2 Einatmen. Hebe das Gesäß und strecke dabei die Knie, so daß man auf den Handflächen und den rückwärts gebogenen Zehen steht. Knie senken, auf den Fersen sitzen und ausatmen.

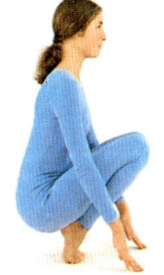

3 Auf den gehobenen Fersen sitzen, dabei den Rücken gerade halten. Fingerspitzen auf dem Boden. Knie an die Brust ziehen und wieder senken. Ein paarmal wiederholen.

Übung Nr. 6

1 Sitze auf den Fersen, Knie geschlossen. Mit senkrechten Armen auf die Hände stützen. Einatmen und das rechte Knie heben, dabei das Fußgelenk strecken. Senken und ausatmen. Mit dem linken Bein wiederholen.

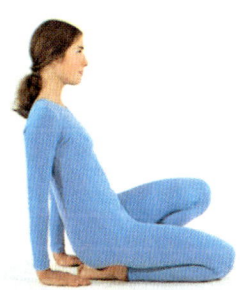

2 Jetzt kann man die Fersen etwas auseinanderschieben. Einatmen und beide Knie heben, dadurch werden die Fußgelenke gestreckt. Senken und ausatmen.

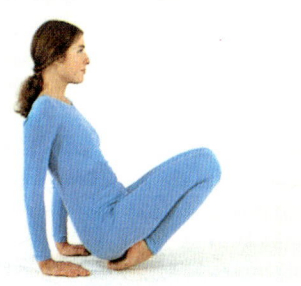

3 Einatmen. Oberschenkel und Gesäß spannen, die Hüften anheben und das Brustbein vorwölben. Den Nacken leicht nach hinten beugen. Den Kopf heben, das Gesäß senken und ausatmen.

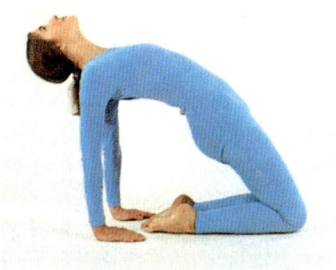

Übung Nr. 7

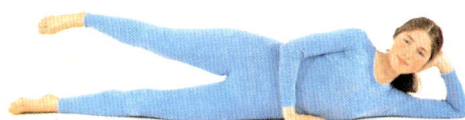

1 Liege in einer geraden Linie auf der linken Seite, die Beine zusammen. Der Kopf ist in die linke Hand gestützt, die rechte Handfläche liegt vorn auf dem Boden. Das rechte Bein auf Hüfthöhe heben, den Fuß entspannen, das Bein rückwärts und vorwärts bewegen und senken.

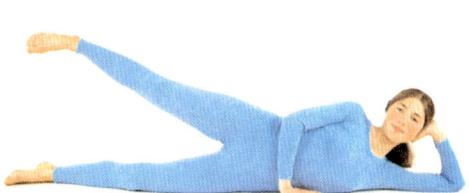

2 Einatmen und das rechte Bein auf etwa 45° heben; es muß gerade bleiben. Den Fuß entspannen, so daß die Ferse den höchsten Punkt bildet. Langsam senken und ausatmen.

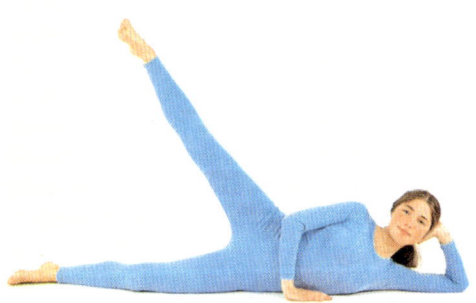

3 Einatmen und das rechte Bein so hoch wie möglich heben. Langsam senken und ausatmen.

4 Einatmen, die Sprung-
gelenke strecken und beide
Beine heben. Sie sollen
gestreckt und beieinander
bleiben. Senken und aus-
atmen.

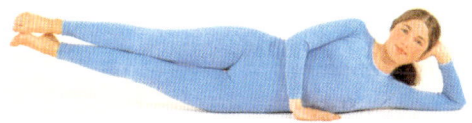

5 Einatmen. Beide Beine
zusammen heben, dann das
rechte so hoch wie möglich
bringen. Rechtes Bein auf das
linke senken, dann beide
Beine nach unten und aus-
atmen.

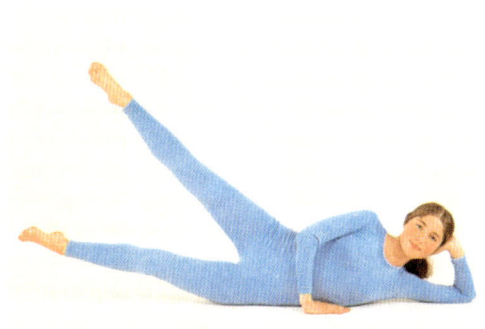

6 Hebe das gestreckte rechte
Bein und fasse die Zehen mit
der rechten Hand. Diese
Position eine Weile halten
und langsam senken. Auf den
Bauch drehen und mit den
Armen über dem Kopf
strecken. Zur anderen Seite
wiederholen. Zum Schluß auf
den Rücken legen und
strecken.

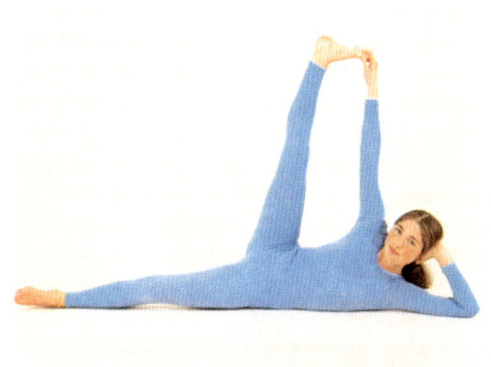

Übung Nr. 8

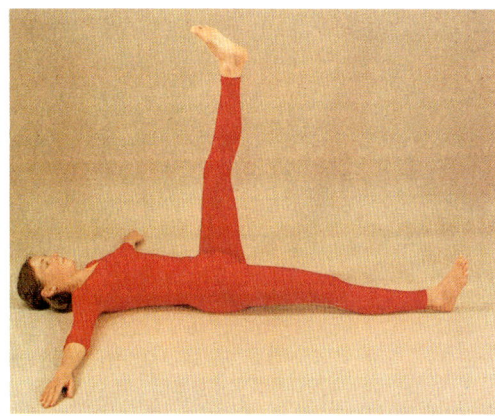

1 Liege mit gestreckten und geschlossenen Beinen auf dem Rücken, das Kreuz auf dem Boden, den Nacken gestreckt. Die Arme mit den Handflächen nach unten seitwärts ausgestreckt. Einatmen und das linke Bein in die Senkrechte heben.

2 Das Bein langsam nach rechts senken und ausatmen, dabei die Schultern am Boden lassen. Einatmen, das Bein in die Senkrechte heben und es neben das linke senken. Ausatmen.

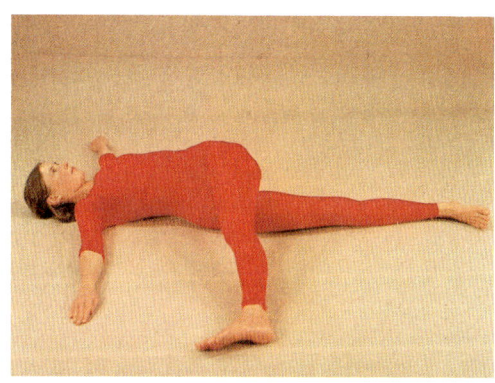

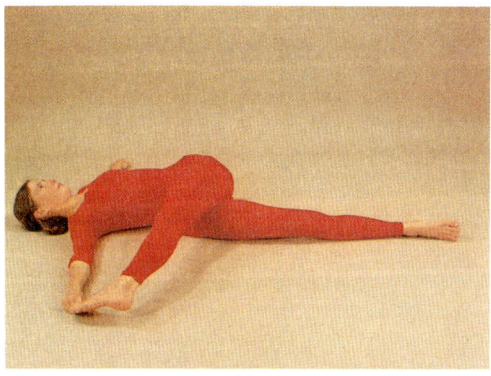

3 Diese Übung wiederholen, dabei aber versuchen, die Hand mit dem Fuß zu erreichen, wenn das Bein gesenkt wird.

4 Einatmen, den Bauch einziehen und das Kreuz nach unten drücken, beide Beine in die Senkrechte heben. Sie bleiben gestreckt, die Fußgelenke gebeugt. Aus- und einatmen.

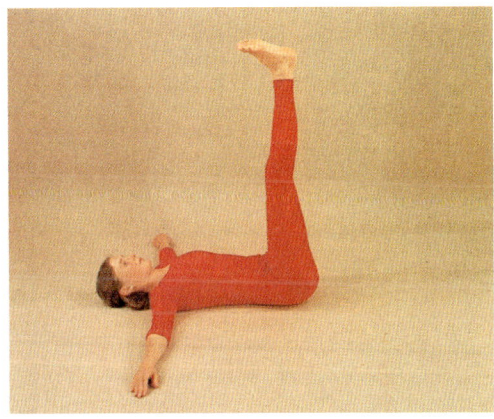

5 Die Beine nach rechts senken und ausatmen. Einatmen, die Beine in die Senkrechte heben und ausgestreckt senken, dabei die Lenden auf dem Boden lassen.

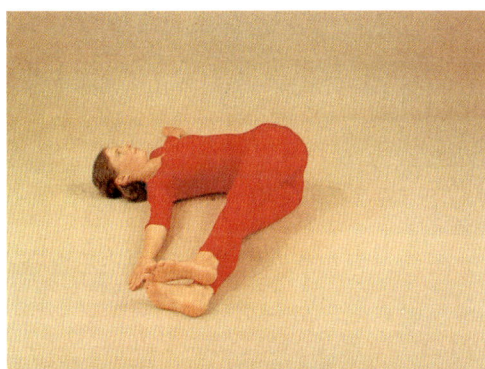

6 Die Füße zeigen nach oben. Einatmen und das rechte Bein zur Seite gleiten lassen. Ausatmen und das Bein zurückführen. Die Serie mit dem anderen Bein wiederholen.

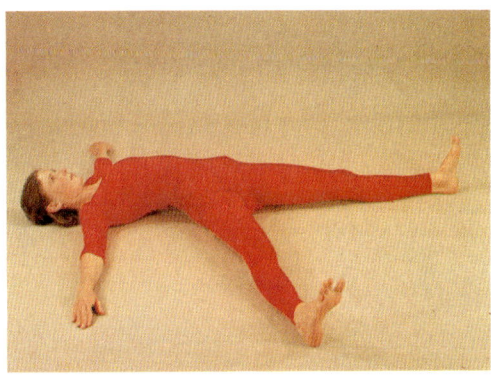

Übung Nr. 9

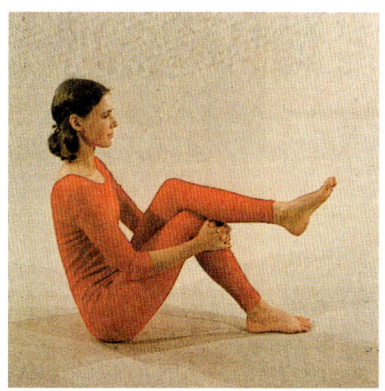

1 Sitze mit angezogenen Beinen. Das linke Bein über das rechte Knie legen und die Finger um den rechten Unterschenkel verschränken.

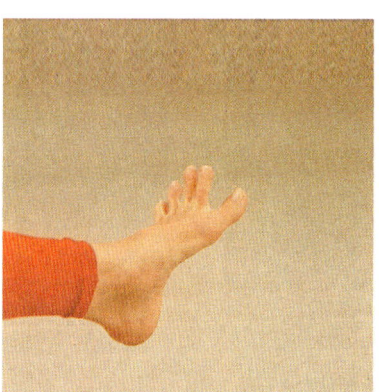

2 Die Zehen des linken Fußes spreizen.

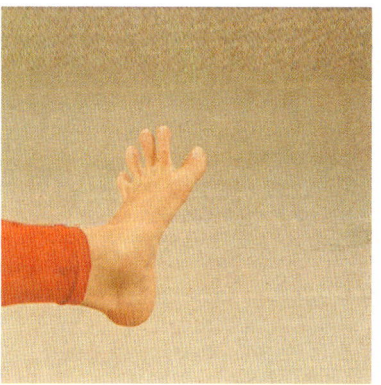

3 Die große Zehe auf- und abwärts bewegen.

4 Strecke das Fußgelenk, die Zehenspitzen nach vorn.

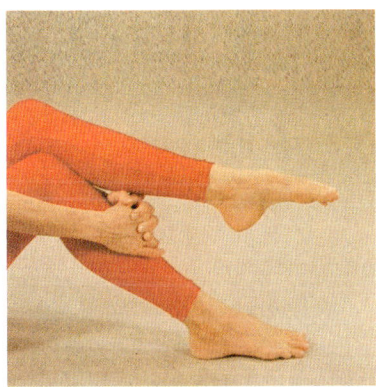

5 Das Fußgelenk beugen und die Zehen
nach oben zeigen lassen.

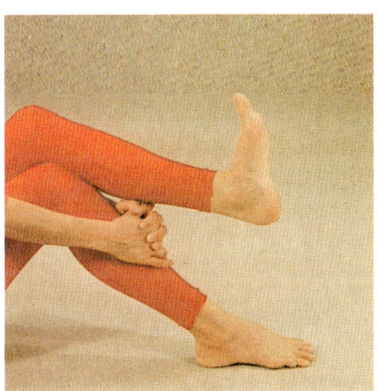

6 Das Fußgelenk ein paarmal in beide
Richtungen drehen. Entspannen. Die
Serie mit dem anderen Fuß wiederholen.

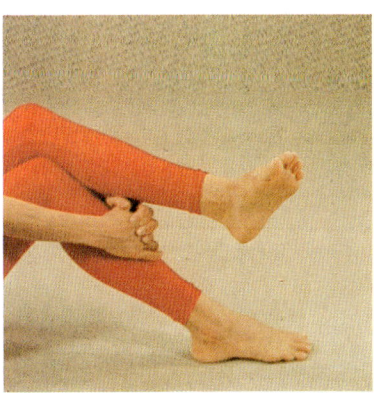

Übung Nr. 10

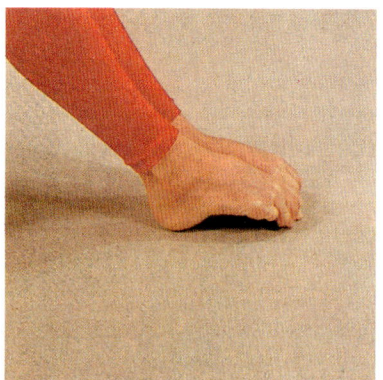

1 Sitze mit geradem Rücken und angezogenen Beinen. Die Zehen so weit wie möglich nach unten wölben.

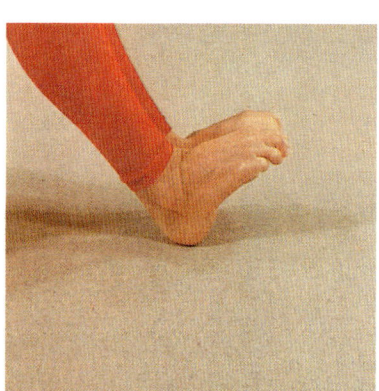

2 Die Fersen aufstützen, die Füße so weit wie möglich aufwölben, dabei den vorderen Teil der Füße heben.

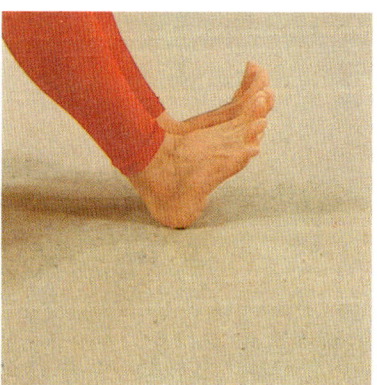

3 Die Zehen entspannen und so weit wie möglich spreizen. Die Füße senken und ein paarmal wiederholen.

Übung Nr. 11

1 Mit geschlossenen Füßen stehen.
Einen Fuß etwas nach vorn schieben, die
Zehen hochstellen und die Ferse auf den
Boden stellen …

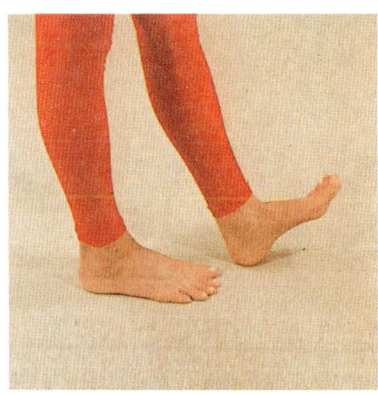

2 den Mittelfuß senken …

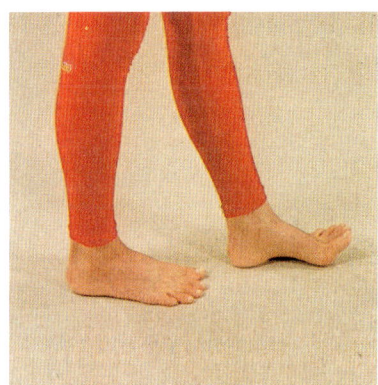

3 und zuletzt die Zehen. Den anderen
Fuß nach vorn stellen und einige Schritte
lang in gleicher Weise fortfahren.

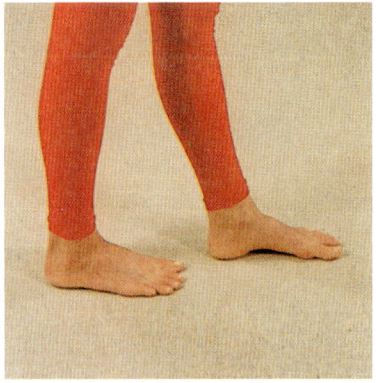

Übung Nr. 12

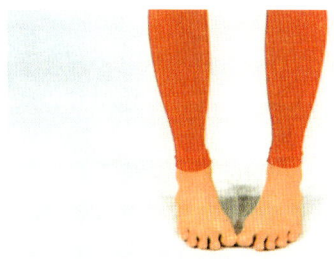

1 Stehe mit geradem Rücken und entspannten Schultern. Die Fersen etwas auseinanderstellen, die großen Zehen berühren sich.

2 Die Fersen heben, zusammennehmen und senken, so daß die Innenseiten der Füße sich von den Zehen bis zu den Fersen berühren.

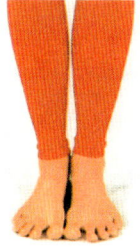

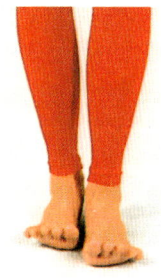

3 Mit entspannten Schultern und Armen dreht man sich auf den Fersen, die Zehen gehoben, und geht mit kleinen Schritten vorwärts.

4 Die Zehen nach unten wölben, so daß nur Zehenspitzen und Fersen auf dem Boden ruhen. Die Füße dürfen nicht seitwärts gleiten. Mit kleinen Schritten nach vorn gehen.

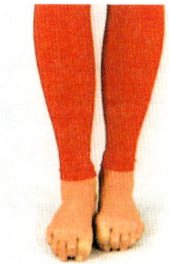

5 Stehe auf den äußeren Fuß-
kanten, so daß die Sohlen sich
gegenüberliegen. Die großen
Zehen gerade halten und die
Füße dicht beieinander vorwärts gleiten lassen.

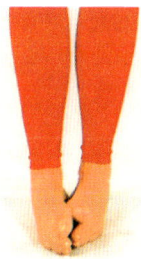

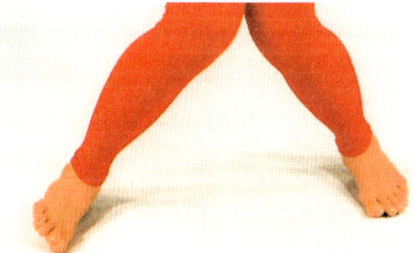

6 Die Füße so weit auseinanderstellen, daß Fersen und
Innenkanten auf dem Boden
ruhen. Mit kleinen Schritten
vorwärts gehen.

7 Die Füße zusammennehmen
und die Zehen spreizen. Auf
den Zehen stehen; die Fußgelenke sind voll gestreckt. Das
Gewicht auf die großen Zehen
verlagern, dabei dürfen die
Füße nicht seitlich ausweichen.

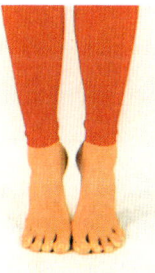

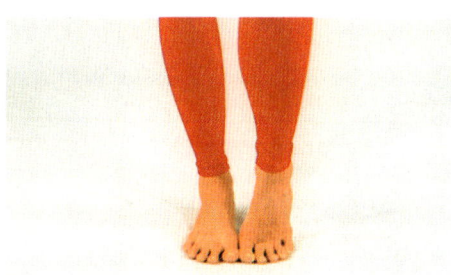

8 Die rechte Ferse langsam
senken und auf den Zehen des
linken Fußes stehen. Aufrichten
und auf den Zehen stehen und
dann die linke Ferse senken.
Rechte und linke Ferse abwechselnd senken. Dabei zeigen die
Knie nach vorn.

Handübungen

Allgemeines   Diese Übungen verbessern die bewußte Muskelkoordination, erhöhen Kraft und Beweglichkeit der Finger und der Handgelenke und regen die Blutzirkulation in den Händen an: Kalte Hände, rheumatische Schmerzen in Händen und Unterarmen ebenso wie Entzündungen der Gelenkscheiden können alle durch diese Übungen gebessert werden.

Übung Nr. 1

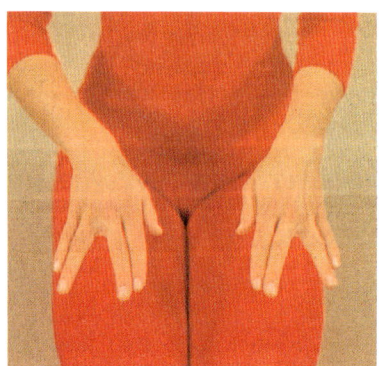

Sitze aufrecht mit entspannten Schultern; die Hände auf den Oberschenkeln. Die kleinen Finger seitwärts und zurück bewegen, dann Klein- und Ringfinger zusammen, ebenso Klein-, Ring- und Mittelfinger.

Übung Nr. 2

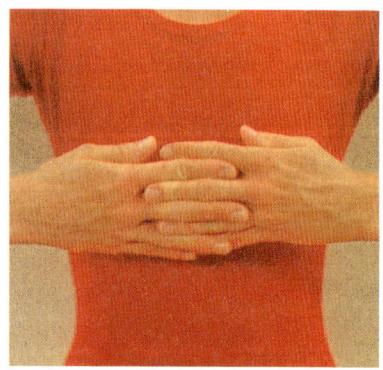

Verschränke die Finger, die Handflächen liegen am Körper. Die Hände langsam gegen den Widerstand der zusammengepreßten Finger auseinanderziehen. Schultern sind entspannt.

Übung Nr. 3

1 Sitze mit geradem Rücken und entspannten Schultern. Die Handflächen zusammendrücken, dabei sind die Unterarme horizontal.

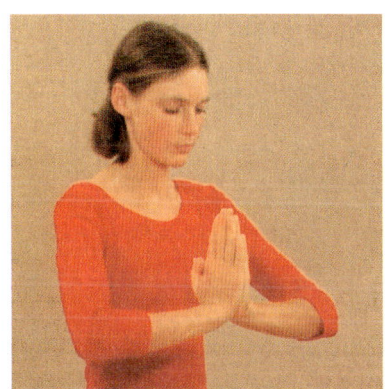

2 Mit noch immer zusammengelegten Handflächen die Finger weit spreizen. Diese Bewegung einige Male wiederholen.

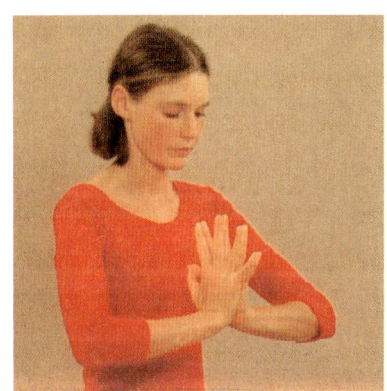

3 Die Finger leicht spreizen. Den Druck beibehalten und allmählich Handflächen und Finger auseinanderziehen, bis nur noch die Fingerspitzen sich berühren. In umgekehrter Richtung drücken und die Hände langsam zusammenbringen.

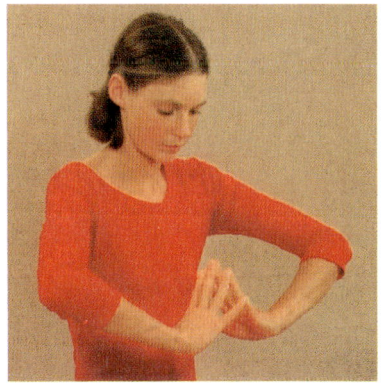

Übung Nr. 4

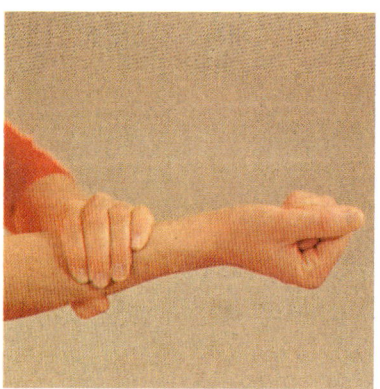

1 Fasse den rechten Unterarm mit der linken Hand so, daß der Daumen unten und die vier anderen Finger oben liegen. Dann die Muskeln suchen, die für das Ballen einer Faust gebraucht werden und die Hände strecken.

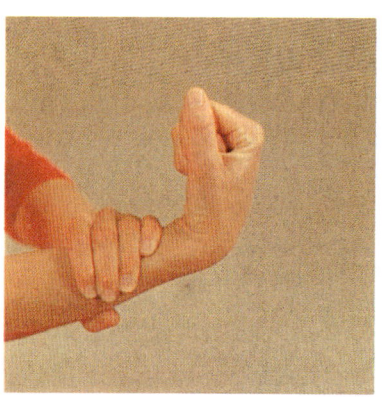

2 Den rechten Arm oberhalb des Handgelenks fest fassen, die rechte Hand zur Faust ballen und das Gelenk mehrmals auf und ab bewegen.

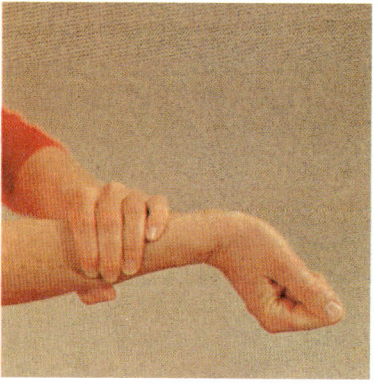

3 Die rechte Hand nach jeder Seite bewegen und in allen Richtungen drehen. Die ganze Übung mit entgegengesetzten Handstellungen wiederholen.

2
Yoga-Asanas

Dieses Kapitel umfaßt 40 klassische Yoga-Asanas und eine einzelne
kombinierte Übung (Suryanamaskar). Die Technik der Übungen
wird in Form von Illustrationen wichtiger Phasen, die mit kurzem er-
läuterndem Text versehen sind, gezeigt. Bei vielen Übungen finden
sich auch verschiedene Variationen für Fortgeschrittene und spezielle Vorübungen für jedes Asana.

Die meisten Menschen können ohne weiteres mit Yoga-Asanas anfangen. Kinder, die gewöhnlich Freude daran haben, können mit
7 oder 8 Jahren beginnen. Ältere Leute sollten wegen der natürlichen
Steifheit ihrer Muskeln und Gelenke besonders vorsichtig sein. Das
gilt besonders für diejenigen, die ein schwaches Rückgrat und vor
allem eine Neigung zum Wirbelgleiten (evtl. bis zum Bandscheibenvorfall) haben. Bei möglichen Zweifeln fragt man besser seinen Arzt,
bevor man mit dem Training anfängt. Frauen sollten während ihrer
Regel und nach dem zweiten Schwangerschaftsmonat keine Yoga-
Asanas üben, aber Nutzen aus den Entspannungsübungen ziehen.

Unmittelbar nach körperlicher oder geistiger Anstrengung sollte
man keine Yoga-Asanas üben, sondern sich ausruhen und den Organismus zur Ruhe kommen lassen, bevor man damit anfängt. Nach
einer Mahlzeit sollte man wenigstens drei Stunden warten. Asanas
sollen nicht im Bett oder auf einer unebenen, abschüssigen oder losen
Fläche geübt werden. Man sollte eine Matte auf festem Untergrund
verwenden, damit die Haltung ruhig wird. Enge Kleidung muß vermieden werden. Man trägt am besten etwas Loses und Leichtes, das
die Bewegungen nicht behindert. Es ist besser, eventuellen Schmuck
abzulegen, bevor man Asanas übt. Unterbrechungen und Störungen
sollen vermieden werden, auch soll man immer gut konzentriert und
nicht in Eile sein. Das Programm muß immer mit der tiefen Entspannung in Savasana abschließen.

Sirshasana

Name *Sirshasana* bedeutet Kopfstand. Sirshasana wird als eines der wichtigsten Asanas betrachtet.

Wirkung Die Wirkung von Sirshasana wird hauptsächlich durch die Gravitation verursacht, die in dieser Haltung in umgekehrter Richtung arbeitet. Diese Haltung des Körpers verbessert den Aufwärtsfluß des venösen Blutes aus Beinen und Bauch, beides Schwachstellen im Kreislaufsystem. Wenn man längere Zeit steht oder bewegungslos sitzt, wird die Gravitation den Fluß des venösen Blutes durch die Organe unterhalb des Herzens behindern. Das kann müde, schmerzhafte und geschwollene Beine zur Folge haben und schließlich zu Krampfadern führen. Durch regelmäßiges Üben von Sirshasana kann man diesen Symptomen vorbeugen oder in manchen Fällen auch Heilung herbeiführen. Diese Übung wirkt gegen venöse Blutstauungen in der Bauchhöhle, vermindert den inneren Druck im Becken und beugt mangelhafter Tätigkeit und Verschiebungen der Bauchorgane vor. Der regulierte Druck im Bauchinnern verbessert den Blutkreislauf und die Verdauung und erleichtert das Atmen. Sirshasana ist auch eine gute Übung gegen Hämorrhoiden.

In Sirshasana bekommen Kopf und Hals eine reiche Zufuhr frischen, sauerstoffreichen Blutes, was eine angenehme und entspannende Wärme verursacht. Das frischt auch Gesichtsmuskeln, Haut und Sinnesorgane auf. In einigen alten Sanskrittexten heißt es, daß Sirshasana Falten verhindert und beseitigt. Jedenfalls erfrischt und entspannt es Gesicht und Kopf und kann bestimmte Arten von Spannungskopfschmerz beseitigen. Dieses Asana ist eine ideale Übung für Leute mit anstrengender geistiger Arbeit. Sie ist bekannt dafür, daß sie die Gedanken klärt, das Gedächtnis schärft und die geistige Energie steigert. Sie beugt außerdem der Schlaflosigkeit und nervlichem Verfall vor.

In Sirshasana wird die Ausdehnung und Aufwärtsbewegung der Rippen durch die Gravitation erleichtert; die Einatmung wird dadurch mühelos und die Rippenatmung herrscht vor. Durch den Druck, den die Bauchorgane auf das Zwerchfell ausüben, wird die Atmung leicht flacher, aber wenn man bewußt die Zwerchfellatmung versucht (S. 332), bekommt man leicht einen klaren Begriff von der Muskelarbeit bei tiefer Yoga-Atmung und ihrer Verbindung mit den Nervenströmen. Durch regelmäßiges Üben von Sirshasana kann man daher lernen, nervöse Spannungen in der Gegend des Solarplexus und in den Bauchmuskeln zu beseitigen.

Im Anfang des Trainings ist es besonders wichtig, auf das Gleichgewicht des Körpers zu achten und entspannt zu bleiben. Das verbessert die Konzentrationsfähigkeit, vermindert Ruhelosigkeit und erleichtert das Meditieren. Yogis, die Geisteskontrolle ausüben, verwenden dieses Asana als Mittel, um die Sexualenergie in geistige Kraft (Ojas Shakti) umzuwandeln und die verborgene Kraft des Bewußtseins (Kundalini Shakti) zu wecken, die der Schlüssel und der Kern höherer geistiger Entwicklung ist. Um diese Wirkung zu erzielen, ist es jedoch erforderlich, die Praxis von Sirshasana mit regelmäßiger und systematischer Meditation zu verbinden und die täglichen Diät- und Lebensgewohnheiten zu regulieren.

Allgemeines Sirshasana sollte sorgfältig und vorsichtig erlernt werden, um jegliche Schäden der Halswirbelsäule oder der feinen Gefäße innerhalb des Kopfes zu vermeiden. Man sucht zunächst den richtigen Stützpunkt auf dem Schädel, indem man sich barfuß mit Fersen, Rücken und Nacken gegen eine Wand stellt und dabei ein Buch auf den Kopf legt. Die Stelle, an der das Buch im freien Gleichgewicht bleibt, ist auch der Punkt, auf dem man in Sirshasana stehen sollte. Dann sollte man den Körper allmählich an die umgekehrte Haltung gewöhnen. Besonders die empfindlichen Gefäße in Kopf und Hirn müssen an den erhöhten Druck und die größere Blutmenge gewöhnt werden. Man sollte mit den verschiedenen Phasen von Sirshasana vertraut sein, bevor man die endgültige Haltung mit den Beinen nach oben einnimmt, und man muß sicher sein, daß man den Druck ertragen kann.

In der Ausgangshaltung legt man den vorderen Teil des Haaransatzes auf die Matte. Während der Eingangsphase rollt der Kopf automatisch ab und steht auf dem Schädeldach, so daß der Nacken gerade wird. Es ist wichtig, daß die Hände um den Hinterkopf gefaltet sind und als Stütze dienen, aber nicht dazu da sind, um auf ihnen zu stehen. Ruht der Kopf auf den Händen, liegt das Gewicht mehr vorne; das verursacht eine Schrägbelastung der Halswirbelsäule und Spannungen in den Nackenmuskeln. Wenn man zur statischen Phase übergeht, kann man das an einer Wand üben oder jemand neben sich haben. Beide sollten nicht als Stütze benutzt werden, sondern nur als Sicherheit, falls man das Gleichgewicht verliert. Wenn man aus dem freien Stand fällt, klappt man einfach zusammen und rollt sanft über den Rücken ab.

Wenn Sirshasana korrekt ausgeführt wird, steht man vollkommen bewegungslos und entspannt, wobei der Atem in ruhigem und leichtem Rhythmus fließt. Wenn irgendwo Spannungen erscheinen oder Schmerzen in Nacken und Schultern auftreten, oder wenn man sich ruckartig bewegt und nicht stillstehen kann, ist möglicherweise die Haltung falsch, und es ist besser, die Übung abzubrechen. Es kann schwierig sein, den Fehler selbst herauszufinden, daher ist es besser, eine erfahrene Person die Ausführung kontrollieren zu lassen.

Während der Eingangs- und Endphase sollte man jeden plötzlichen Ruck vermeiden und den Körper weich und gleitend bewegen. In der Ausgangsphase macht man die gleichen Bewegungen wie bei der Eingangsphase, nur in umgekehrter Reihenfolge.

Sirshasana sollte nicht geübt werden bei Fehlern oder Schwächen der Halswirbelsäule, bei schwerer Arteriosklerose oder Herzschwäche. Auch sollte dieses Asana vermieden werden bei Ohrausfluß, wenn die Kapillargefäße der Augen schwach sind oder wenn man eine Netzhautablösung gehabt hat. Wer Sirshasana aufnehmen möchte und älter als fünfzig ist oder wegen hohen Blutdrucks in medizinischer Behandlung ist, sollte zuerst seinen Arzt fragen.

Dauer Es gibt keine strengen und festen Regeln für die Zeit, die man in Sirshasana bleiben darf. Hier gibt es große Unterschiede, die von der individuellen Leistungsfähigkeit und dem besonderen Trainingsprogramm abhängen, von dem die Übung nur einen Teil ausmacht.

Technik I

1 Man kniet und legt die Unterarme auf eine zusammengefaltete Decke, die Ellbogen schulterbreit auseinander, so daß die Oberarme senkrecht sind. Die Hände sind gefaltet.

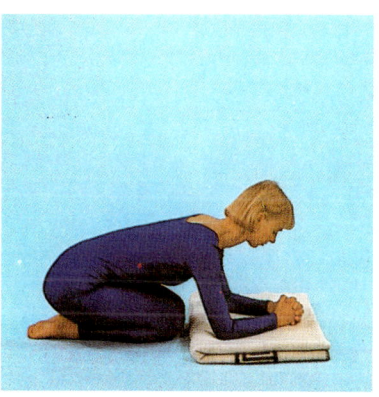

2 Lege die Stirn zwischen den Unterarmen auf die Decke. Hebe dann das Gesäß, rolle den Kopf auf den Scheitel, bis der Nacken gerade und senkrecht steht und umgreife den Hinterkopf mit den Händen.

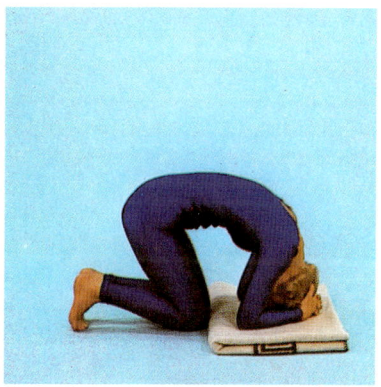

3 Strecke die Beine und wandere auf den Körper zu, dabei hebe man die Hüften so hoch, daß der Rücken gerade ist und die Oberschenkel den Körper berühren. Dann verlagert man das Körpergewicht auf Kopf und Ellbogen.

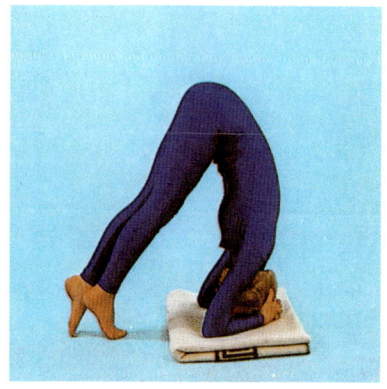

Technik I

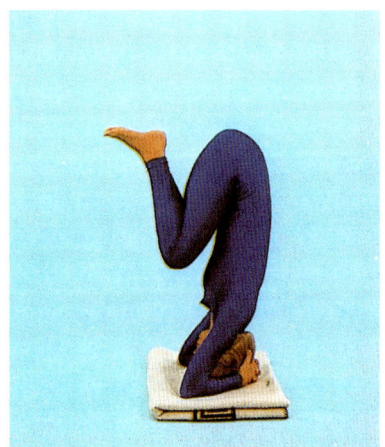 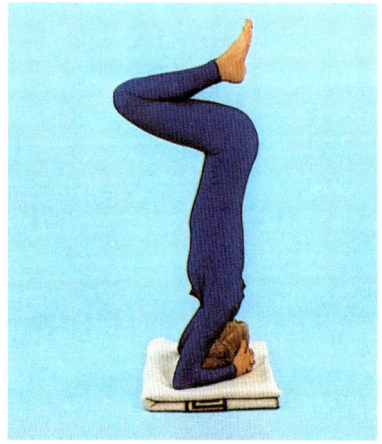

4 Atme ein, halte den Atem an und beuge die Knie. Wenn die Haltung korrekt ist und der Rücken stark genug, heben sich die Füße ganz ohne Anstrengung vom Boden ab.

5 Die Haltung wird ausbalanciert, wobei man das Gewicht gleichmäßig auf Kopf und Ellbogen verteilt, wenn man die Oberschenkel in die Horizontale bringt.

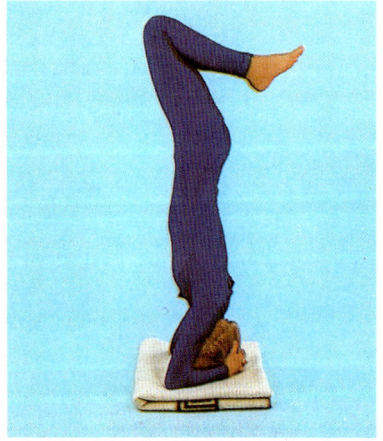

6 Man hebt die Oberschenkel weiter zur Vertikalen an, wobei man die Füße nach rückwärts bewegt. Zu starkes Durchbiegen des Rückens ist zu vermeiden.

7 Strecke die Beine und atme aus.
Dann richte man den Körper aus, indem
man die Gesäßmuskeln anspannt und das
Becken in die gleiche senkrechte Linie
einfügt. Man soll so entspannt wie
möglich bleiben und tief und regelmäßig
atmen.

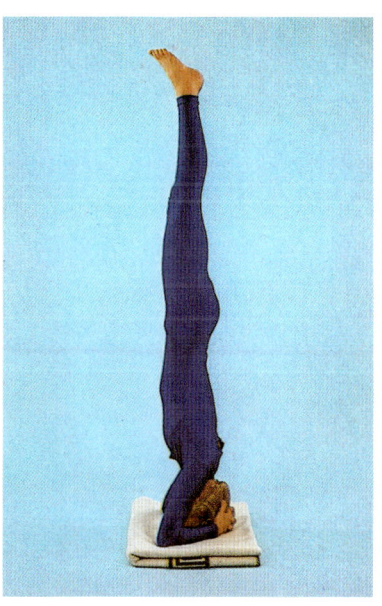

8 Atme ein und kehre ruhig in umgekehrter Reihenfolge wie zu Anfang aus
der Stellung zurück. Sitze zum Schluß auf
den Fersen und atme aus. Lege dabei die
geballten Fäuste aufeinander und lasse
die Stirn auf ihnen ruhen. Atme durch
den weit geöffneten Mund ein, halte den
Atem an, solange es ungezwungen geht
und atme langsam durch die Nase aus.
Das wiederholt man zweimal. Ziehe das
Kinn an und rolle in Vajrasana (S. 248).
Stehe auf und richte den Rücken gerade,
indem du Kopf und Brustbein hebst und
Kinn und Gesäß leicht einziehst. Hebe die
Arme über den Kopf und strecke dich
tüchtig. Dann entspanne in Savasana
(S. 284).

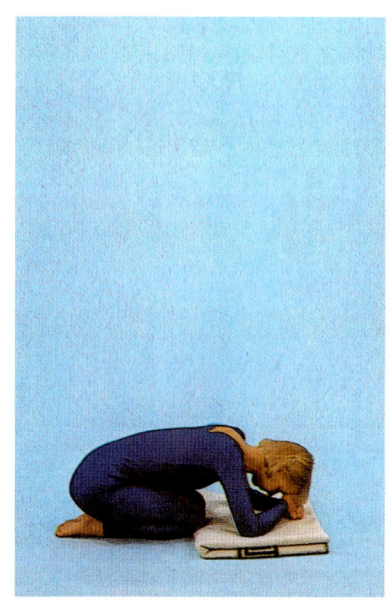

Technik II

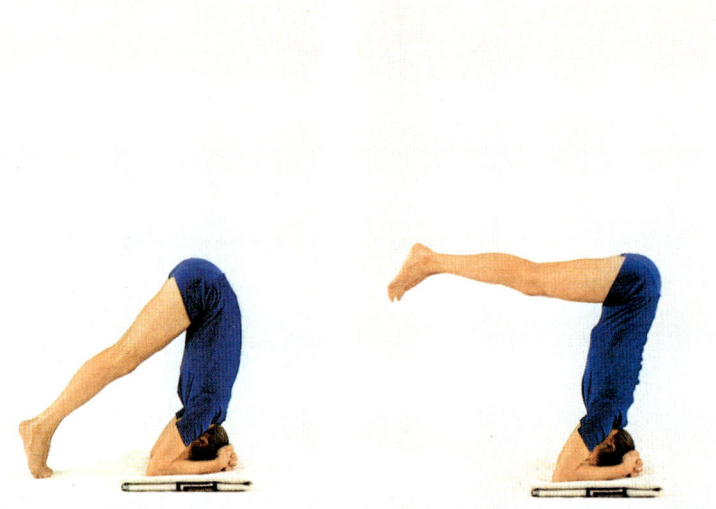

1 Wie Technik I, bis der Rücken gerade ist.

2 Atme ein und hebe die ausgestreckten geschlossenen Beine in einer gleitenden Bewegung zur Horizontale.

3 Weiter strecken bis zur Vertikalen. Atme aus und atme tief und gleichmäßig weiter. Senke die Beine am Ende der Übung wie unter Technik I beschrieben.

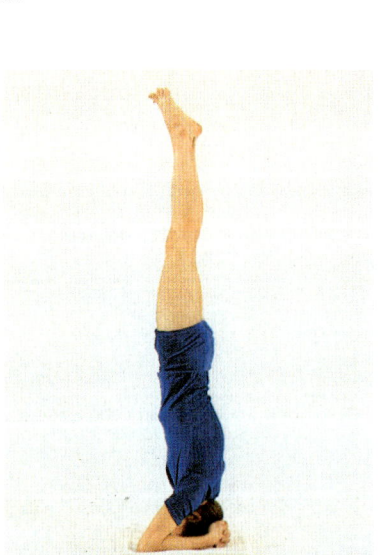

Variationen (zu Seite 119):

Diese Serie entwickelt das Gleichgewichtsgefühl, macht die Hüftgelenke beweglich und übt die Beinmuskeln. Sie sollte nur ausgeführt werden, wenn man Sirshasana meistert und mit dessen Wirkungen vertraut ist. Jede Stellung der Reihe kann auch für sich ausgeführt werden.

Variationen

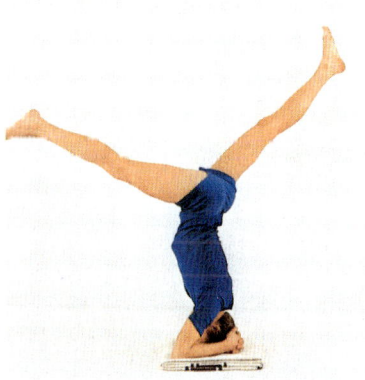

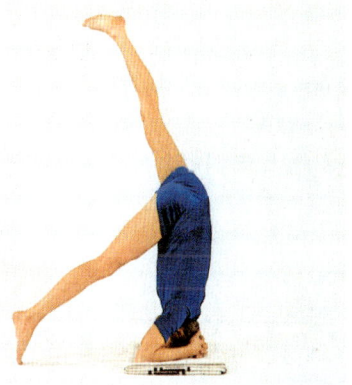

1 Folge einer der oben erwähnten Techniken von Sirshasana. Spreize das linke Bein nach vorn, das rechte nach hinten. Wiederholung zur anderen Seite.

2 Versuche, das rechte Bein in der Senkrechten zu halten, während du das linke senkst, bis der Fuß den Boden erreicht hat. Wiederholung zur anderen Seite.

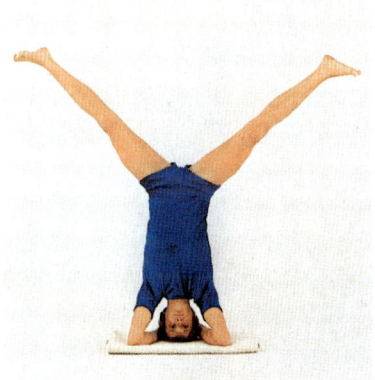

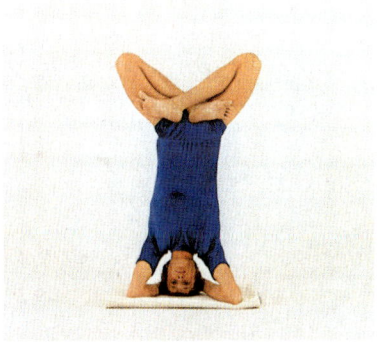

3 Spreize die Beine so weit wie möglich auseinander und ziehe das Gesäß ein. So bleibt die Haltung gerade.

4 Bringe die Beine in Padmasana (S. 296). Lege einen Fuß in die gegenüberliegende Leiste und beuge die Knie etwas nach vorn, wenn du den anderen Fuß in die gleiche Lage bringst. Dann streckt man die Beine vorsichtig hoch und kommt nach Technik I oder II zurück.

Vorübungen

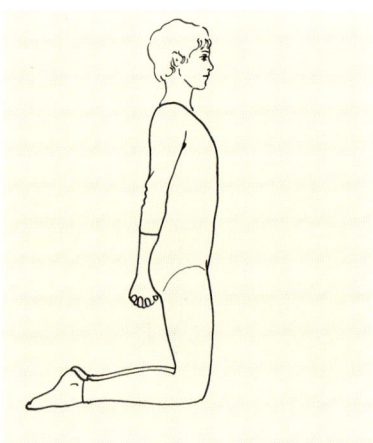 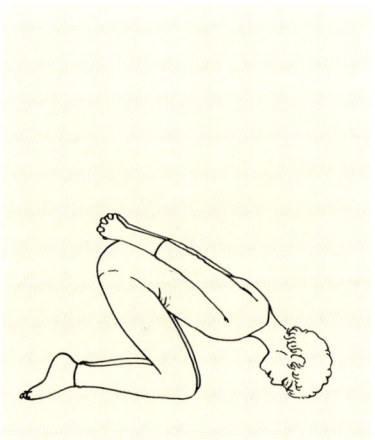

1 Man kniet aufrecht und faltet die Hände hinter dem Rücken, wobei man die Schultern nach unten und zusammenzieht.

2 Atme ein, mache das Kreuz hohl und beuge dich nach vorn, bis die Stirn den Boden berührt. Atme aus.

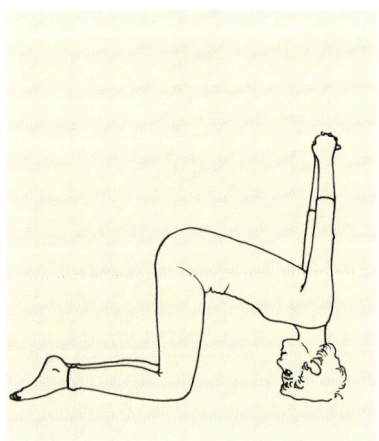

3 Rolle dich zusammen und ruhe auf dem Scheitel, so daß der Nacken gerade ist und strecke die Arme zur Decke. In dieser Haltung atmet man tief und regelmäßig. Senke die Arme, lasse das Gesäß auf den Fersen und die Stirn auf dem Boden.

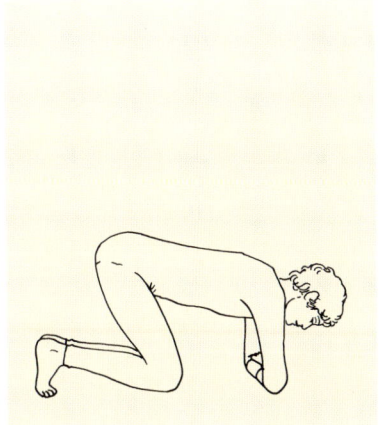

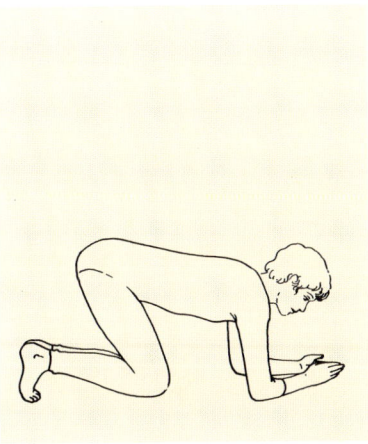

1 Man kniet aufrecht und beugt sich nach vorn, wobei die Oberarme und Oberschenkel senkrecht stehen. Lege die Fingerspitzen auf den gegenüberliegenden Ellbogen.

2 Lege die Handflächen so zusammen, daß die Unterarme ein Dreieck bilden und lege den Scheitel nach unten hinein. Der Nacken muß senkrecht sein.

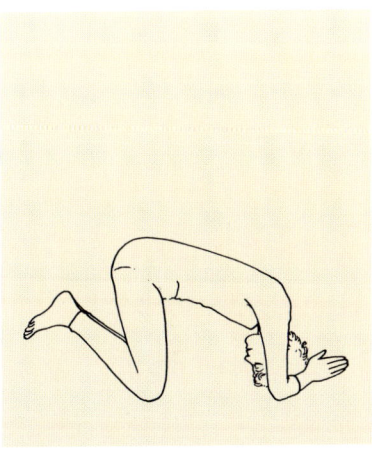

3 Verteile das Gewicht gleichmäßig auf Unterarme, Kopf und Knie, wenn man die Füße vom Boden abhebt. Die Füße sollen entspannt bleiben. Füße senken, auf den Fersen ausruhen und entspannen.

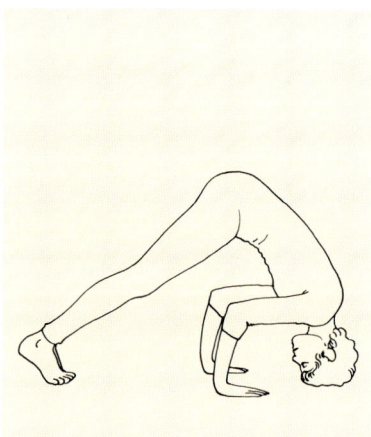

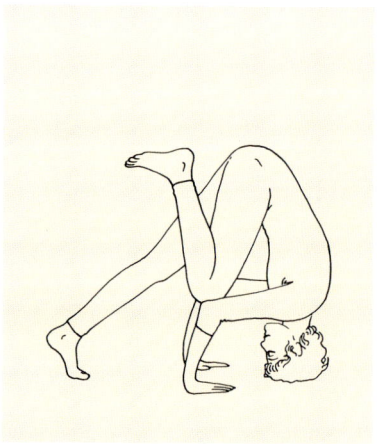

1 Man kniet und legt die Unterarme auf den Boden, die Ellbogen in Schulterhöhe, die Finger zusammen. Lege die Stirn zwischen die Hände auf den Boden und die Handflächen an die Stelle der Ellbogen. Strecke die Beine und rolle dich auf den Kopf.

2 Die Füße wandern langsam auf die Hände zu, bis der Rücken so gerade wie möglich und der Nacken senkrecht ist. Das rechte Knie wird auf den rechten Ellbogen gelegt und der Unterschenkel aufwärts gestellt.

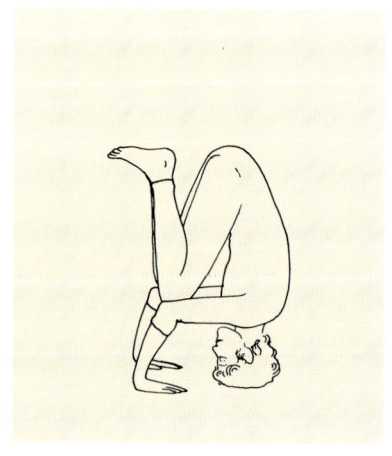

3 Lege das linke Knie auf den linken Ellbogen und hebe auch diesen Fuß aufwärts, wenn du im Gleichgewicht bist. Entspanne die Füße und atme tief. Dann bringe die Füße und Knie wieder auf den Boden, setze dich auf die Fersen und beende die Übung mit einigen Atemzügen und einer Streckung wie nach Sirshasana.

Sarvangasana

Name *Sarvangasana* nennt man normalerweise den Schulterstand. Sarvanga bedeutet aber auch ›alle Teile des Körpers‹, was auf die guten Auswirkungen deutet, welche diese Übung auf den ganzen Körper hat.

Wirkung Wie bei Sirshasana liegen die Hauptwirkungen in der Gravitationskraft, die hier den Körper in umgekehrter Richtung beeinflußt. Dieses Asana übt aber weniger Druck auf Kopf und Gesicht aus, und wer mit Sirshasana Schwierigkeiten hat, kann Sarvangasana versuchen, um die Vorteile der umgekehrten Haltung zu erfahren.

Der Schulterstand verbessert den Blutabfluß aus den Beinvenen, dem Bauch und anderen unterhalb des Herzens gelegenen Körperteilen und verhütet so Krampfadern und Thrombosen. Sarvangasana belebt die Bauchorgane und bekämpft Verstopfung, Hämorrhoiden und Durchfall.

In Sarvangasana staut sich das Blut in der Gegend von Kopf, Schultern und Nacken, die alle aus dem verstärkten Blutfluß während der Entspannungsphase, die dem Asana folgt, ihren Nutzen ziehen. Erfahrungen aus regelmäßiger Übung legen den Gedanken nahe, daß Sarvangasana die Funktion der Schilddrüse und dadurch den allgemeinen Stoffwechsel normalisiert. Diese Wirkung kann dem Druck der Kinnsperre (Jalandhara Bandha, S. 316) zugeschrieben werden, sowie dem vermehrten Blutfluß in der Halsgegend. Dieses Asana vermindert auch Muskelverspannungen in dieser Gegend und verursacht ein angenehm entspanntes, warmes Gefühl in Brust und Kopf.

Der Druck des Kinns gegen das Brustbein behindert bei Sarvangasana die Rippenatmung. Da aber die Bauchorgane auf das Zwerchfell drücken, kann man leicht fühlen und verstehen, wie man dieses Organ üben und eine tiefe Bauchatmung betreiben kann. Das macht Sarvangasana zu einer idealen Übung für Menschen mit oberflächlicher Atmung.

In Sarvangasana sieht man auch, wie Ermüdung, Verspannung und geistige Depression einem Gefühl von Leben und Leichtigkeit Platz machen, das den ganzen Organismus durchdringt. Diese Haltung vermindert auch die unzähligen ziellosen Gedanken, die den Geist erfüllen, und führt zu innerer Ruhe und Frieden. Die indischen Yogis schreiben Sarvangasana verjüngende Kräfte zu. Es wird auch angewandt als Mittel, um die sexuelle Energie zu sublimieren und diese ungeheure Kraft in die Richtung höherer körperlicher und geistiger Gesundheit und spirituellen Erwachens zu lenken.

Allgemeines   Wenn die Beine aus dem Liegen angehoben werden, ist es wichtig, die Gesäß- und Beckenmuskeln anzuspannen, den Bauch langsam einzuziehen und das Kreuz gegen die Matte zu drükken. Das vermindert die Belastung der Kreuzgegend, die ein empfindlicher Teil des Rückens ist. Wenn man schwache Bauchmuskeln, Senkungsbeschwerden oder ein Hohlkreuz hat, sollte man sich zweckmäßigerweise mit einigen Bauchübungen, wie Nr. 2 und 3 (S. 89 f.) und Uddiyana Bandha, vorbereiten. Bis man sie beherrscht, kann man in Sarvangasana gehen, indem man die Knie an die Brust zieht, bevor man Gesäß und Rücken hebt. Wenn der Körper auf den Schultern ruht und die angezogenen Knie sich gerade über dem Gesicht befinden (s. Vortraining Nr. 1), schiebt man die Ellbogen so weit wie möglich zusammen und drückt die Hände gegen den Rükken. Schließlich streckt man die Beine senkrecht hoch. Die Lage der Hände ist ausschlaggebend für die Endhaltung. Unterstützen sie den Körper irgendwo in der Kreuzgegend, wird der Körper schräg liegen. Damit wird die Kinnsperre unvollkommen, die Bauchatmung behindert, und die Arme ermüden rasch. Um den Körper in genau senkrechte Haltung zu bekommen, sollen die Hände den Rücken so nahe wie möglich bei den Schulterblättern stützen. Bei richtiger Haltung sollte das Kinn fest gegen das Brustbein gedrückt sein, und Rumpf und Beine sollten eine gerade Linie bilden; auf diese Weise ruht das ganze Gewicht auf Schultern und Armen. Man sollte weder die Zähne zusammenbeißen noch Bauchmuskeln oder Beine zusammenziehen. Wichtig bei dieser Haltung ist, vollkommen bewegungslos zu bleiben.

Im Anfang kann die unterdrückte Rippenatmung das Atmen etwas mühsam machen, und es können ruckartige Spannungen in den Atemmuskeln auftreten. Es ist daher wichtig, sich bewußt zu entspannen und sich darauf zu konzentrieren, die Bewegungen des Zwerchfells tief und rhythmisch zu gestalten. Wenn man dieses Asana beherrscht und sich darin entspannen kann, sollte man versuchen, sich auf ein gewisses Gefühl von Kraft und Wohlbefinden zu konzentrieren, das den ganzen Körper von den Füßen bis zum Kopf durchströmt. Man kann sich auch auf die Gegend der Kehle konzentrieren und sich vorstellen, wie von dort aus gute, gesunde und verjüngende Energien ausstrahlen und den ganzen Körper durchdringen.

Man kommt aus dem Asana zurück, indem man die gestreckten Beine über Gesicht und Kopf senkt und die Arme auf der Matte ausstreckt. Dann drückt man die Handflächen auf die Matte und rollt den Rücken nach und nach ab. Wenn die Lenden unten sind, spannt man die Beckenmuskeln, zieht den Bauch ein und läßt das Kreuz auf der Matte, während man die gestreckten Beine senkt. Anfänger können die Knie an die Brust ziehen, die Füße hinter dem Gesäß auf die Matte stellen und dann die Beine zur Entspannung ausstrecken.

Bei Schäden der Halswirbelsäule, Herzschwäche oder hohem Blutdruck sollte man vorsichtig sein. Bei Vergrößerung der Schilddrüse kann man Vortraining Nr. 3 üben, um den Druck auf den Hals zu vermeiden.

Dauer Im Anfang sollte man die Zeit in Sarvangasana auf einige Sekunden beschränken und während der Übungen und hinterher genau die Auswirkungen beobachten. Allmählich kann man die Zeit auf vier oder fünf Minuten steigern.

Technik

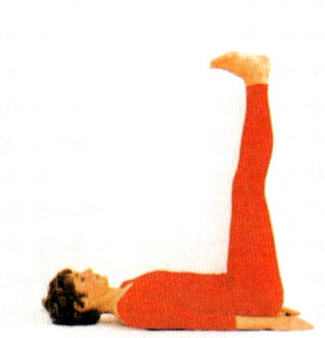 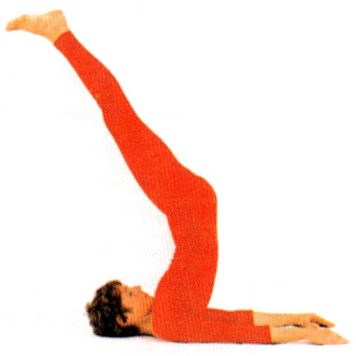

1 Liege auf dem Rücken, atme ein, ziehe die Gesäßmuskeln zusammen und den Bauch ein und hebe die gestreckten, geschlossenen Beine.

2 Die Handflächen werden nach unten gedrückt und der Oberkörper gehoben, während man die Beine über den Kopf bringt. Der Rücken wird dicht bei den Schulterblättern mit den Handflächen gestützt, und man atmet aus.

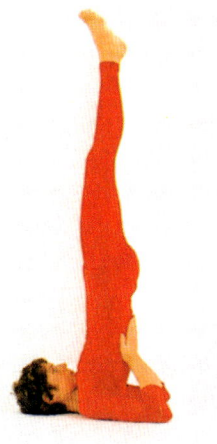

3 Straffe den Körper, so daß er senkrecht steht, wobei das Gesäß eingezogen und der Brustkorb angehoben wird. Man entspannt so weit wie möglich und atmet in der Stellung tief.

Variationen

1 Senke das rechte ausgestreckte Bein hinter dem Kopf auf den Boden und wiederhole mit dem linken Bein.

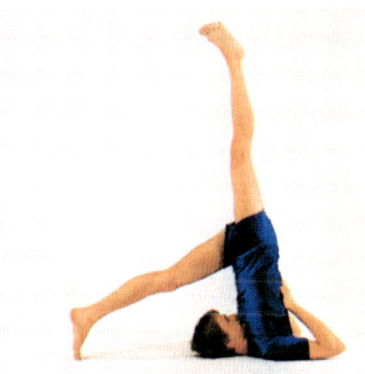

2 Spreize die Beine so weit wie möglich seitwärts, wobei das Gesäß eingezogen bleibt.

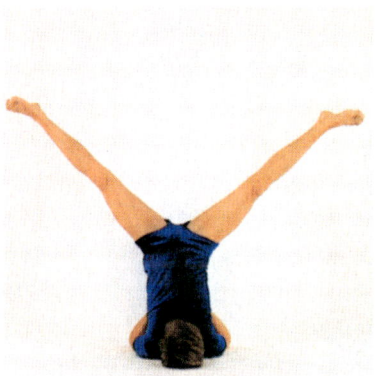

3 Die Beine werden in Padmasana gebracht wie in Sirshasana, Variation 4 (S. 119). Bleibe möglichst gerade.

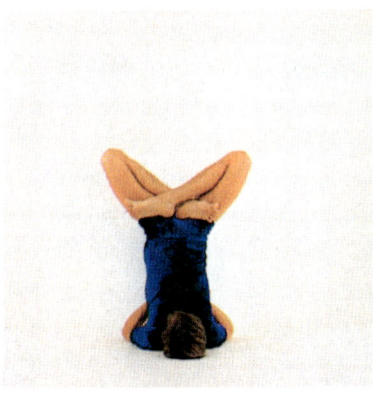

Variationen

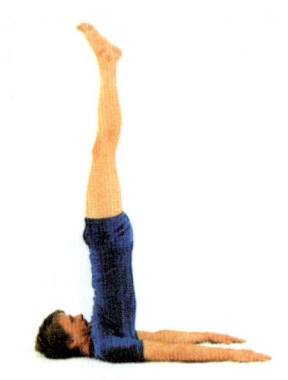

4 Lege die Arme mit den Handflächen nach unten hinter dem Rücken auf den Boden.

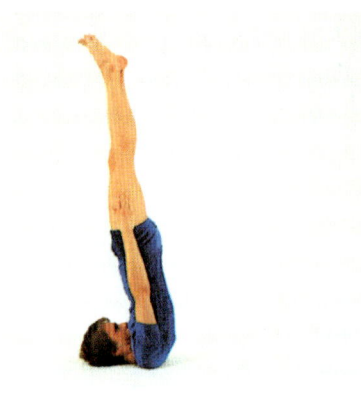

5 Lege die Arme beidseits an den Körper an und ruhe nur auf Nacken und Schultern.

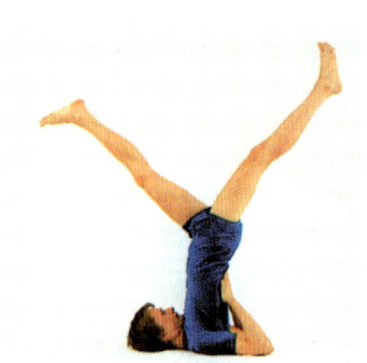

6 Das rechte Bein wird vorwärts, das linke in gleicher Weise rückwärts gestreckt, und man spreizt so weit wie möglich. Wiederholung umgekehrt.

7 Man steht in Sarvangasana, bewegt ein Bein nach vorn und senkt das andere langsam nach rückwärts.

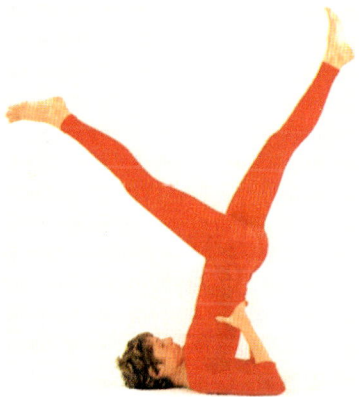

Beuge das hintere Bein im Knie und stelle den Fuß auf den Boden. Das obere Bein wird mit entspanntem Fuß zur Decke gestreckt.

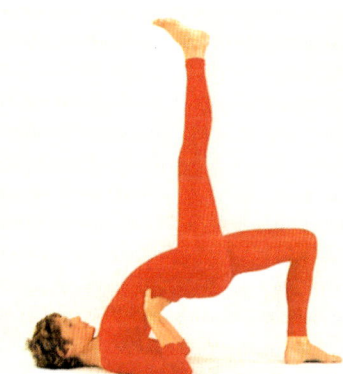

Senke auch dieses Bein und versuche, die Hüften weiter anzuheben. Strecke die Arme auf dem Boden aus und senke das Rückgrat vorsichtig, Wirbel für Wirbel.

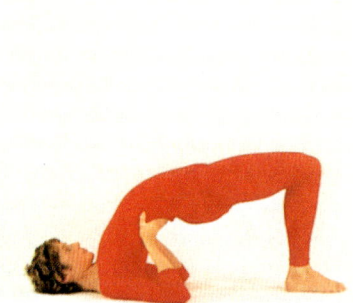

Vorübungen

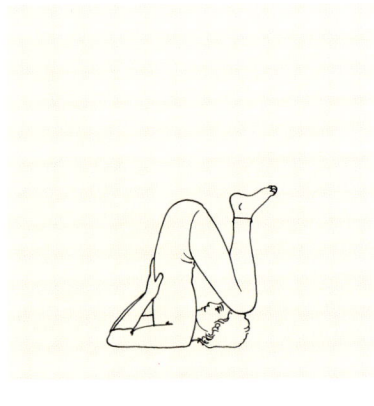

1 Man liegt auf dem Rücken, das Kinn angezogen, beugt die Knie auf die Brust und bringt sie an die Stirn, indem man den Oberkörper hebt. Lege die Hände an den Rücken und drücke den Rumpf nach oben. Strecke die Beine über den Kopf, drücke die Handflächen auf den Boden und senke vorsichtig den Rücken.

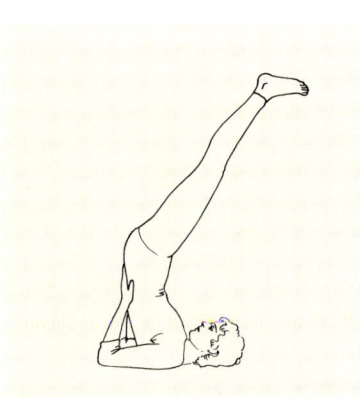

2 Aus 1 kann man die Knie heben und die Beine schließlich in die Senkrechte bringen. Man kann die Streckung verbessern, indem man die Hände den Rücken hinabführt, während man das Brustbein hebt. Arme und Rücken werden vorsichtig gesenkt, dann die Knie gegen die Brust gebeugt und die Füße auf den Boden gestellt.

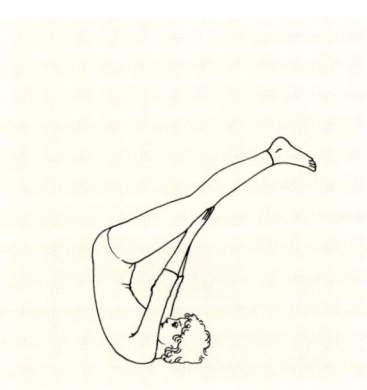

3 Liege auf dem oberen Teil des Rückens und hebe die Beine schräg über den Kopf. Dann lege die rechte Hand auf das rechte Knie, balanciere die Stellung aus und bringe die linke Hand zum linken Knie. Arme und Beine bleiben gerade. Lockere die Haltung und atme ruhig.

Viparita Karani

Name *Viparita Karani* heißt umgekehrte Tätigkeit.

Wirkung Die Wirkung auf Blutkreislauf, Bauchorgane, Verdauung und Atem ist ebenso gut wie die der anderen Umkehrhaltungen. Der Druck auf Kopf und Nacken ist geringer als bei den beiden vorhergehenden Asanas, so daß diese, wenn sie sich als nicht geeignet erweisen, durch Viparita Karani ersetzt werden können. Die Besonderheit dieser Haltung ist ihre Wirkung auf die nervlichen Energien besonders in der Bauch- und Beckenregion, die sie zu kontrollieren hilft. Viparita Karani vermindert nervöse Magenbeschwerden und Verspannungen in den Bauchmuskeln und im Zwerchfell. Yogis üben dieses Asana als Mudra (Verschluß), was hilft, die sexuelle Kraft zu sublimieren oder in höhere geistige Energie (Ojas Shakti) umzuwandeln. Viparita Karani kann einige Arten von Kopfschmerz lindern, Durchfall beseitigen und das Gefühl von Frieden und Ausgeglichenheit geben.

Allgemeines In dieser Haltung ruht der Hauptteil des Gewichts auf Handgelenken und Armen, und es kann erforderlich werden, sie durch einige Vorübungen (s. Mayurasana, S. 174) zu kräftigen. Die Hüftknochen sollten in den hohlen Händen liegen; so strecken sich die Unterarme senkrecht und die Ellbogen sind dicht zusammen. Man sollte versuchen, Kehlkopf, Brust und Rücken zu entspannen; auf die Weise bleibt der Bereich zwischen den Schulterblättern auf der Matte. In Viparita Karani sollte man Mula Bandha üben, indem man die Muskeln von Anus und Perineum leicht zusammenzieht, außerdem Jiva Bandha, indem man die Zunge gegen den Gaumen drückt. In der statischen Phase kann man sich vorstellen, daß Energie aus den unteren Körperteilen zum Kopf fließt; gleichzeitig den Bauch ein- und nach oben ziehen.

Dauer Beginne mit 30 Sekunden und verlängere auf 5 Minuten.

Technik

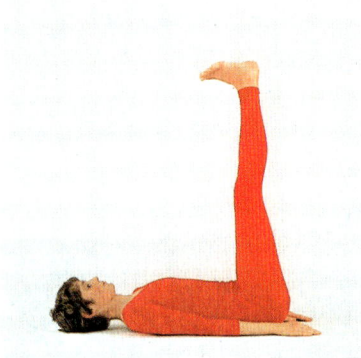

1 Man liegt auf dem Rücken, die Beine zusammen, das Kinn angezogen. Atme ein, drücke das Kreuz auf den Boden und hebe die Beine in die Vertikale.

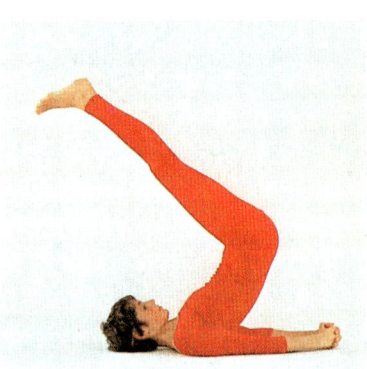

2 Atme aus und hebe den Rücken bis zu einem Winkel von 45°, falte die Hände und ziehe nach rückwärts, wobei man die Ellbogen dichter zusammenbringt. Atme ein.

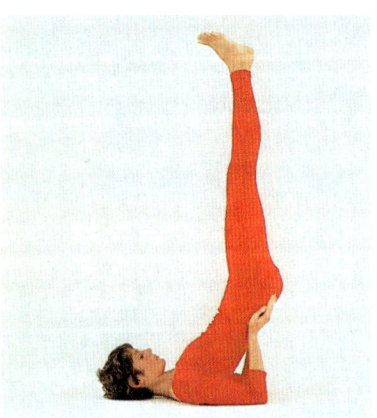

3 Lege die Hüften in die Handflächen und atme aus. Atme ruhig durch und lasse das Brustbein nach unten sinken. Entspanne Gesicht, Nacken und Füße.

Halasana

Name *Halasana* heißt Pflughaltung. Wahrscheinlich heißt sie so wegen ihrer Ähnlichkeit mit dem alten indischen Ochsenpflug.

Wirkung Halasana bewirkt eine gleichmäßige Streckung der Rückenmuskeln. Dadurch werden Rücken, Schultern und Nacken von Verspannungen befreit und biegsam und gesund. Auch die Kniebeugemuskeln und die Gesäßmuskeln werden trainiert, so daß der Körper reaktionsschnell und leicht beweglich wird. Dieses Asana bringt dem Rücken eine angenehme Wärme, wie wenn die Nerven selbst wieder mit Leben und Energie aufgeladen würden, und Ermüdung, Rücken- und Kopfschmerzen verschwinden. Halasana verbessert den Blutkreislauf im Rücken, von dem aus die Bandscheiben ernährt werden und belebt die Rückenmarksnerven, durch die alle sensorischen Impulse laufen. Ein beweglicher und kräftiger Rücken ist ausschlaggebend für das tägliche Wohlbefinden und hilft mit, den übrigen Körper gesund zu halten. Der Druck auf den Magen vermindert zusammen mit der Umkehrhaltung die Blutmenge in der Bauchregion, verursacht in der Entspannungsphase einen Saugeffekt und steigert so die Durchblutung, welche die inneren Organe gesund er-

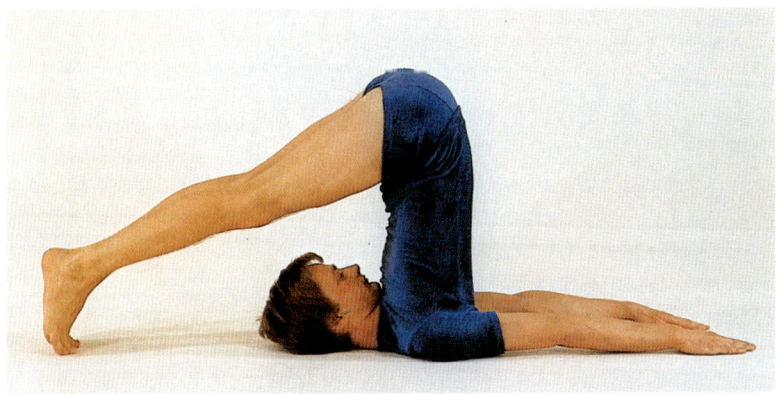

hält. Die Umkehrhaltung wirkt gegen Senkungen innerer Organe, der Druck auf den Magen verbessert die Verdauung und setzt Blähungen frei. Halasana, regelmäßig und über lange Zeit geübt, kann Unregelmäßigkeiten in der Menstruation normalisieren und Schmerzen während der Periode beseitigen.

Allgemeines Halasana sollte sorgfältig ausgeführt und entweder allmählich oder nach einigen Vorübungen erlernt werden. Wem es schwerfällt, die Zehen der gestreckten Beine auf die Matte zu bekommen, kann die Beine beugen, die Knie auf die Stirn legen und die Beine dann langsam so weit wie möglich strecken. Eine andere Hilfe, damit die Füße den Boden erreichen, ist, daß man die Hände gegen den Rücken drückt und versucht, einen sanften Druck auszuüben, um den Rücken senkrecht zu stellen. Wenn der Rücken zu stark gebogen ist, kann man die Hände falten und die Arme nach rückwärts strecken, wobei man das Brustbein gegen das Kinn drückt, gleichzeitig das Gesäß anhebend, um den Rücken gerade zu bekommen. Wenn die Haltung korrekt ist, ruht das Gewicht auf den Schultern, der Rumpf ist − bei entspannter Atmung − gerade aufgerichtet.

In Halasana wird der Atem leicht angestrengt, besonders bei dikken Menschen, weil der Druck des Bauchs die Atembewegungen des Zwerchfells stark behindert. Sogar die Rippenatmung wird behindert, und es verursacht nur unnütze Anstrengung, wenn man sich zu tieferer Atmung zwingt, als sie sich von selbst einstellt. Wenn man aufmerksam auch die Atembewegung im Rücken beobachtet, kann man sich einstellen und eine bequeme, flache Atmung erreichen.

Wenn man das Asana beherrscht, kann man die Wirkung steigern, indem man die Muskeln von After und Damm leicht zusammenzieht und den Bauch einzieht. Halasana sollte nicht geübt werden, wenn man ernsthafte Probleme mit der Wirbelsäule hat, oder wenigstens sollte man vorher seinen Arzt fragen. Bei Vergrößerung der Schilddrüse kann man Vortraining Nr. 1 üben.

Dauer Halasana kann gefahrlos eine bis fünf Minuten am Tag geübt werden, je nach der Konstitution. Man kann auch dynamisch üben mit drei oder vier kurzen Wiederholungen.

Technik

1 Liege auf dem Rücken, die Beine geschlossen nebeneinander, die Arme längs
am Körper und die Handflächen nach
unten. Das Kinn wird angezogen, der
Nacken gedehnt.

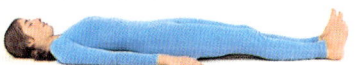

2 Atme ein, ziehe die Gesäßmuskeln zusammen, den Bauch ein und drücke das
Kreuz auf den Boden. Hebe die Beine in
die Vertikale und weiter über den Kopf,
bis die Füße den Boden erreichen.

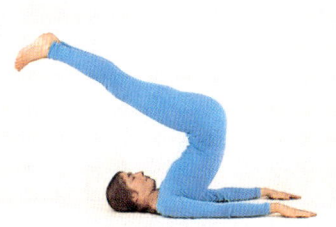

3 Atme aus, ziehe den Bauch nach rückwärts und den Anus zusammen, wobei
man Gesäß und Brustbein hoch anhebt,
so daß der Rücken gerade wird. Atme
langsam und regelmäßig.

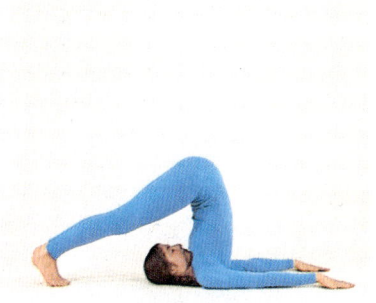

Variationen

1 Stehe in Halasana, lege die Arme um den Kopf und fasse den gegenüberliegenden Ellbogen. Die Konzentration muß darauf gerichtet werden, die Schultern zu entspannen, denn diese Übung beseitigt Spannungen gerade an dieser Stelle.

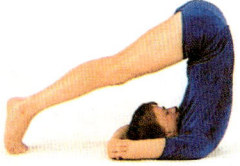

2 Strecke die Arme aus und ergreife die Zehen, wobei der Rücken leicht nach rückwärts gleitet, um zwischen den Schulterblättern aufzuliegen.

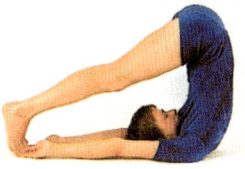

Dann spreize die Beine weit auseinander, bringe die Füße wieder zusammen und drücke die Handflächen hinter dir auf den Boden, bevor du den Rücken senkst.

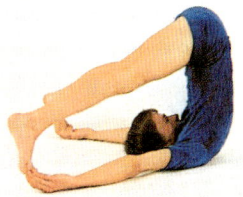

3 Beuge die Knie und lege sie dicht neben den Ohren auf den Boden, wobei der Körper schräg an das Kinn gezogen wird und der Rücken gehoben bleibt.

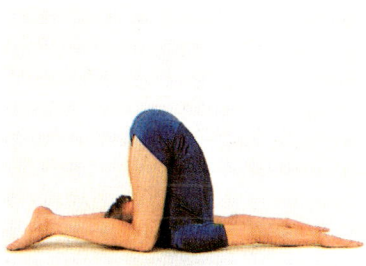

Falte die Arme um die Kniekehlen und atme tief und regelmäßig.

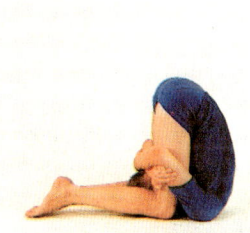

4 Liege auf dem Rücken und bringe die Beine in Padmasana (S. 306). Atme ein und hebe die Beine über den Kopf, bis die Knie auf dem Boden ruhen. Die Arme werden um die Knie gelegt.

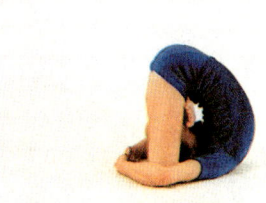

Vorübungen

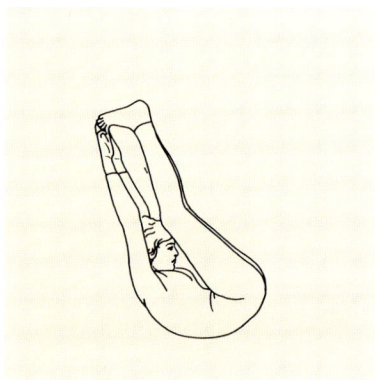

1 Liege flach auf dem Rücken, ziehe die Knie auf die Brust und hebe die Beine zur Senkrechten. Fasse die Füße und ziehe sie über den Kopf, bis sie den Boden erreichen. Dabei schaukelt man leicht auf dem oberen Teil des Rückens.

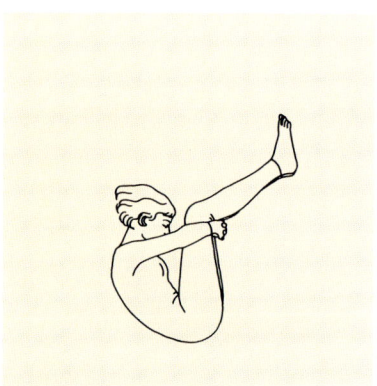

2 Beuge die Knie und verschränke die Finger in den Kniekehlen. Dann hebe den Kopf zu den Knien, ziehe die Ellbogen seitwärts und schaukele leicht auf dem Rücken. Dabei versucht man, mit den Füßen den Boden zu erreichen.

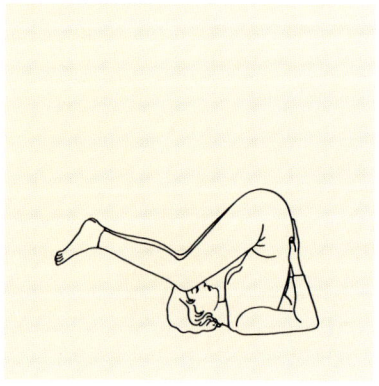

3 Liege auf dem Rücken, beuge die Knie auf die Brust und lege sie auf die Stirn, indem die Hüften gehoben werden. Stütze den Rücken weiter mit den Händen und lasse die Füße wieder sinken.

Matsyasana

Name *Matsyasana* bedeutet Fisch-Haltung. Matsya war ein mythologischer Fisch, der die Menschheit vor einer großen Flut rettete.

Wirkung Matsyasana ist auf natürliche Weise verbunden mit Sarvang- und Halasana, denn es streckt die Vorderseite des Körpers und zieht den Rücken leicht zusammen, wodurch Spannungen, die von vorhergehenden Übungen zurückgeblieben sind, durch den körperlichen Ausgleich neutralisiert werden. Eine Kombination dieser drei Übungen hält das Rückgrat beweglich und gesund. Die Streckung der Vorderseite korrigiert das Hängenlassen der Schultern nach vorn, dehnt den Brustkorb aus, beseitigt Spannungen in den Brustmuskeln, verbessert damit die Rippenatmung und macht einem diesen Teil der Atmung bewußt. Matsyasana ist eine gute Übung gegen Asthma und Bronchitis, vermindert Nervosität im Solarplexus und belebt die Bauchorgane. Die Muskeln der Beckenregion werden etwas gestärkt, und auch die von Hämorrhoiden verursachten Schmerzen können gelindert werden. Dieses Asana dehnt die Ober-

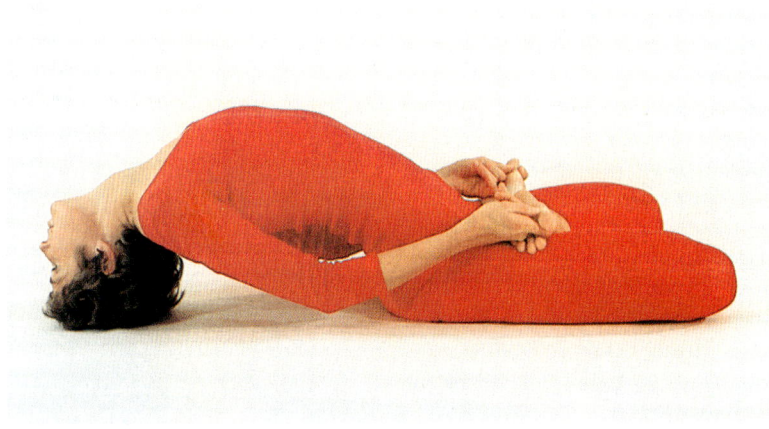

schenkelmuskeln und macht es leicht, in Padmasana zu sitzen (S. 296).

Allgemeines   Um das klassische Matsyasana zu üben, muß man in Padmasana sitzen können, aber man kann auch mit anderen Beinhaltungen üben. Wegen der Dehnung der Oberschenkelmuskeln kann es schwierig sein, die Knie auf die Matte zu bekommen. Man sollte das nicht erzwingen wollen, sondern entspanne die Beine und überlasse die Entwicklung sich selbst.

In der Eingangsphase sollte man die Schulterblätter zusammenziehen, bevor man den Kopf nach hinten biegt. Trotzdem kann es vorkommen, daß einem schwindlig wird oder daß sich andere unangenehme Empfindungen im Kopf einstellen. In diesem Fall ist es besser, die Ausführung mit Kopf und Nacken flach auf der Matte zu üben. Das gleiche gilt, wenn man eine Neigung zum Bandscheibenvorfall hat. Auch Vorübung Nr. 2 und 3 kann man in diesem Fall üben.

Dauer   Am Anfang übt man nur wenige Sekunden, die man allmählich auf einige Minuten verlängern kann. Die traditionelle Dauer ist ein Drittel der Zeit, die man in Sarvangasana verbringt. Wer lange in Matsyasana bleibt, sollte die gestreckte Ausführung wählen.

Technik

1 Sitze in Padmasana (S. 297) und lege die Handflächen neben den Hüften auf den Boden. Atme ein und lehne dich vorsichtig auf die Ellbogen gestützt zurück.

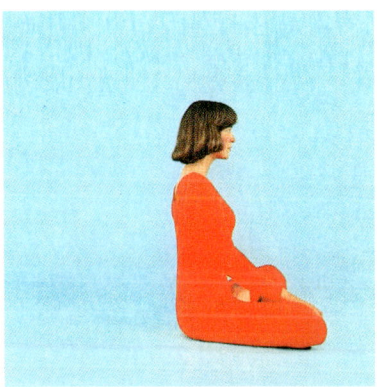

2 Hebe die Knie und spanne den Körper von der Taille bis zum Nacken zu einem Bogen, die Brust gewölbt, den Kopf mit dem Scheitel auf dem Boden, und atme aus. Dann senke die Knie und fasse die großen Zehen.

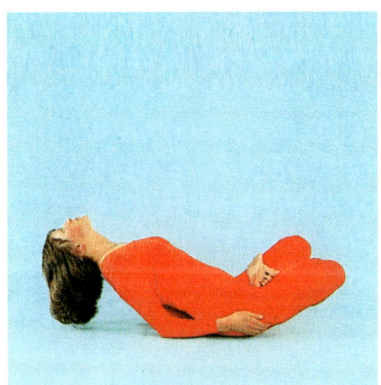

3 Atme ruhig und stütze dich auf die Ellbogen, während du Kopf und Knie hebst. Senke das Rückgrat Wirbel für Wirbel. Löse die Beine vorsichtig und lege die Knie vor dem Ausstrecken zusammen.

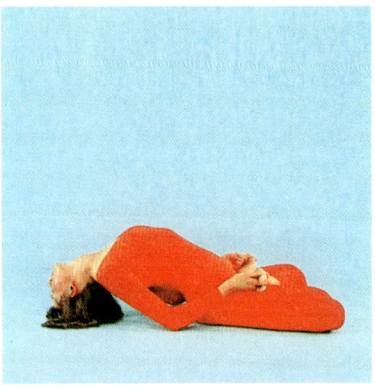

Variationen

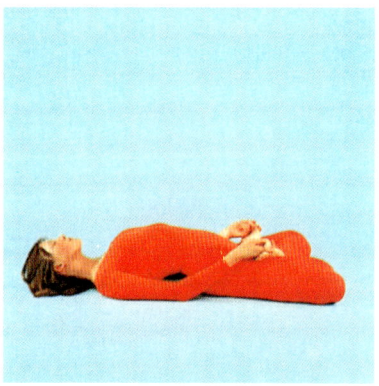

1 Lege dich auf den Rücken, füge die Beine zu Padmasana zusammen und hebe die Knie. Fasse die großen Zehen und senke die Knie auf den Boden, wobei Hüftgelenke und Rücken entspannt werden.

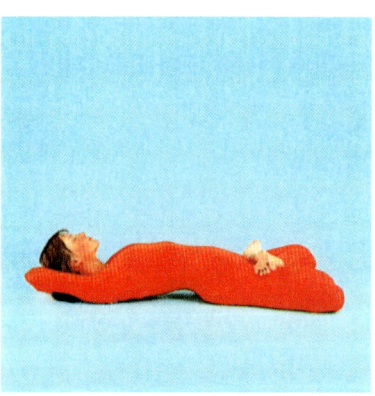

2 Liege in Variation 1, strecke die Arme am Kopf vorbei und kreuze die Unterarme so, daß die Handflächen unter die Schulterblätter zu liegen kommen. Entspanne und atme tief.

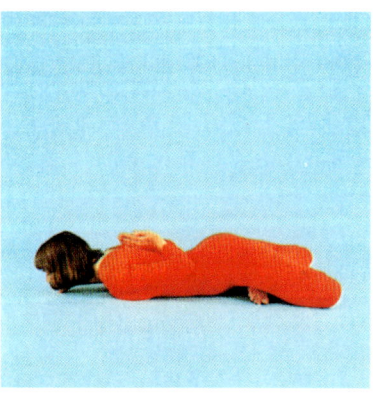

3 Sitze in Padmasana. Beuge dich so weit wie möglich nach vorn und stütze dich auf die Handflächen. Dann kippt man die Knie um, damit man mit dem Gesicht nach unten liegt, das Kinn auf dem Boden. Die Handflächen legt man zwischen den Schulterblättern zusammen.

Vorübungen

1 Liege auf dem Rücken. Atme ein, hebe Kopf und oberen Rücken und ruhe auf den Ellbogen. Ziehe die Schulterblätter zusammen, lege den Kopf mit dem Scheitel auf den Boden und atme aus. Hände werden vor der Brust zusammengelegt. Stütze dich auf die Ellbogen, während du den Kopf hebst.

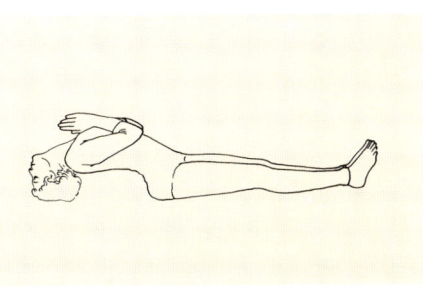

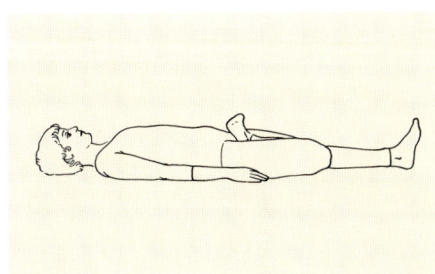

2 Liege auf dem Rücken, beuge ein Knie und lege den Fußrücken so nahe wie möglich an der Leiste auf den anderen Oberschenkel. Entspanne und lasse das Knie auf den Boden sinken. Wiederhole mit dem anderen Bein.

3 Beuge das rechte Bein und lege den Fuß unter Zuhilfenahme der Hand außen an die rechte Hüfte, wobei die Fußsohle nach oben zeigt. Man versucht dabei, das Knie auf dem Boden zu halten. Lege die Handflächen vor der Brust zusammen und entspanne bei tiefer Atmung. Wiederhole die Übung mit dem anderen Bein.

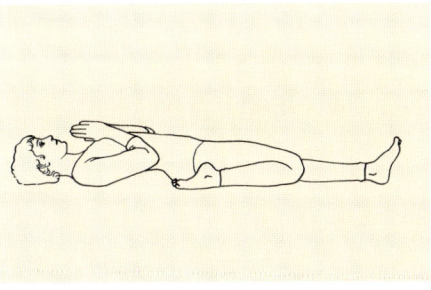

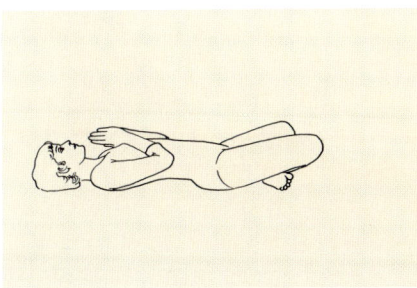

4 Liege auf dem Rücken, beuge die Knie und bringe die Beine in den Schneidersitz. Entspanne Kreuz, Hüften und Beine. Atme tief und lege die Hände entweder vor der Brust zusammen oder seitwärts vom Kopf.

Bhujangasana

Name *Bhujangasana* heißt Schlangenhaltung wegen der Ähnlichkeit mit einer aufgerichteten Kobra.

Wirkung Bhujangasana stärkt die Rückenmuskeln und macht das Rückgrat beweglich. Diese Übung kann kleinere Verschiebungen der Wirbelsäule korrigieren und so Bandscheibenvorfall und gebeugte Haltung verhindern. Sie verhindert Müdigkeit und Schmerzen im Rücken. Bhujangasana dehnt die Brustmuskeln und verhindert schwache und hängende Schultern. Obwohl man bei der Übung den Atem anhält, handelt es sich dennoch um eine Atemübung, die besonders die Rippenatmung verbessert und durch die Anstrengung auch direkt das Herz stärkt.

In der Entspannungsphase kann man eine angenehme Wärme im Rücken, besonders in der Kreuzgegend, empfinden. Das kann teilweise am vermehrten Blutdurchfluß liegen, teilweise auch an der Steigerung der Ströme in den Nerven der Wirbelsäule, die den ganzen Organismus steuern.

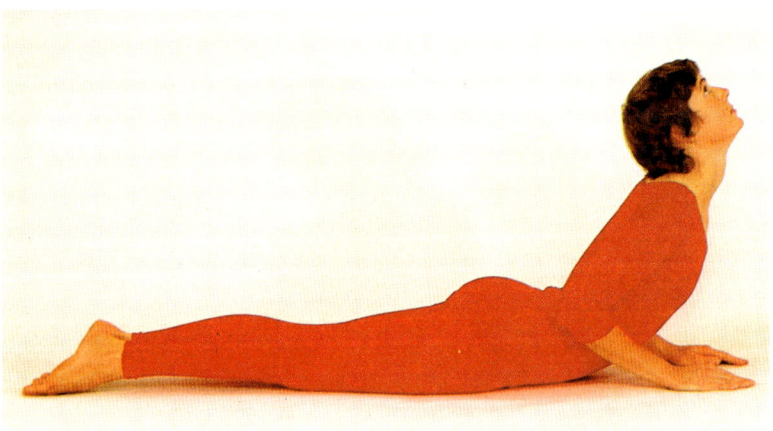

Bhujangasana wirkt gegen Verstopfung und Blähungen und ist eine der wenigen Yoga-Asanas, die man kurz vor oder nach einer Mahlzeit üben kann.

Allgemeines Bei dieser Übung sollte die Rückwärtsbiegung des Körpers zwischen den oberen Halswirbeln beginnen und sich nach unten fortsetzen, Wirbel um Wirbel, und schließlich mit der stärksten Biegung in der Lendenwirbelsäule enden. Es ist ein allgemeiner Fehler, zuerst das Kreuz zu biegen und dann den Körper mit den Armen noch weiter zurückzudrücken. Die Schultern sollen gesenkt und die Schulterblätter zusammengezogen werden. Die Arme sind so wenig wie möglich zu gebrauchen, wenn man den Körper aufrichtet. Beine und Gesäß müssen entspannt bleiben.

Bhujangasana mit Kumbhaka (Atemanhalten) kann am Anfang Herzklopfen oder einen unangenehmen Druck im Kopf verursachen. Das kann man vermeiden, wenn man im Asana normal atmet (auch bei hohem Blutdruck). Wer ein Halswirbelsäulenleiden hat oder leicht schwindlig wird, sollte den Kopf nicht zurückbiegen, sondern den Nacken gerade halten und das Kinn leicht gegen den Kehlkopf zurücknehmen.

Dauer Bhujangasana kann zwei- bis dreimal mit einer kurzen Zwischenpause geübt werden. Man soll darin bleiben, solange man den Atem bequem anhalten kann. Wenn man in der statischen Phase atmet, kann man etwa eine Minute darin bleiben.

Technik

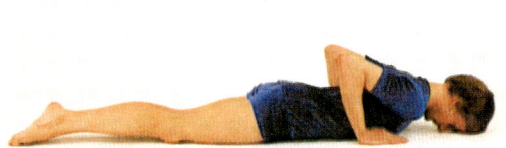

1 Liege mit dem Gesicht nach unten, die Beine
geschlossen und die Zehen ausgestreckt. Die Stirn berührt den Boden, und die Handflächen liegen neben der
Brust. Nimm die Schultern zurück und lege die Arme
dicht an den Oberkörper, so daß die Schulterblätter sich
berühren.

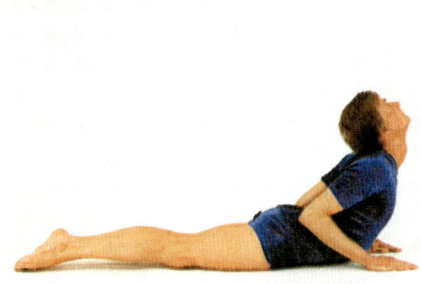

2 Atme ein und biege den Rücken mit den Rückenmuskeln langsam vom Hals bis zur Taille, aber nur bis
zum Nabel. Gehe langsam wieder zurück, indem du von
der Taille zum Nacken hin entspannst, und lege die Stirn
wieder auf den Boden. Dann atme aus.

Vorübungen

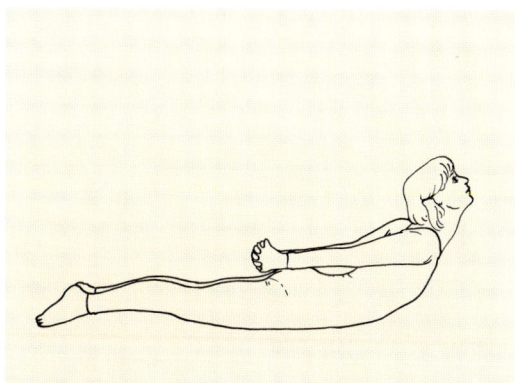

1 Liege mit der Stirn auf dem Boden und verschränke die Finger hinter dem Gesäß. Ziehe die Schulterblätter zusammen, indem du die Hände in Richtung auf die Füße ziehst und dich vom Nacken bis zur Taille biegst. Die Arme können dabei gehoben werden. Gehe zurück, indem du von der Taille bis zum Nacken entspannst.

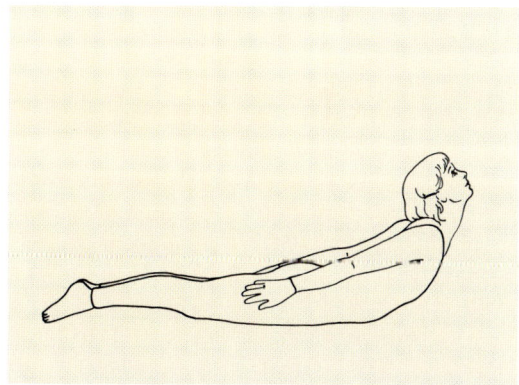

2 Beginne wie bei der vorherigen Übung, jedoch mit den Armen neben dem Körper und den Handflächen an den Oberschenkeln. Hebe den Rumpf vom Nacken zur Taille unter Einsatz der Rückenmuskeln und komme weich zurück. Atme normal.

Variationen

1 Liege mit dem Gesicht nach unten, das Kinn auf dem Boden, die Beine zusammen. Lege die Unterarme auf den Boden, die Ellbogen dicht am Körper, die Hände neben den Schultern.

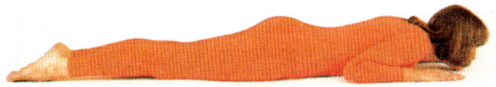

Hebe den Kopf und biege langsam den Rücken, wobei die Brust gewölbt und die Schultern nach hinten und unten gezogen werden. Strecke die Arme so weit wie möglich und halte dabei die Hüften auf dem Boden.

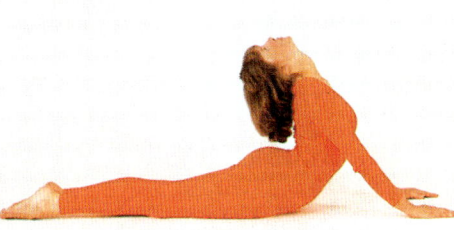

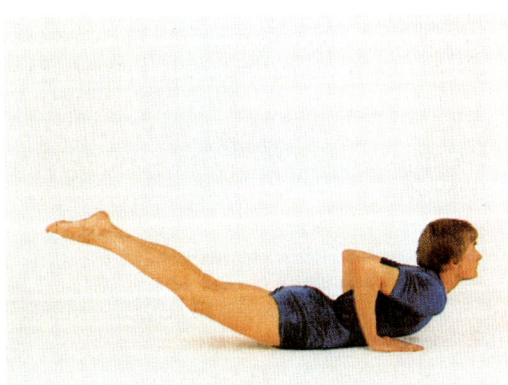

2 Gehe in Bhujangasana und atme aus, ohne den Rumpf zu senken. Atme ein und hebe das ausgestreckte rechte Bein. Dann senke das Bein und den Oberkörper und atme aus. Wiederhole mit dem anderen Bein und mit beiden Beinen.

3 Liege mit dem Gesicht nach unten, mit dem rechten Oberschenkel seitlich abgespreizt und der Fußsohle gegen das ausgestreckte linke Bein gedrückt. Dann übt man Bhujangasana. Wiederholung mit gebeugtem linken Bein.

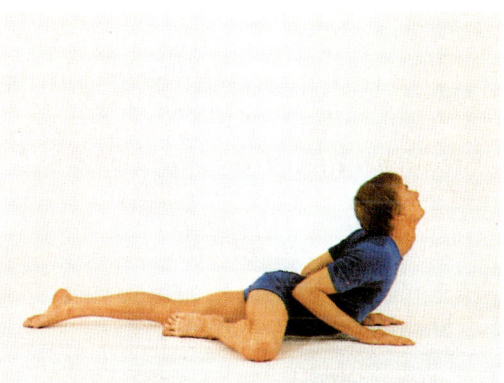

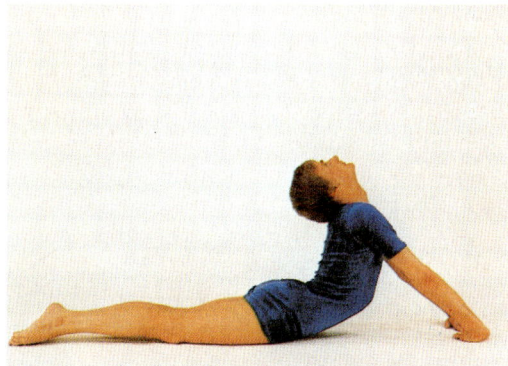

4 Lege die Handflächen unter das Kinn auf den Boden; die Fingerspitzen berühren sich, die Ellbogen zeigen nach außen. Atme ein und hebe langsam Kopf und Rücken. Strecke die Arme und atme aus.

Atme ein. Beuge den linken Arm leicht und drehe dabei das Gesicht zur rechten Schulter und atme aus. Dann wende dich nach vorn und atme bei gestrecktem Nacken aus. Wiederholung nach links. Wende dich nach vorn, atme ein und senke dich langsam ab. Mit der Stirn auf dem Boden wird ausgeatmet und entspannt.

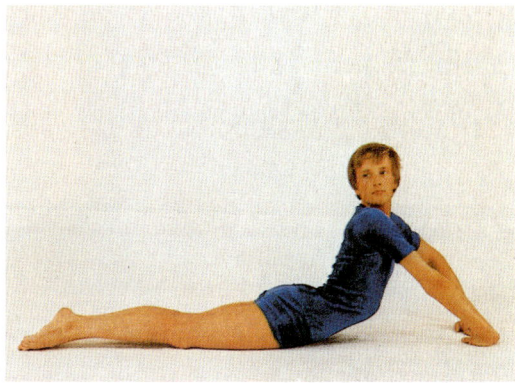

Salabhasana

Name *Salabhasana* bedeutet Heuschreckenhaltung. Diese Übung mag aussehen wie eine aufgerichtete Heuschrecke.

Wirkung Salabhasana ist eine kräftigende und zusammenziehende Übung, welche die Muskeln von Gesäß, Lenden und Rücken und bis zu einem gewissen Grad auch die des Beckens trainiert. Sie stärkt die Verdauung und kann auch manche Kreuz- und Magenschmerzen lindern. Die starke Muskelanstrengung schafft einen Druck in Bauch und Kopf, der sich auf Herz und Lungen ausdehnt. Zusammen mit dem angehaltenen Atem und dem gesteigerten Sauerstoffbedarf in den betätigten Partien ergibt dies ein statisches Konditionstraining, das den Körper frisch und aktiv macht. Salabhasana stärkt auch die Lungen- und Herzmuskeln und verbessert die Sauerstoffaufnahme im Körper. Salabhasana belebt die Nerven des unteren Rückens und stärkt besonders die Muskeln im Kreuz.

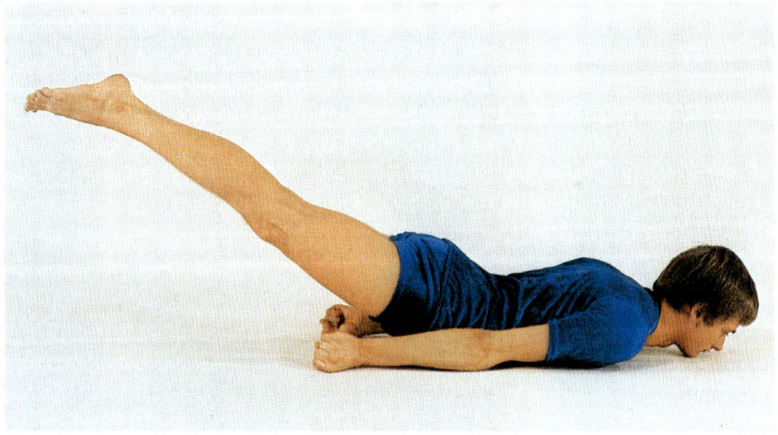

Allgemeines Diese Übung kann ausgeführt werden entweder, indem man den Körper zu Anfang steif hält oder ihn so weit wie möglich entspannt. Bei der ersten Form werden die Beine höher gehoben, und der innere Druck ist ziemlich hoch, während bei der entspannten Version die Anstrengung kleiner und die Wirkung geringer ist. In beiden Fällen leisten die unteren Rückenmuskeln die Hauptarbeit, während die Arme nur als Stütze dienen. Wer es schwer findet, beide Beine zu heben, kann jeweils nur eines heben, oder er legt die Arme oder ein aufgerolltes Handtuch unter die Hüften. Kinn und Schultern bleiben auf der Matte.

Wer Salabhasana wiederholt, muß sicherstellen, daß dazwischen der Atem normal geht. Bei hohem Blutdruck sollte die Übung in der entspannten Form ausgeführt werden, wobei man die ganze Zeit normal atmet. Herzpatienten sollten kein Salabhasana üben, können aber statt dessen Übung Nr. 1 ausüben.

Dauer Das Asana soll so lange eingehalten werden, wie man den Atem bequem anhalten kann, und man sollte es ein paarmal wiederholen.

Technik

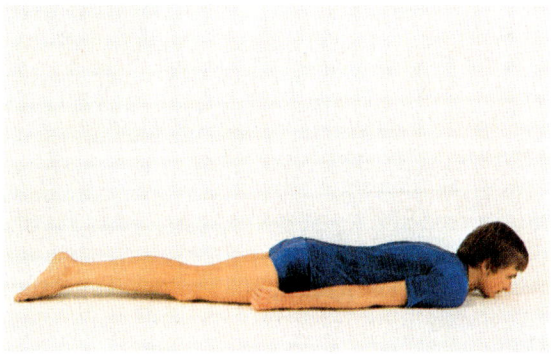

1 Liege auf dem Bauch, das Kinn auf dem Boden, die Beine
gestreckt nebeneinander, die Arme an den Körperseiten ausgestreckt, die Fäuste geballt mit den Daumen nach unten.

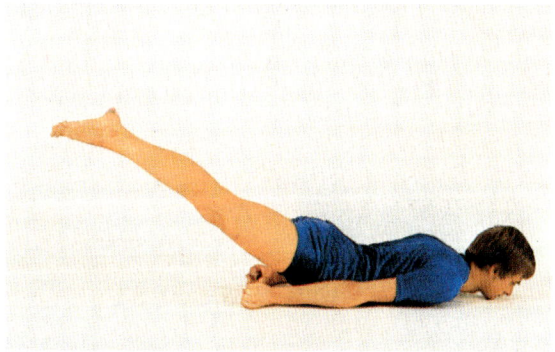

2 Atme ein, spanne die Lendenmuskeln und hebe die Beine
und Hüften so hoch wie möglich. Die Knie müssen gestreckt
bleiben, die Schultern und Knöchel entspannt. Senke die
Beine langsam und atme aus.

Vorübungen

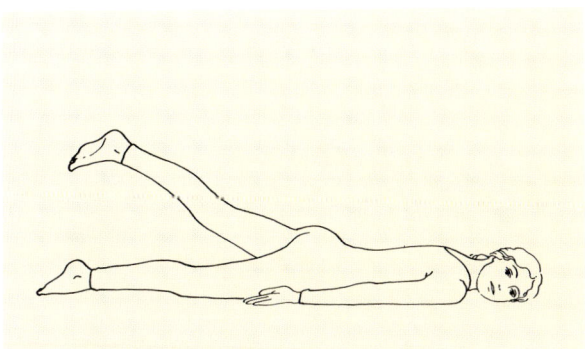

1 Liege auf dem Bauch, mit der linken Wange auf dem Boden, die Arme dicht am Körper ausgestreckt. Entspanne die rechte Seite, atme ein und hebe das linke Bein gerade aufwärts, ohne die Hüfte mit nach oben zu nehmen. Das Knie bleibt gestreckt und der Fuß entspannt. Senke und atme aus. Wiederholung mit dem rechten Bein, die rechte Wange auf dem Boden.

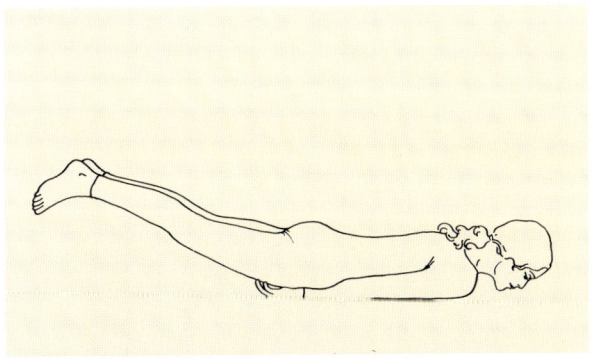

2 Liege mit Kinn, Mund und Nase auf dem Boden, die Arme unter dem Körper, die Handflächen gegen die Oberschenkel. Strecke die Beine nach hinten, spanne die Gesäßmuskeln und hebe die Beine. Stütze die Oberschenkel mit den Händen, wobei die Knie gestreckt und geschlossen bleiben, die Knöchel sind entspannt. Atme anfangs normal.

Variationen

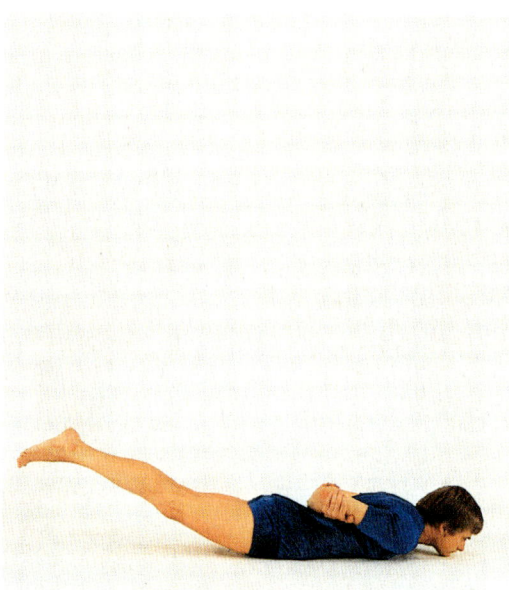

1 Liege flach mit dem Gesicht nach unten.
Lege die Arme hinter den Rücken und fasse die gegenüberliegenden Ellbogen mit den Händen. Hebe die Beine wie beschrieben.

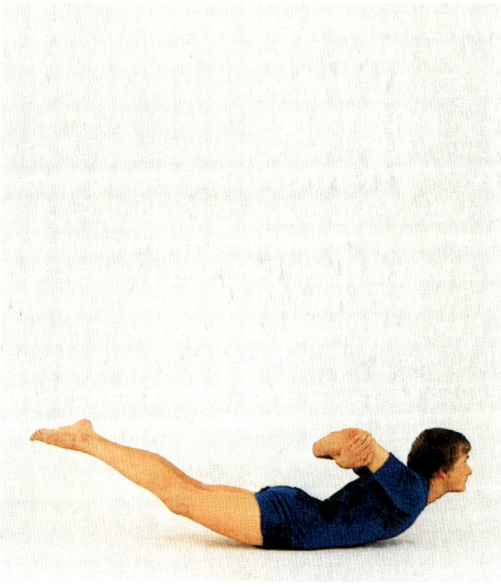

2 Ausgangshaltung wie Variation 1. Atme ein und hebe Beine, Kopf und Rücken gleichzeitig, wobei die Arme nach rückwärts und aufwärts gezogen werden. Dann werden Arme, Stirn und Beine gesenkt, und man atmet aus.

3 Wenn man Salabhasana
mit unter dem Rumpf aus-
gestreckten Armen übt und
dabei die Handflächen auf
den Boden drückt, wird es
möglich, Beine und Hüften
höher zu heben.

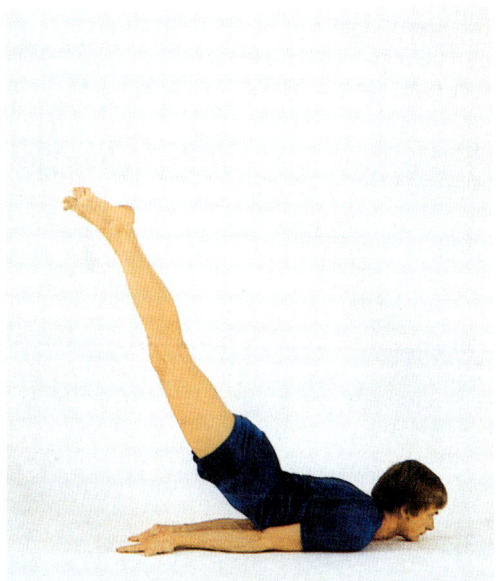

4 Diese Übung für Fortgeschrittene wird ausge-
führt mit dicht beieinander-
liegenden Armen, die
Fäuste geballt mit den
Daumen nach unten. Das
ganze Gewicht ruht auf
Armen, Brust und Kinn.

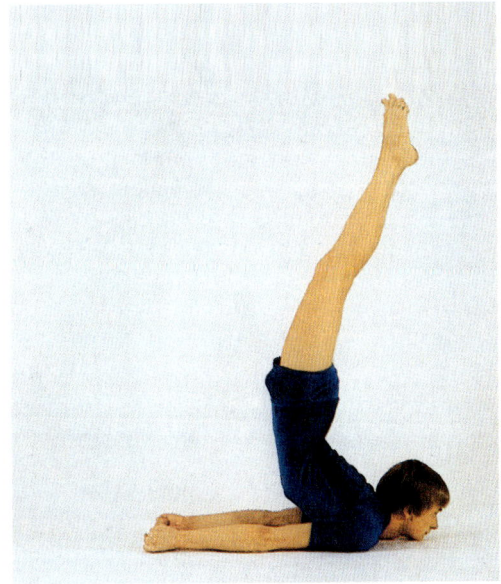

Dhanurasana

Name *Dhanurasana* bedeutet Bogenhaltung. Dabei ist der Körper wie ein Bogen gespannt.

Wirkung Dhanurasana ist eine Art Kombination der beiden vorhergehenden Asanas (Bhujangasana und Salabhasana) und wird normalerweise nach diesen Asanas geübt. Dhanurasana bewirkt eine Dehnung der Vorderseite des Körpers, dehnt den Brustkorb aus, beseitigt Verspannungen und Steifheit in den Schultern und kräftigt Arme und Beine. Auch die Lendengegend wird geübt, so daß Schmerzen verschwinden. Die Haltung ist gut für Menschen, die viel

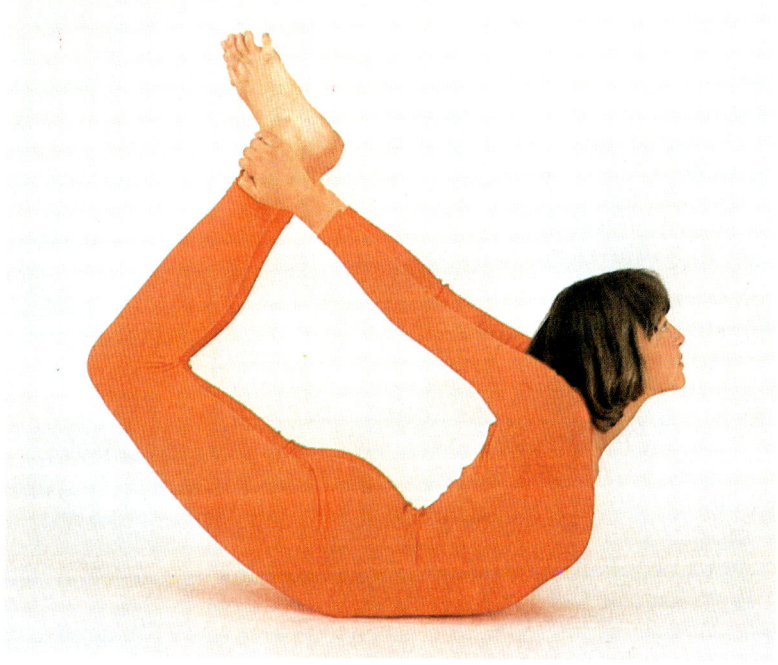

am Schreibtisch sitzen oder Auto fahren, denn sie wirkt der vorwärts-geneigten und gebeugten Haltung entgegen. Dhanurasana regt Herz und Blutkreislauf an, belebt die Rückennerven und bringt den inne-ren Organen eine Tiefenmassage. Der Druck und die Streckung in der Bauchgegend lindern auch nervöse Spannungen im Solarplexus.

Allgemeines Die Intensität von Dhanurasana hängt vom Heben der Arme und Beine ab. Am Anfang sollte man sich mit einem be-scheidenen Anheben begnügen und die Eigenart der Übung und ihre Auswirkungen genau beobachten. Man soll sich die Muskeln bewußt machen, die beim Heben beteiligt sind. Am Anfang kann es bei der Ausführung helfen, wenn man die Knie spreizt, aber die Füße sollten auf jeden Fall geschlossen bleiben, damit die Streckung von Schul-tern und Rücken symmetrisch erfolgt. Um die größte Wirkung zu er-zielen, soll man versuchen, Beine, Oberkörper und Kopf gleich hoch zu heben und auf der Nabelgegend aufzuliegen. Wenn man Herz-klopfen oder einen unangenehmen Druck im Kopf verspürt, kann man im Asana normal atmen. Wenn das nicht hilft, kann man den Kopf etwas nach vorn senken. Wer an Magengeschwüren oder Brüchen leidet, muß vorsichtig sein und statt dessen Vorübungen Nr. 1 und 2 üben.

Dauer Das Asana soll gehalten werden, solange man den Atem an-halten kann und ein paarmal wiederholt werden, aber nicht bis zur Erschöpfung. Wenn man in der Haltung atmet, muß man vorsichtig sein, daß man Arme und Beine nicht überanstrengt, und die Zeit soll dann auf eine Minute beschränkt werden.

Technik

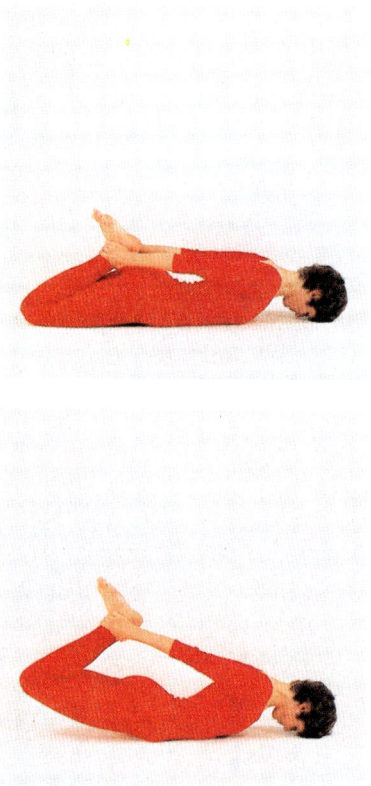

1 Liege auf dem Bauch, die Stirn auf dem Boden. Beuge die Knie und greife die Knöchel mit beiden Händen. Halte die Arme gestreckt und drehe in dieser Haltung die Fußsohlen gegen die Decke.

2 Man nimmt die Beine zusammen, atmet ein und hebt die Füße so hoch wie möglich. Dabei werden die Gesäßmuskeln zusammengezogen, während man das Kreuz durchbiegt. Der Brustkorb wird gedehnt.

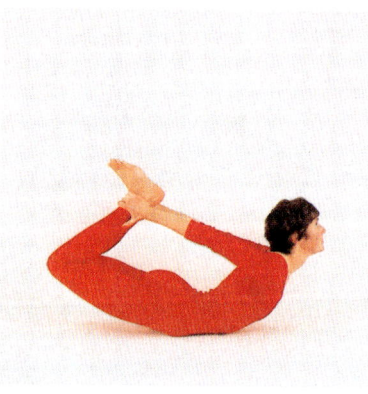

3 Hebe den Kopf und schiebe Füße und Hände höher, wobei das Körpergewicht auf der Nabelgegend ruht. Dann geht man ruhig zurück und atmet aus, während die Stirn auf dem Boden liegt.

Variationen

1 Liege auf dem Bauch, das Kinn auf dem Boden. Beuge die Knie, fasse die Füße und führe sie vorsichtig an den Hüften entlang auf den Boden. Ziehe die Ellbogen zusammen und nach oben, wölbe die Brust und hebe Kopf und Rücken unter Verwendung von Rücken- und Armmuskeln.

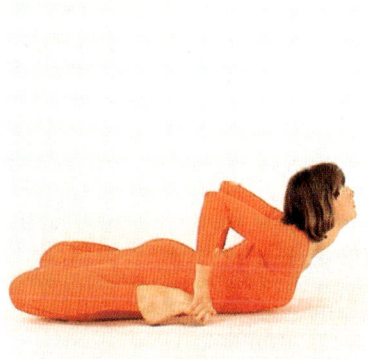

2 Liege flach mit der Stirn auf dem Boden, die Handflächen nach unten neben der Brust, die Unterschenkel senkrecht nach oben. Atme ein, wölbe die Brust und biege dich nach rückwärts, wobei die Arme gestreckt werden. Atme aus und bringe dabei Kopf und Füße zusammen. In dieser Stellung atmet man ruhig.

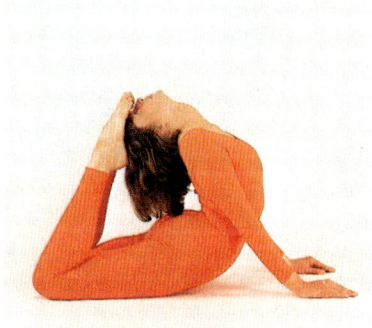

3 Man übt Variation 2. Atme aus und hebe den rechten Arm, um den rechten Fuß zu fassen, dann ergreife den linken Fuß mit der linken Hand. Atme ruhig. Beim Ausatmen schiebt man Füße und Hände nach oben. Man senkt die Knie, indem man die Ellbogen beugt und eine Hand nach der anderen auf den Boden legt. Senke vorsichtig Brust, Stirn und Füße.

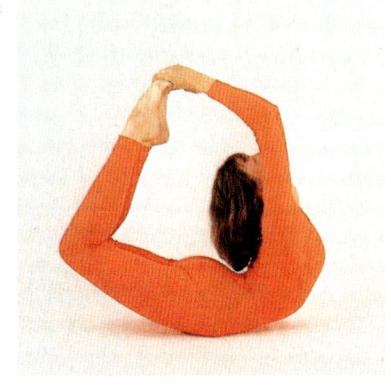

Vorübungen

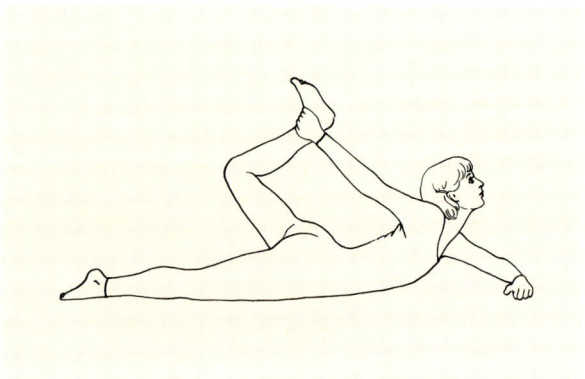

1 Liege auf dem Bauch, den linken Unterarm unter der Stirn. Beuge das linke Bein und fasse mit der rechten Hand den Knöchel. Atme ein und ziehe das rechte Bein gerade nach oben, ohne dabei die Hüften anzuheben, und biege den Kopf nach rückwärts. Senke Stirn und Bein, atme aus und entspanne. Wiederholung zur anderen Seite.

2 Liege mit dem Gesicht nach unten, der linke Arm ist vorgestreckt, die Handfläche unten. Beuge das rechte Bein und fasse den Fuß mit der rechten Hand. Atme ein und ziehe das Bein gerade hoch, ohne die Hüfte anzuheben, und biege dich nach rückwärts. Man senkt ruhig ab und atmet aus, wobei die Stirn auf dem Boden ruht. Wiederholung mit dem anderen Bein und Arm.

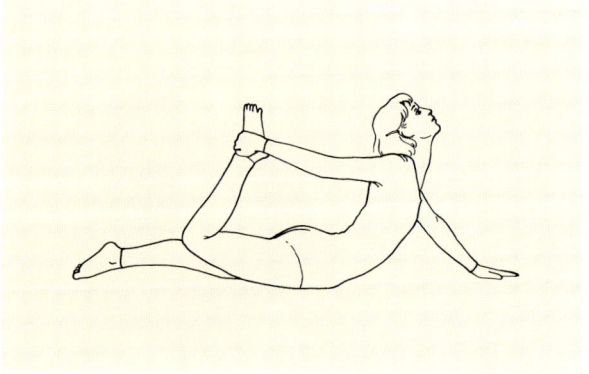

3 Liege mit der Stirn auf dem Boden, die
Handflächen nach unten neben der Brust.
Die Unterschenkel sind senkrecht aufgestellt. Ziehe die Schultern zurück, wölbe
die Brust und biege dich vom Nacken bis
zur Taille zurück, wobei die Rückenmuskeln benutzt werden.

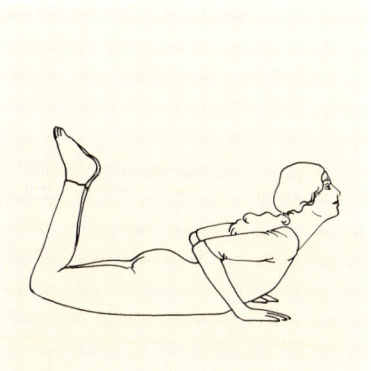

4 Man geht in Dhanurasana, indem man
die Beine hochhebt, die Knie auseinander-
hält und die Stirn auf den Boden legt. Der
Atem soll beim Anfangstraining normal
und ruhig fließen.

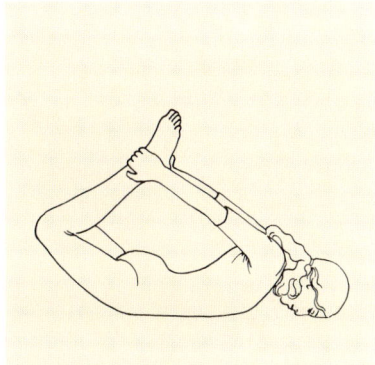

5 Dhanurasana kann mit auseinander-
gehaltenen Beinen geübt werden, wobei
man die Knöchel von innen her faßt.
Atme normal oder halte den Atem in der
Stellung an.

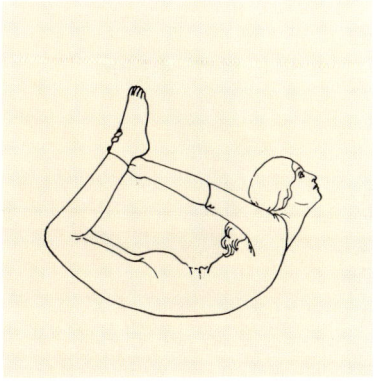

Ardha Matsyendrasana

Name   Dieses Asana wurde nach Matsyendra benannt, der einer der großen Hatha-Yoga-Meister war. *Ardha* bedeutet halb.

Wirkung   Ardha Matsyendrasana ist eine der wenigen Übungen, die den Rücken in aufrechter Haltung beweglich machen. Diese Wirkung wird erzielt durch die axiale Rotation der ganzen Wirbelsäule von den Lenden bis zum Kopf. Die vertikale Drehung verhindert eine Versteifung und Abnutzung der Wirbelsäule. Wenn die Beweg-

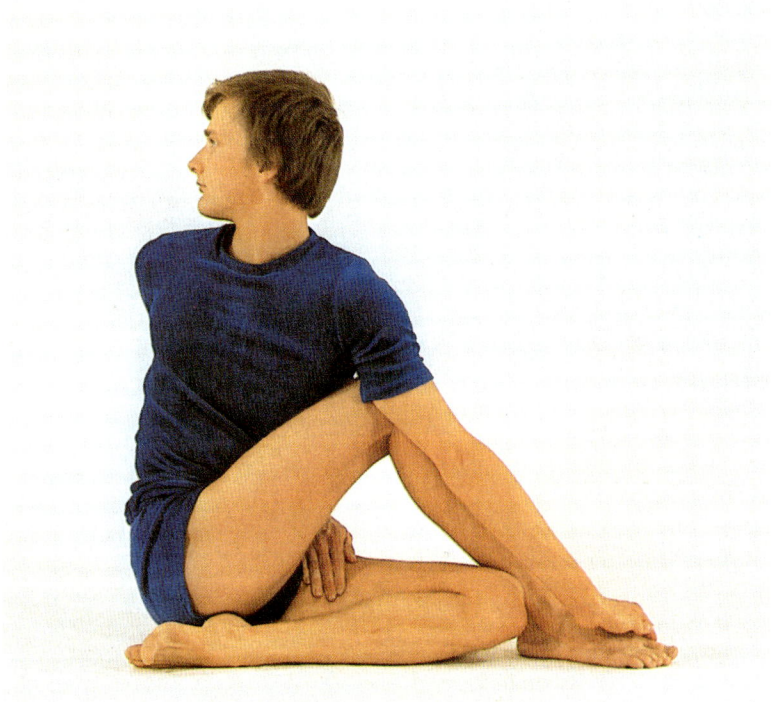

lichkeit der Wirbelsäule hergestellt ist und aufrechterhalten wird, können das zentrale Nervensystem und die zahllosen sensorischen, motorischen und viszeralen Impulse, die von hier ausgehen, ungehindert arbeiten und das ganze System frisch und lebendig erhalten. Ardha Matsyendrasana verbessert die Atmung. Einerseits wird der Brustkasten ausgedehnt, andererseits nach oben gedrückt. Dadurch wird der Atem vertieft. In dieser Haltung ergibt sich eine Streckung der Muskeln der Vorderseite des Körpers auf der einen Seite und ein Druck oder ein Zusammenziehen auf der anderen. Diese Abwechslung übt eine Art Saug- und Pumpwirkung auf die Blutgefäße aus, was den Blutdurchfluß verbessert. Durch die abwechselnde Drehung des Körpers ergibt sich auch eine tiefreichende Massage der Bauchorgane, die dadurch gestärkt werden. Verstopfung wird ebenfalls beseitigt.

Allgemeines Bei diesem Asana sollte man darauf achten, daß man auf beiden Gesäßhälften sitzt, den Körper gerade aufrichtet und daß das untere Knie auf der Matte liegt. Beide Schultern sollten auf gleicher Höhe sein. Die Ferse des unteren Beines sollte am Körper liegen, aber man sollte sie weder gegen den After drücken noch darauf sitzen. Ardha Matsyendrasana sollte immer nach beiden Seiten wiederholt werden, weil das abwechselnde Strecken, Zusammenziehen und der Druck ausschlaggebend für Kraft und Ausgewogenheit der Übung sind. Wem es schwerfällt, dieses Asana mit gefüllten Lungen auszuführen, der kann in der Eingangsphase ausatmen und in der statischen Phase den Atem anhalten oder normal atmen.

Dauer Diese Übung führt man gewöhnlich einige Male nach jeder Seite aus und folgt dabei seinem Atemrhythmus, mit Kumbhaka in der statischen Phase. Wenn man im Asana atmet, sollte man die Übung auf einen oder zwei Atemzüge beschränken.

Technik

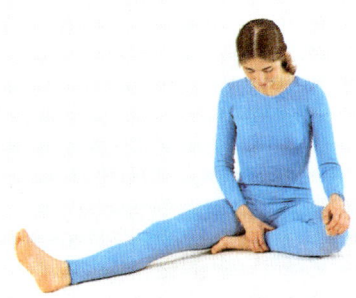

1 Sitze aufrecht mit ausgestreckten Beinen. Beuge das linke Knie und ziehe den Fuß in den Schritt.

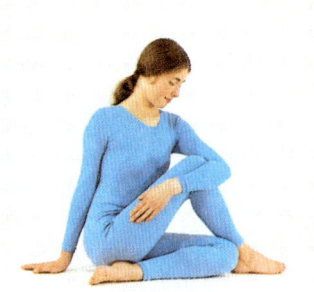

2 Setze den rechten Fuß außen an das linke Knie. Lege den linken Arm um das rechte Knie und schiebe es in Richtung auf die linke Achselhöhle. Die Schultern bleiben in einer Ebene, der Rücken wird gestreckt, wobei man den Rumpf zum rechten Oberschenkel zieht.

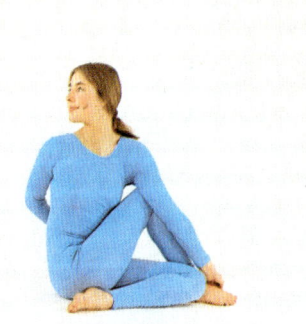

3 Lege den linken Arm an die Außenseite des rechten Beines und fasse den Fuß. Führe den rechten Arm um den Rücken herum und ziehe dabei die Schultern zurück. Atme ein, strecke die Wirbelsäule, drehe dich axial nach rechts und atme aus. Wiederholung zur anderen Seite.

Variationen

1 Beinhaltung wie beschrieben.
Beuge den linken Arm unter die rechte
Kniekehle und ziehe das Knie hinter den
Rücken, damit du die rechte Hand fassen
kannst. Atme ein und strecke das Rück-
grat, wende den Kopf über die rechte
Schulter und atme aus. Atme ruhig.
Wiederholung zur anderen Seite.

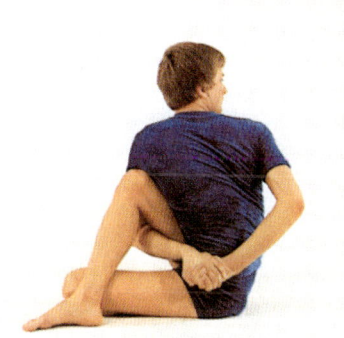

2 Sitze aufrecht, mit den Füßen etwa
hüftbreit auseinander. Lege den linken
Fuß in die rechte Leiste. Dann fasse den
rechten Fuß mit der linken Hand, führe
den rechten Arm um den Rücken herum
und ergreife den linken Knöchel. Atme
ein, wende dich nach rechts, schaue dabei
über die Schulter und atme aus. Wiederholung zur anderen Seite.

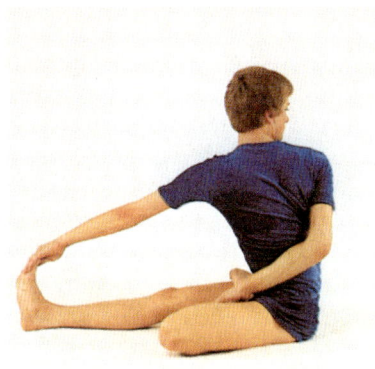

3 Sitze aufrecht, beuge das rechte Bein
und lege den Fuß in die linke Leiste. Setze
den linken Fuß außen neben das rechte
Knie und fahre fort, wie unter ›Technik‹
beschrieben. Das ist die vollständige
Stellung Matsyendrasana.

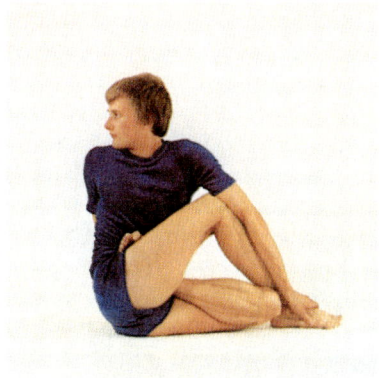

Vorübungen

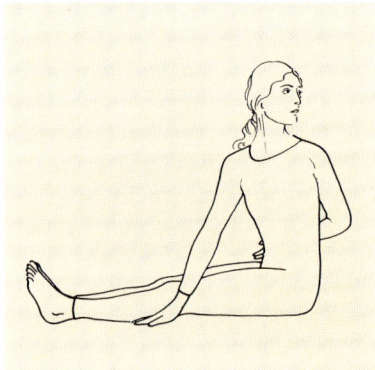

1 Sitze aufrecht, die Beine auf Hüftweite gespreizt. Lege den linken Arm um den Rücken, die rechte Hand außen neben das linke Knie. Nun streckt man den Rücken und atmet dabei ein. Drehe den Oberkörper nach links, wodurch der linke Fuß sich nach rückwärts, der rechte nach vorwärts bewegt. Ziehe die linke Schulter zurück, schaue über diese Schulter und atme aus. Wiederhole nach rechts.

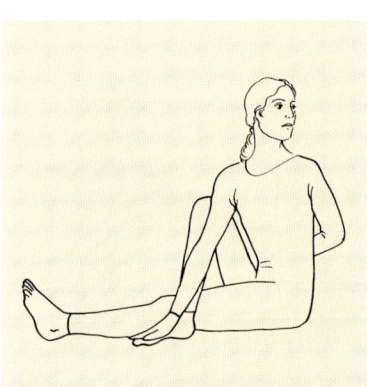

2 Lege den rechten Fuß an die Außenseite des gestreckten linken Knies. Führe den rechten Arm an der Außenseite des linken Beines entlang und fasse den Fuß. Der linke Arm wird hinter den Rücken gelegt. Atme ein, strecke das Rückgrat und wende dich nach links. Schaue über die Schulter und atme aus. Wiederholung zur entgegengesetzten Seite.

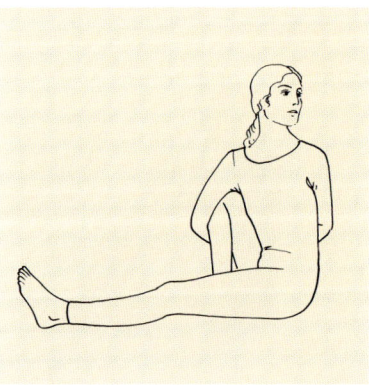

3 Stelle den rechten Fuß dicht am Gesäß auf den Boden. Dann lege den rechten Arm von innen nach außen um das Knie. Strecke die Wirbelsäule und drehe dich nach links. Dabei wird die linke Hand um den Rücken herumgeführt und faßt die rechte, und man blickt über die linke Schulter. Wiederholung nach rechts.

4 Stelle den linken Fuß außen an das gestreckte rechte Knie. Führe den rechten
Arm an der Außenseite des linken Unter-
schenkels entlang und fasse den Knöchel.
Der linke Arm wird hinter den Rücken
geführt. Man streckt die Wirbelsäule und
atmet dabei ein. Dann wende dich nach
links, blicke über die Schulter und atme
aus. Wiederholung zur anderen Seite.

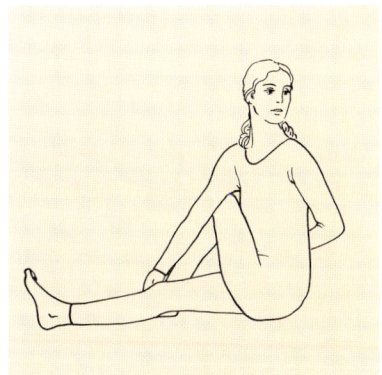

5 Lege den rechten Fuß außen neben
das linke Knie und bringe den linken Fuß
dicht an die rechte Hüfte. Greife den
rechten Fuß mit der rechten Hand und
lege den linken Arm um den Rücken.
Atme ein, straffe den Oberkörper und
wende dich nach links, bis das Kinn
über der Schulter ist. Wiederholung zur
anderen Seite.

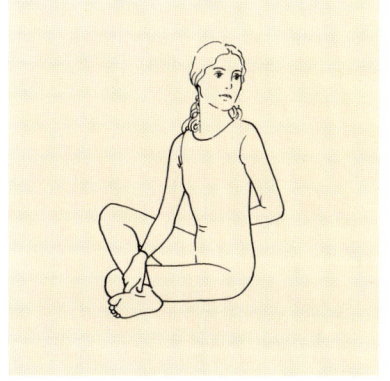

6 Beine wie unter ›Technik‹ beschrieben.
Lege den linken Arm um das rechte Knie,
die Handfläche auf dem Oberschenkel.
Strecke den Rumpf auf das Bein zu. Den
rechten Arm legt man hinter den Rücken
und dreht sich nach rechts, bis das Kinn
über der Schulter ist. Wiederholung zur
anderen Seite.

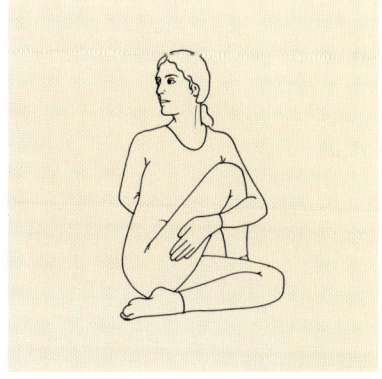

Paschimottanasana

Name *Paschima* bedeutet Rückseite, *tan* strecken. In dieser Haltung wird die Rückseite des ganzen Körpers gestreckt.

Wirkung Wie der Name sagt, streckt dieses Asana alle Hauptmuskeln des Rückens und der Rückseite der Beine. Es macht den Rücken beweglich und beseitigt Kreuzschmerzen und Verspannungen im oberen Rücken. Es verbessert den Fluß der Nervenströme über den ganzen Rücken hinweg und mildert dadurch geistigen Streß und Anstrengung, die in diesen Muskeln reflektiert werden. Regelmäßiges Üben wird in hohem Maße geistige Nervosität und nervöse Störungen im ganzen Körper verringern. In Indien nennt man diese Übung auch Brahmacharyasana, weil sie hilft, die sexuelle Energie zu sublimieren und in geistige Kraft zu verwandeln. Um diesen Gewinn zu erzielen, muß man allerdings seine sexuellen Gewohnheiten regulieren und regelmäßig meditieren.

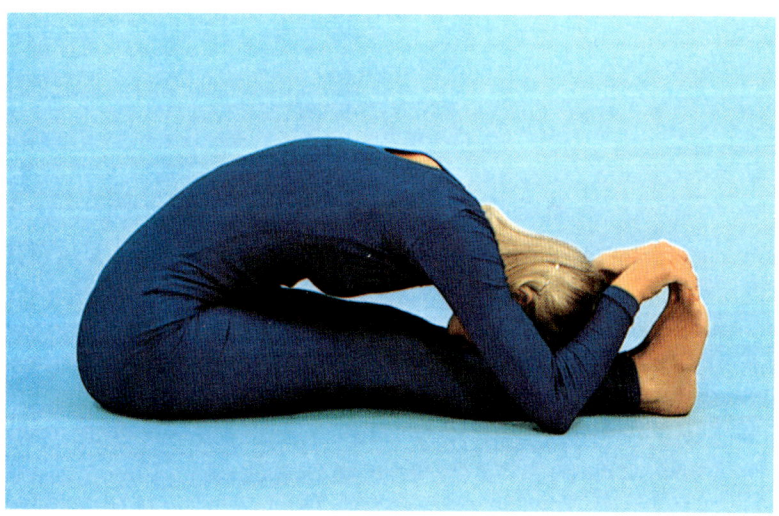

Allgemeines Wer verkürzte Kniesehnen und Rückenmuskeln hat, fängt gewöhnlich mit einem Vortraining an, ehe er die endgültige Stellung übt. Man sitzt mit leichtem Hohlkreuz in der Ausgangshaltung und versucht, die Lenden gerade zu halten, so daß die Vorwärtsbeugung von den Hüftgelenken ausgeht. Das geschieht, indem man den Rücken möglichst gestreckt hält, die Beckenregion nach oben und vorwärts schiebt und Brustkasten und Kinn ausstreckt. Wenn man zur Rundung des Rückens neigt, kann es helfen, ein zusammengefaltetes Handtuch unter das Gesäß zu legen, wobei das Becken ein wenig angehoben wird, um so das Kreuz zu strecken. Die Arme dürfen nicht benutzt werden, um den Körper nach unten zu ziehen, sondern die Vorwärtsbeugung soll durch den Körper selbst erfolgen.

Wenn es schwerfällt, die Füße mit den Händen zu erreichen, kann man die Hände auf die Beine legen, so dicht wie möglich bei den Füßen.

In dieser Haltung atmet man aus, bevor man mit der Beugung beginnt. Während der Eingangsphase zieht man Anus (After) und Perineum (Damm) zusammen (Mula Bandha) und zieht den Bauch ein und nach oben. Während der statischen Phase kann man den Atem ausgeatmet anhalten und während der Ausgangsphase wieder einatmen.

Wer Bandscheibenbeschwerden der Lendenwirbel hat, sollte nur Vorübung Nr. 3 üben oder ähnliche Übungen, die den Rücken gerade halten.

Dauer Wer Paschimottanasana mit angehaltenem Atem übt, kann bis zu zehnmal wiederholen, wobei zwischen dem Beugen ein oder zweimal geatmet wird. Bei normaler Atmung kann man Paschimottanasana bis zu drei Minuten üben. Bei Überschreitung dieser Zeiten kann man sich Verstopfung oder andere Verdauungsstörungen zuziehen.

Technik

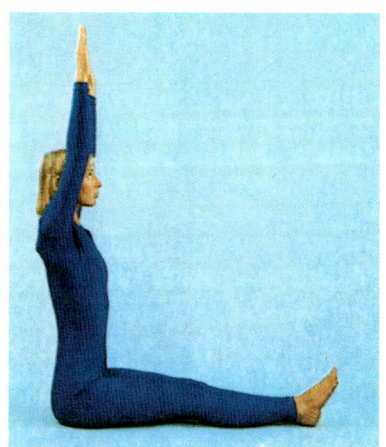

Man fängt so an: Sitze aufrecht, die Beine ausgestreckt. Atme ein und hebe die Arme über den Kopf, strecke dich und krümme den Rücken leicht. Atme aus, ziehe dabei den Bauch ein und nach oben und beuge dich in den Hüftgelenken nach vorn, um die Zehen zu fassen.

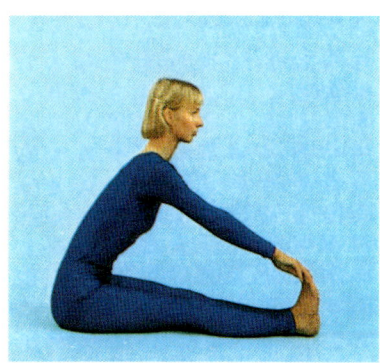

Oder so: Sitze aufrecht mit ausge-streckten Beinen. Atme ein, strecke das Rückgrat mit gewölbter Brust und fasse die Zehen. Atme aus und ziehe dabei den Bauch nach innen und oben. Die Vor-wärtsbewegung geschieht aus den Hüft-gelenken.

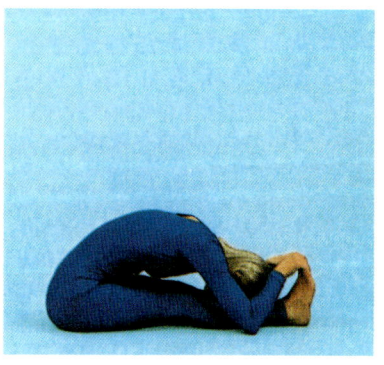

Wenn man den Rumpf senkt und auf die Beine zu bewegt, behält das Rückgrat eine gewisse Spannung. Man läßt die Ell-bogen auf den Boden sinken und ent-spannt. Rücken und Beine sollen dabei so gerade wie möglich sein.

Vorübungen

1 Sitze aufrecht mit ausgestreckten Beinen. Fasse die Knie, atme ein, straffe den Oberkörper und nimm die Schultern zurück. Atme aus, wobei man den Bauch einzieht, beuge dich aus den Hüftgelenken nach vorn, wobei man die Ellbogen zur Seite zieht. Der Atem geht ruhig, während man die Streckung beibehält. Knie und Rücken sollten gestreckt bleiben.

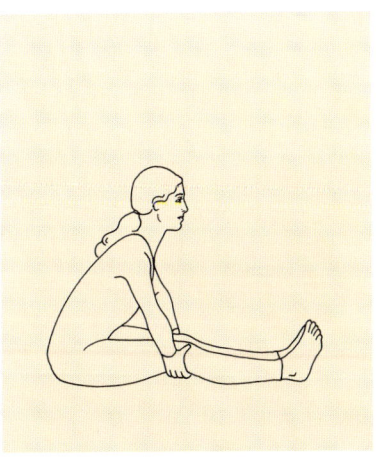

2 Lege die Handflächen neben die Knie auf den Boden. Bewege dich rückwärts, indem du abwechselnd die linke und die rechte Gesäßhälfte anhebst. Die Hände bleiben an derselben Stelle. Der Rücken soll möglichst gerade bleiben.

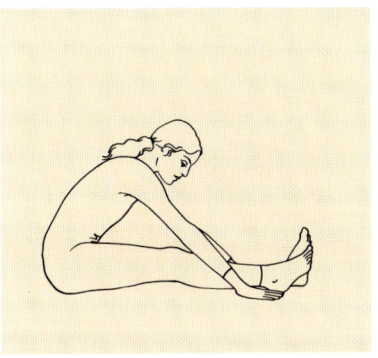

3 Zieh die Knie an und fasse mit beiden Händen die Zehen. Oberschenkel und Rumpf sollen dicht zusammengehalten werden. Dann strecke den Rücken und halte Brustbein und Kinn erhoben, während du mit den Fersen zwischen Oberkörper und Oberschenkeln so weit wie möglich nach vorn gleitest.

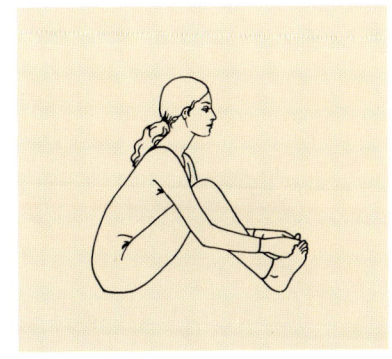

Variationen

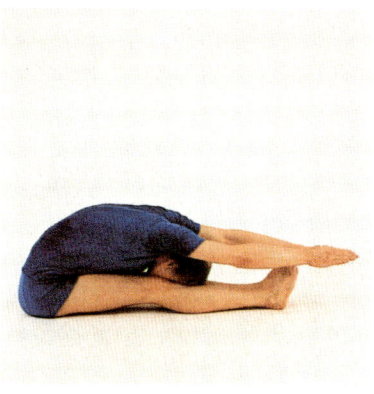

1 Man führt Paschimottanasana aus wie beschrieben und streckt dabei die Arme so weit wie möglich über die Füße hinaus. Dadurch wird die Streckung des Rückens verstärkt.

2 Man geht in Paschimottanasana, legt Hände und Unterarme neben den Beinen auf den Boden und läßt die Arme so weit wie möglich nach vorn gleiten.

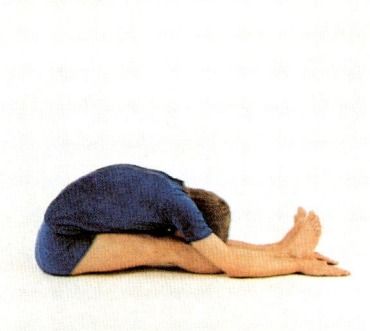

3 Sitze mit weit gespreizten Beinen aufrecht; die Zehen zeigen nach oben. Atme aus, ziehe den Bauch ein und beuge dich mit gewölbter Brust nach vorn. Fasse die Zehen und lege Kinn oder Stirn auf den Boden.

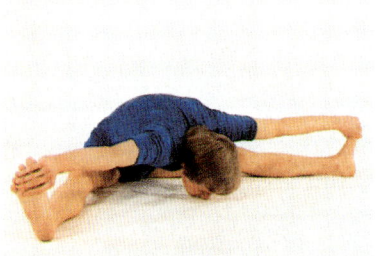

4 Man geht in Paschimottanasana und umfaßt die Fußsohlen mit den Händen. Wenn möglich, streckt man den Rücken noch weiter über die Beine.

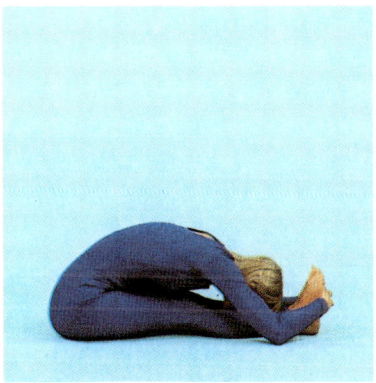

5 Sitze gerade mit angezogenen Knien, die Füße dicht am Gesäß. Fasse die Fersen und strecke ein Bein nach dem anderen nach oben. Straffe den Rücken und ziehe beim Ausatmen den Rumpf auf die Beine zu.

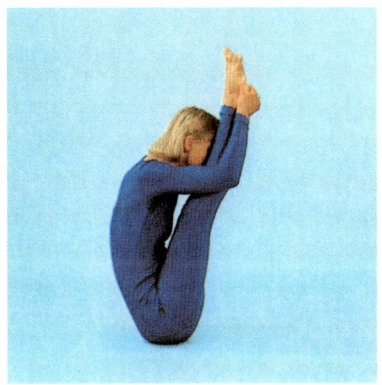

6 Stehe aufrecht und strecke die Arme beim Einatmen über den Kopf, wobei man den Rücken streckt und leicht hin und her schwingt. Beuge dich aus den Hüftgelenken nach vorn und atme unter Einziehen des Bauchs aus. Lege die Hand- flächen auf den Boden oder fasse Zehen oder Knöchel.

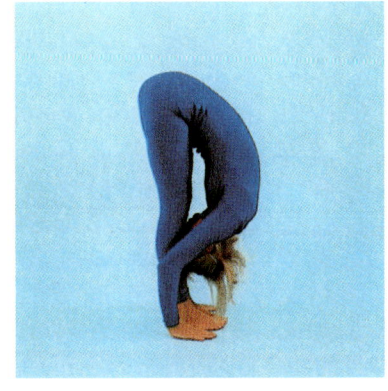

Mayurasana

Name *Mayurasana* hat seinen Namen nach dem Pfau erhalten, und zwar wegen seiner Ähnlichkeit mit den langen Schwanzfedern des Vogels.

Wirkung Mayurasana ist eine sehr effektive Balanceübung, die ziemlich viel Muskelkraft erfordert. Die Haltung kräftigt besonders die Handgelenke und die Muskeln der Arme, des Rückens, der Lenden, sowie die Gesäß- und die Bauchmuskeln. Der starke Druck der Arme auf die Bauchdecke verstärkt den inneren Druck in der Bauchhöhle; er wirkt wie eine Massage auf die inneren Organe dieses Bereichs und kann dazu beitragen, Zwerchfellverkrampfungen zu lösen. Die Haltung kräftigt Herz und Lungen und wirkt anregend auf die Bauchorgane; sie verbessert die Verdauung und die Funktion der Eingeweide und steigert die Fähigkeit des Organismus, Abfallprodukte auszuscheiden. In der Literatur wird Mayurasana oft erwähnt als gute Übung zur Linderung von Diabetes, da der Druck besonders auf die Gegend der Bauchspeicheldrüse konzentriert wird. Sie hat auch eine anregende Wirkung auf die körperliche und geistige Ener-

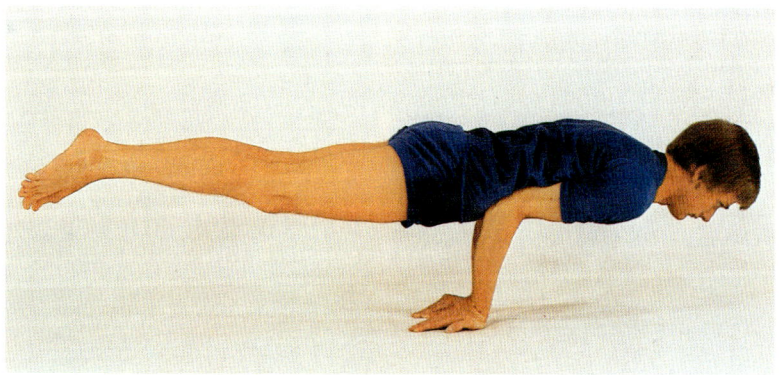

gie, so daß man sich frisch und voller Tatkraft fühlt. Die Haltung kräftigt das Herz und sendet Wärmewellen durch den ganzen Organismus, was ein Gefühl von Wohlbehagen während der Entspannungsphase nach der Übung mit sich bringt.

Allgemeines Mayurasana erfordert starke Handgelenke und Hände, was oft vorbereitende Kräftigungsübungen nötig macht. Die Rückenmuskeln können durch Bhujangasana (S. 144) und Salabhasana (S. 150) entwickelt werden. Man beginnt mit den ersten beiden Phasen der Technik, und wenn der Rücken stark genug ist und man sich an den Druck auf den Bauch gewöhnt hat, kann man die Endhaltung einnehmen. Durch den Druck auf die Bauchhöhle wird die Atmung forciert, und daher kann es von Vorteil sein, den Atem nach einer Einatmung anzuhalten.

Mayurasana sollte nicht geübt werden bei Magengeschwüren, Brüchen oder organischer Herzkrankheit.

Dauer Man fängt mit einigen Sekunden an und steigert die Zeit allmählich bis auf etwa eine Minute oder so lange, wie es als angenehm empfunden wird. Wenn Schmerzen, starkes Herzklopfen oder Zittern auftreten, hat man seine Kapazität überschritten.

Technik

1 Sitze in Vajrasana (S. 248), Knie gespreizt. Stütze dich auf die Hände, Finger nach rückwärts. Hebe das Gesäß, verlagere das Gewicht auf die Ellbogen in der Nabelgegend.

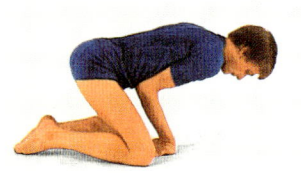

2 In dieser Phase können Anfänger die Stirn auf den Boden legen. Man streckt die Beine nacheinander nach rückwärts, so daß der Körper auf den gebogenen Zehen und den Händen ruht.

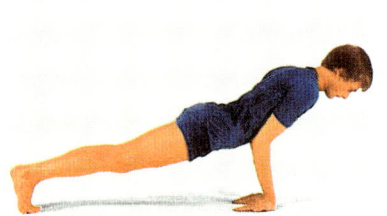

3 Lehne dich etwas weiter vor, atme ein und hebe Beine und Kopf vom Boden ab. Der Körper bleibt dabei gerade und behält seine Stellung. Atme aus und senke Beine und Rumpf langsam.

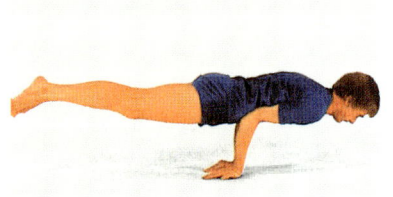

Variationen

1 Man senkt den Oberkörper leicht und hebt die Beine höher.

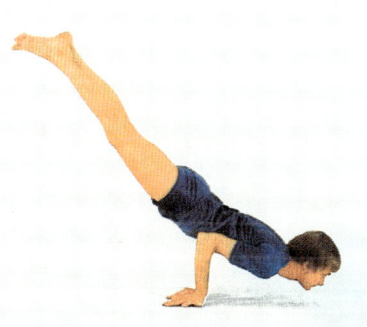

2 Lege das Kinn auf den Boden, ziehe das Gesäß zusammen und hebe die Beine so weit wie möglich zur Decke.

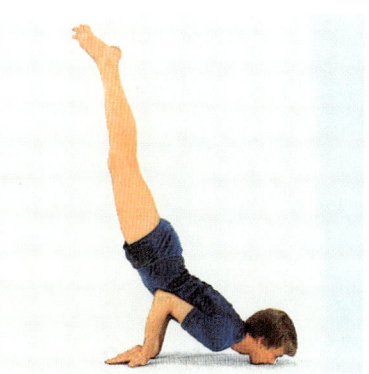

3 Lege die Beine in Padmasana (S. 296), ruhe auf den Knien und führe Mayurasana aus, wie unter ›Technik‹ beschrieben.

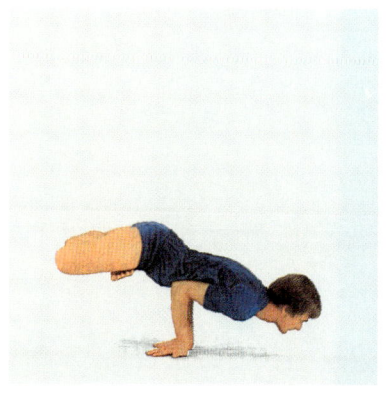

Vorübungen

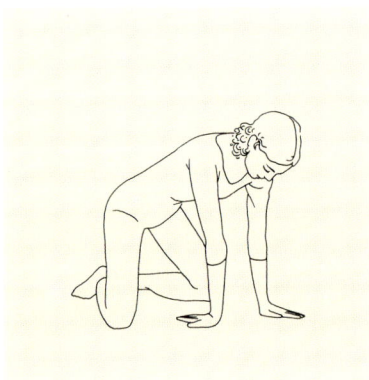

1 Man kniet, Füße zusammen, Knie auseinander. Die linke Hand liegt auf dem Boden, Finger nach außen, die rechte Hand zwischen den Knien, die Finger zeigen zu den Zehen hin.

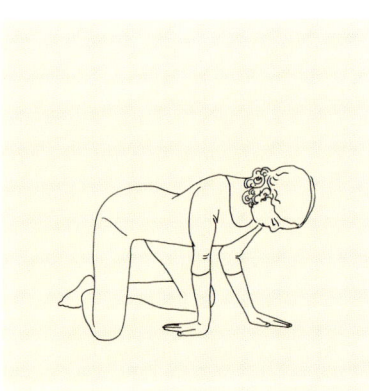

2 Beuge den rechten Ellbogen gegen den Nabel, lehne dich nach vorn und übertrage das Körpergewicht auf den rechten Arm.

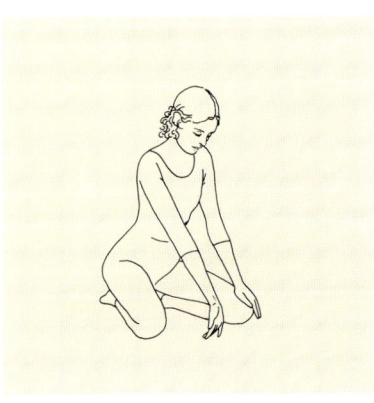

3 Lehne dich langsam zurück und setze dich auf die Fersen, wobei du allmählich die rechte Handfläche vom Boden abhebst, wobei aber die drei mittleren Fingerspitzen dort bleiben. Wiederholung mit dem anderen Arm.

4 Lege beide Handflächen nebeneinander auf den Boden zwischen die Knie. Die Finger zeigen auf die Füße.

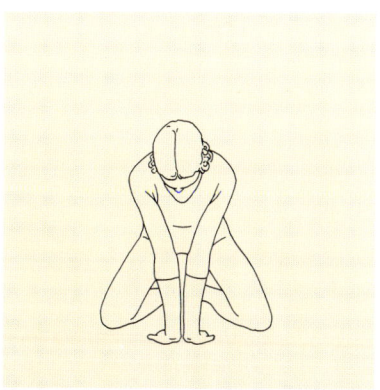

5 Die Arme sind gebeugt, so daß die Ellbogen nebeneinander auf die Nabelgegend drücken. Bleibe eine Weile in dieser Haltung, wobei du das Körpergewicht auf die Hände verlagerst.

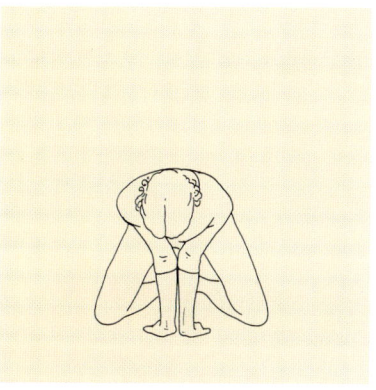

6 Langsam entspannt man das Gesäß, um sich auf die Fersen zu setzen, wobei allmählich beide Handflächen angehoben werden, die Spitzen der drei mittleren Finger aber am Boden bleiben. Das wiederholt man ein paar Mal.

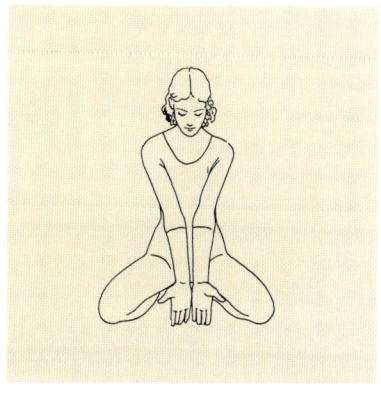

Supta Vajrasana

Name *Supta* bedeutet liegen, und *Vajra* ist der Donnerkeil des Gottes Indra.

Wirkung Supta Vajrasana kann geübt werden, wenn Matsyasana (S. 139) zu schwierig ist. Supta Vajrasana dehnt die Vorderseite des Körpers und beseitigt Verspannungen in den Atem- und Bauchmuskeln. Der Brustkorb wird angehoben und ausgedehnt, so daß die Atmung leicht wird, und die Haltung ist wohlbekannt wegen ihrer heilenden Wirkung auf Krankheiten des Atmungsapparats. Die Streckung des Bauchs hat eine anregende Wirkung auf die inneren Organe und verhütet Verstopfung. Die Haltung trägt dazu bei, die

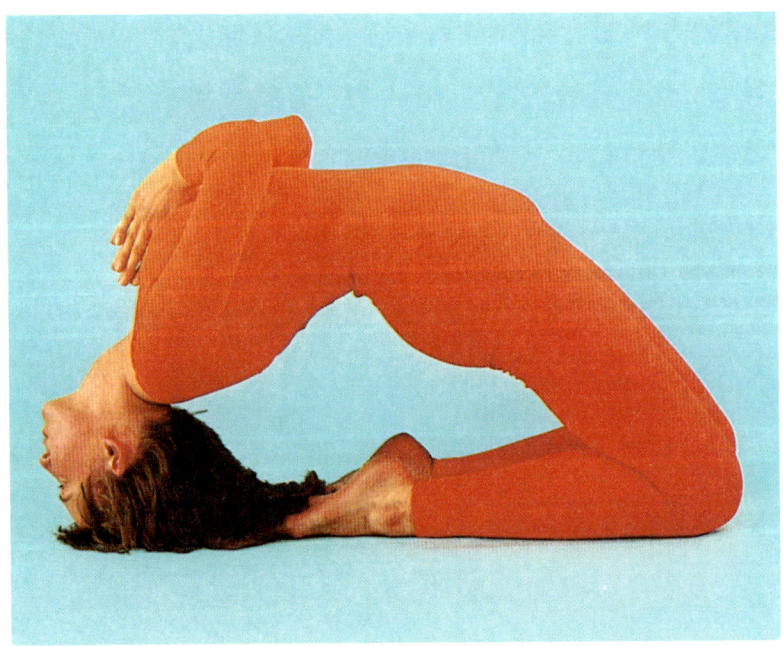

Nerventätigkeit im Solarplexus zu kontrollieren, die bei Streß statische Spannungen in den Atem- und Bauchmuskeln verursachen kann. Sie ist ein ausgezeichnetes Mittel gegen nervöse Magenbeschwerden. Menschen, die eine sitzende Tätigkeit haben und in gebeugter Haltung vor ihren Schreibtischen sitzen, sind gut beraten, wenn sie diese Haltung ein paarmal im Laufe des Tages üben. Sie lädt die Lebensenergie wieder auf, erleichtert die geistige Beweglichkeit, beseitigt Nacken- und Kreuzschmerzen und schenkt dem ganzen Körper ein Gefühl der Leichtigkeit. Auf die Dauer verhilft sie dazu, Verschleiß und Abnutzung der Wirbelsäule zu verhindern.

Allgemeines Die Haltung ist eine Abwandlung von Vajrasana (S. 248), die als Ausgangspunkt genommen werden kann, entweder zwischen oder auf den Fußsohlen sitzend. Wenn man in diese Haltung gehen will, sollte man zuerst die Lenden beugen, dann die Brust, dann die Schulterblätter zusammenziehen und schließlich den Nakken nach rückwärts beugen. Ist die Haltung erreicht, sollte langsame und konzentrierte Brustatmung erfolgen, um so Spannungen in Bauch- und Schultermuskeln zu vermeiden.

In einigen wenigen Fällen kann nach dem Rückwärtsbiegen des Nackens ein Schwindelgefühl auftreten. Es verschwindet, wenn man den Kopf hängen läßt und den Nacken entspannt. Wenn man die Haltung löst, sollte man zunächst den Körper strecken, sich sodann mit der Stirn vor den Knien auf dem Boden entspannen und schließlich die Haltung der Beine auflösen. Die Knie- und Fußgelenke sind gefährdet, wenn man versucht, die Beine in der Position zu bewegen. Bei Schwäche der Halswirbelsäule oder bei Schwindel sollte Variation 2 ausgeführt werden.

Dauer Man fängt mit ein paar Sekunden an und verlängert die Zeitdauer bis zum Maximum von ein paar Minuten. Wer die Haltung länger beibehalten möchte, kann Kopf und Rücken senken, um flach und entspannt zu liegen.

Technik

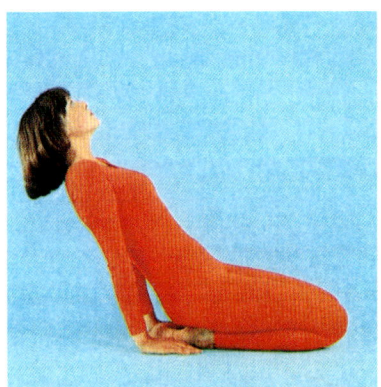

1 Sitze Vajrasana (S. 249). Die Knie sind geschlossen. Stütze die Handflächen neben den Füßen auf den Boden. Biege den Rücken von der Taille bis zur Brust leicht durch.

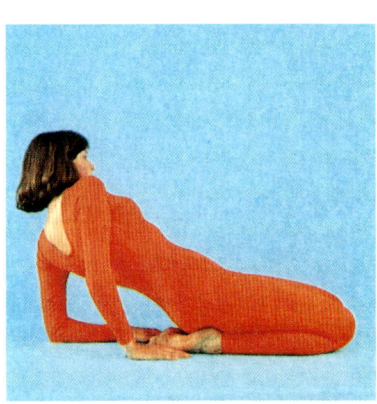

2 Atme ein, entspanne die rechte Seite und lege zuerst den rechten, dann den linken Ellbogen auf den Boden. Hebe die Brust, wobei du dich weiter durchbiegst, bringe die Schulterblätter zusammen und beuge den Nacken nach rückwärts.

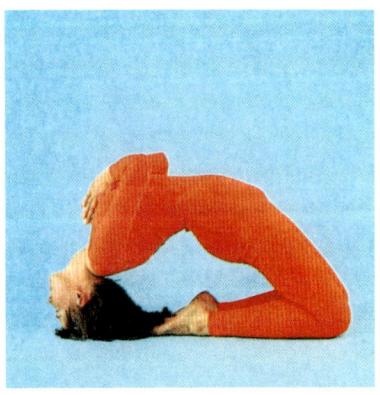

3 Lege den Kopf mit dem Scheitel auf den Boden und atme aus. Dann hebe das Gesäß und lege die Handflächen vor der Brust zusammen. Senke Arme und Gesäß, stütze dich auf die Unterarme, atme ein und hebe den Kopf. Strecke die Arme und setze dich gerade hin.

Technik für fortgeschrittene Yogaschüler

1 Man kniet aufrecht und hat die Handflächen auf der Vorderseite der Oberschenkel liegen. Gesäß- und Kniemuskeln
werden gespannt, wobei die Hüften leicht
vorgeschoben werden.

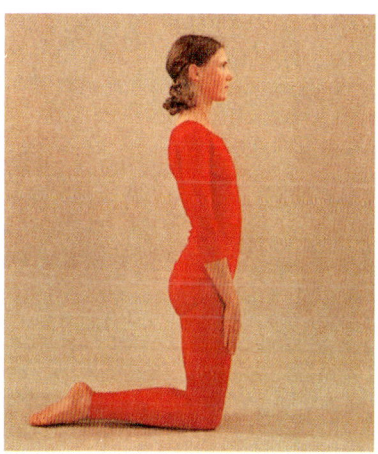

2 Atme ein und biege den Rücken von
der Taille ab zurück; dabei wird das
Brustbein stark angehoben. Bringe die
Schulterblätter zusammen und dehne den
Hals, wenn du den Kopf nach hinten
beugst.

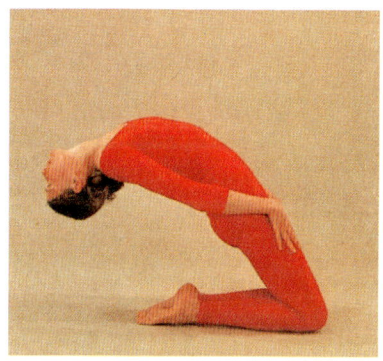

3 Die Bewegung wird weitergeführt, bis
der Kopf mit dem Scheitel auf dem Boden
liegt. Richte dich auf, indem du den
Körper nach oben ziehst, oder wie unter
›Technik‹ beschrieben.

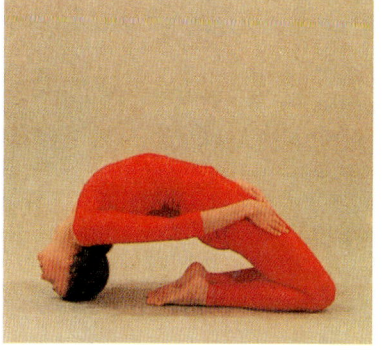

Variationen

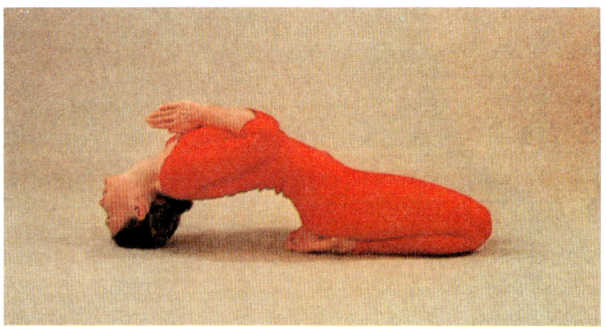

1 Supta Vajrasana kann ausgeführt werden, indem man auf den Fersen sitzt, bis die Kraft der Oberschenkel und die Flexibilität des Rückens für die unter ›Technik‹ gezeigte Haltung ausreichend entwickelt sind.

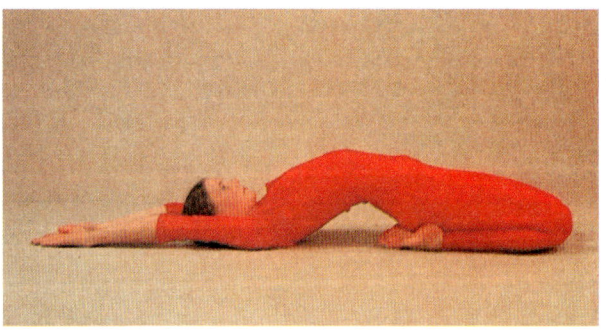

2 Sitze in Vajrasana (S. 248), das Gesäß zwischen den Füßen. Fasse die Füße am Spann, lehne dich vorsichtig zurück und stütze dich auf die Ellbogen. Rücken und Nacken werden bis zum Boden gesenkt, die Arme nach hinten ausgestreckt. Dann entspannt man.

Vorübungen

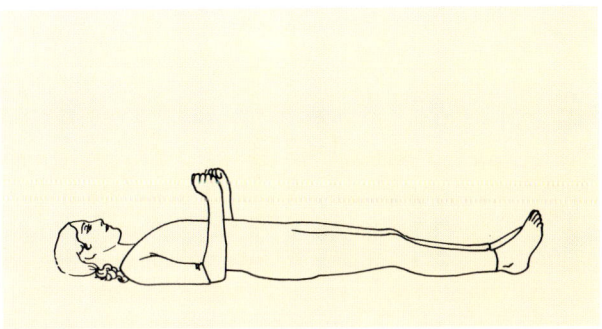

1 Liege auf dem Rücken, die Ellbogen dicht neben den Rippen, Füße und Unterarme nach oben gerichtet, die Fäuste geballt. Drücke die Ellbogen auf den Boden und hebe dabei Kopf und Rücken. Spanne das Rückgrat von der Taille an zu einem Bogen. Ziehe die Schulterblätter zusammen, hebe das Brustbein und senke den Kopf, bis der Scheitel den Boden berührt. Der Atem soll ruhig gehen. Richte dich auf, indem du das Kinn auf die Brust drückst und den Rücken abrollst.

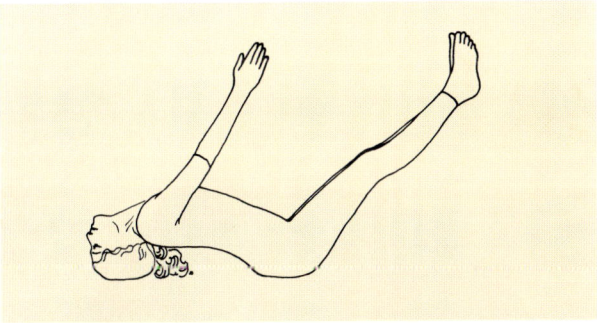

2 Liege auf dem Rücken mit den Armen neben dem Körper, die Knie angewinkelt und die Fußsohlen auf dem Boden. Stütze dich auf die Ellbogen, hebe Kopf und Rücken und spanne von der Taille her einen Bogen, bis der Kopf mit dem Scheitel den Boden berührt. Wenn man sicher auf dem Kopf ruht, kann man Beine und Arme in einem Winkel von 45° hochstrecken. Richte dich auf, indem du Ellbogen und Füße auf den Boden zurückbringst, den Kopf hebst und den Rücken abrollst.

Janu Sirshasana

Name   *Janu* bedeutet Knie und *Sirsha* Kopf. In dieser Haltung ruht der Kopf auf den Knien der gestreckten Beine.

Wirkung   Janu Sirshasana kann als eine abgemilderte Form von Paschimottanasana angesehen und geübt werden, wenn die letztere zu schwierig ist. Die Haltung streckt abwechselnd die Rücken- und Seitenmuskeln. Sie stärkt Rücken, Lenden und Hüften und macht sie beweglich. Sie beugt Hexenschuß, Lendenschmerzen und Ischias vor und verhütet Fettansatz am Bauch. Janu Sirshasana gibt den Bauchorganen eine stärkende Massage, aber im Gegensatz zu Paschimottanasana bleibt der Druck auf die Körperseite beschränkt, deren Bein ausgestreckt wird, während die gegenüberliegende Seite stark gestreckt wird. Dieser abwechselnde Druck- und Streckeffekt regt die Blutzirkulation im Bauchraum an, was günstig auf die Verdauung

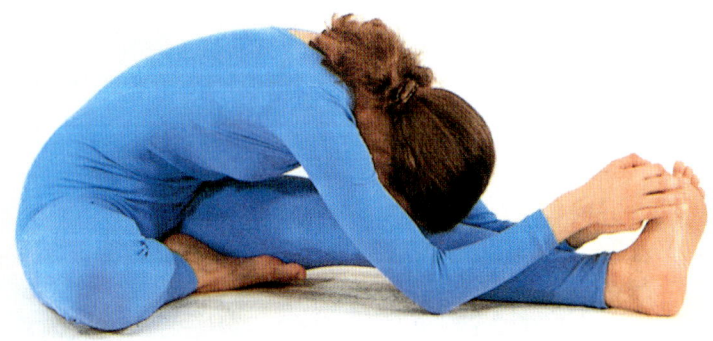

wirkt. Bei Abwandlung Nr. 2 wird die Wirbelsäule sowohl gestreckt als auch gedreht, was den Blutkreislauf anregt und die Rückenmarksnerven stärkt. Diese Haltung streckt auch die Muskeln zwischen den Rippen und erleichtert damit die Atmung.

Allgemeines In dieser Haltung sollte man, wie in Paschimottanasana, vom Hüftgelenk aus beugen und dabei versuchen, den Rücken gerade zu halten, um die Belastung der Lendenwirbelsäule zu vermindern. In der Anfangsphase zieht man den Bauch ein und leicht nach oben, wie in Uddiyana (S. 319), aber in der Endhaltung entspannt man die Bauchmuskeln, so daß der die Blutzirkulation anregende Effekt nicht behindert wird. In dieser Haltung erzielt man die besten Ergebnisse, wenn man es vermeidet, das gestreckte Bein zu beugen und wenn das Knie des anderen Beins flach auf dem Boden bleibt. Es muß darauf geachtet werden, daß während der ganzen Übung beide Gesäßhälften auf dem Boden bleiben. Wenn man in der Haltung atmen will, muß man den Körper vorsichtig entspannen, sonst kann man leicht außer Atem geraten, und die Atmung wird gezwungen. Beim Lösen der Haltung streckt man zunächst das Hüftgelenk und rollt sodann den Rücken Wirbel für Wirbel ab. Zuletzt hebt man den Kopf, streckt den Körper und schaut nach vorn.

Dauer Zu Anfang bleibt man einige Sekunden in der Haltung oder so lange, wie man ohne Mühe die Lungen luftleer halten kann. Nach und nach kann man die Übung ein paarmal nach jeder Seite wiederholen. Falls man in der Haltung atmet, sollte die Höchstdauer ein paar Minuten nach jeder Seite betragen.

Technik

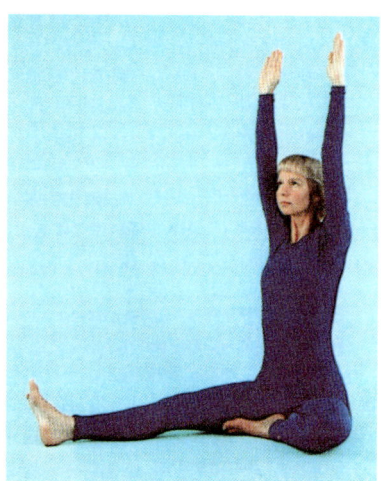 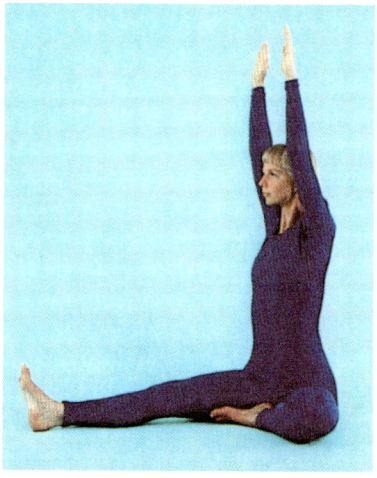

1 Sitze aufrecht mit ausgestreckten Beinen. Beuge das linke Bein und lege die Fußsohle an den rechten Oberschenkel dicht bei der Leiste. Schiebe das rechte Bein etwas seitwärts, wobei die Zehen nach oben zeigen, und hebe die Arme über den Kopf.

2 Atme ein, wobei du das Rückgrat streckst und durchbiegst. Schaue auf das rechte Bein, atme aus, wobei du den Bauch einziehst und Becken und Oberkörper nach vorn beugst. Das Rückgrat bleibt gestreckt.

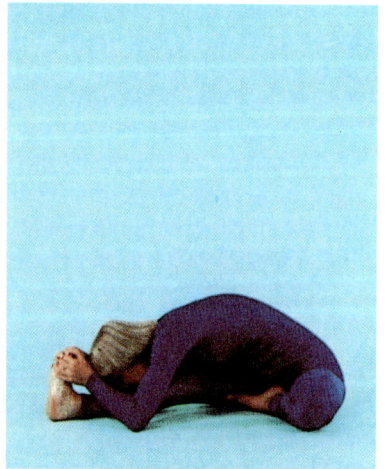

3 Fasse die Zehen und senke Rumpf und Kopf auf das gestreckte Bein. Versuche zu entspannen und lasse dabei die Ellbogen auf den Boden sinken. Richte dich langsam auf und atme ein. Wiederholung nach links.

Vorübungen

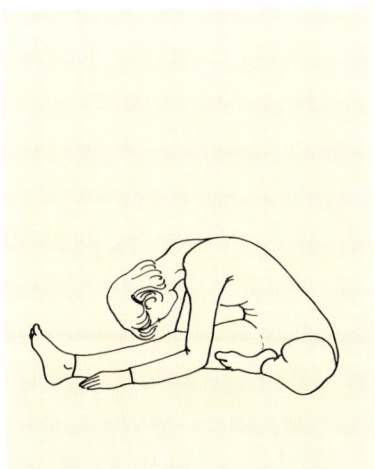

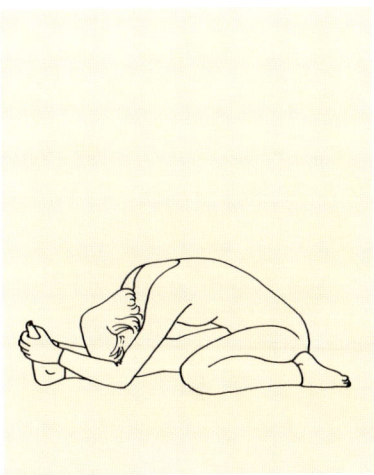

1 Halte die Beine in Janu Sirshasana, lege die Hände an den Seiten des ausgestreckten Beines auf den Boden und beuge dich locker nach vorn, bis die Unterarme auf dem Boden liegen. Bei jeder Ausatmung entspannt man die Hüftgelenke.

2 Beuge das linke Knie und lege den Fuß neben die linke Hüfte. Gehe in Janu Sirshasana, wobei du beachten mußt, daß die linke Gesäßhälfte nicht angehoben wird. Wiederholung zur anderen Seite. Diese Ausführung kann bei Schwäche in Hüftgelenk oder Leiste gewählt werden.

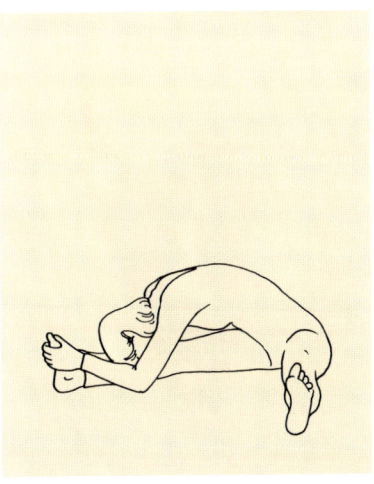

3 Bei schwachen oder steifen Knien können beide Beine ausgestreckt werden, weit gespreizt und mit den Zehen nach oben. Wenn es nicht möglich ist, die Zehen mit geradem Rücken zu erreichen, können Knöchel, Waden oder Knie erfaßt werden.

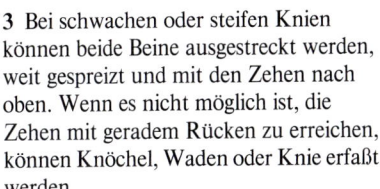

Variationen

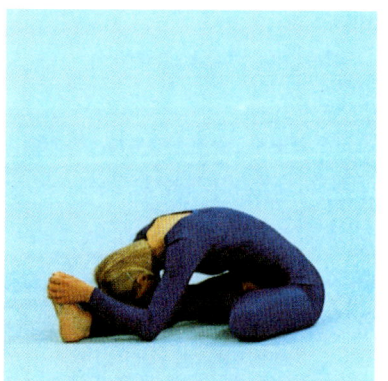

1 Lege den linken Fuß in die rechte Leiste, wie bei Padmasana (S. 297) und führe Janu Sirshasana aus, wie unter ›Technik‹ beschrieben.
Wiederholung zur anderen Seite.

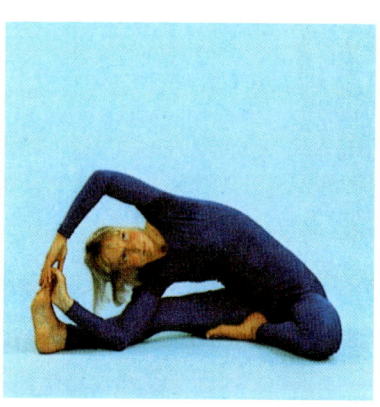

2 Mit den Beinen in Janu Sirshasana faßt man den rechten Fuß mit der rechten Hand. Atme ein und strecke die Wirbelsäule. Ausatmung nach rechts gebogen, der Ellbogen auf dem Boden. Hebe den linken Arm über den Kopf und fasse den rechten Fuß. Dann wird der Rumpf nach vorwärts gedreht; dasselbe links.

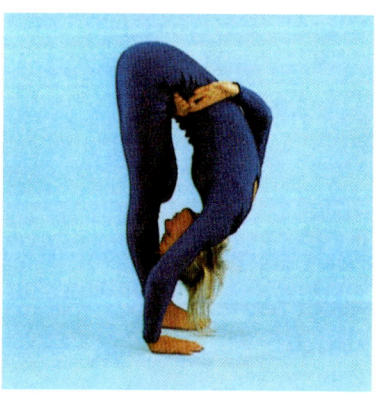

3 Stehe aufrecht, lege den linken Fuß in die rechte Leiste, führe den linken Arm hinter dem Rücken herum und fasse den linken Fuß. Atme aus, wobei du den Bauch einziehst, beuge dich nach vorn und lege die rechte Handfläche außen neben den rechten Fuß. Die Stirn berührt das Schienbein. Richte dich langsam auf.

4 Stelle den linken Fuß dicht am Oberschenkel auf den Boden. Lege den linken
Arm um das angebeugte Bein und ergreife
hinter dem Rücken die rechte Hand.
Atme ein und strecke den Rücken. Atme
aus, beuge dich dabei nach vorn und
senke den Kopf auf das gestreckte Bein.

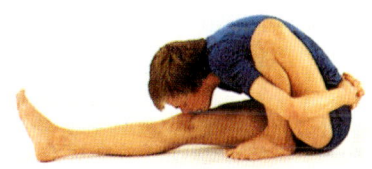

5 Sitze auf dem Boden, die linke Ferse
dicht am Schritt, das rechte Bein ausgestreckt. Fasse den rechten Fuß mit
beiden Händen, atme ein, richte den
Rücken gerade und atme aus, wobei du
das gestreckte Bein an Rumpf und Kopf
heranziehst.

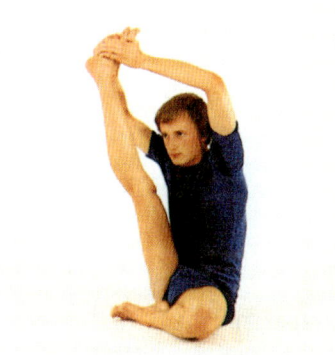

6 Sitze mit dem linken Fuß in der rechten
Leiste. Lege den linken Arm um den
Rücken und fasse damit die linken Zehen.
Dann greift man mit der rechten Hand
den rechten Fuß, atmet ein und richtet
den Rücken auf. Beim Ausatmen beugt
man sich nach vorn und senkt den Kopf
auf das rechte Bein.

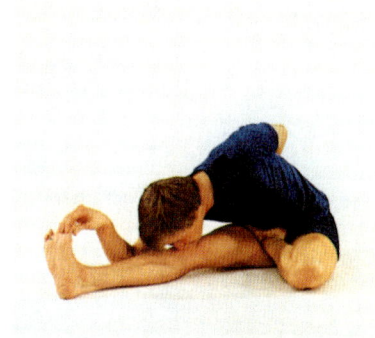

Chakrasana

Name *Chakra* bedeutet Rad. Bei diesem Asana nimmt der Körper die Form eines Rades an.

Wirkung Chakrasana wirkt gegen Rundrücken, verhilft zu einer entspannteren und richtigen Haltung und vermindert oder beseitigt Schmerzen in Lenden und Schultern. Durch das umgekehrt wirkende Gewicht des Kopfes wird eine gewisse Verminderung des Drucks auf die Halswirbelsäule erreicht, was Muskelverspannungen lösen kann. Die Haltung dehnt die Muskeln der Vorderseite des Körpers sehr stark, besonders die Schenkel und den Bauch. Die Streckung des

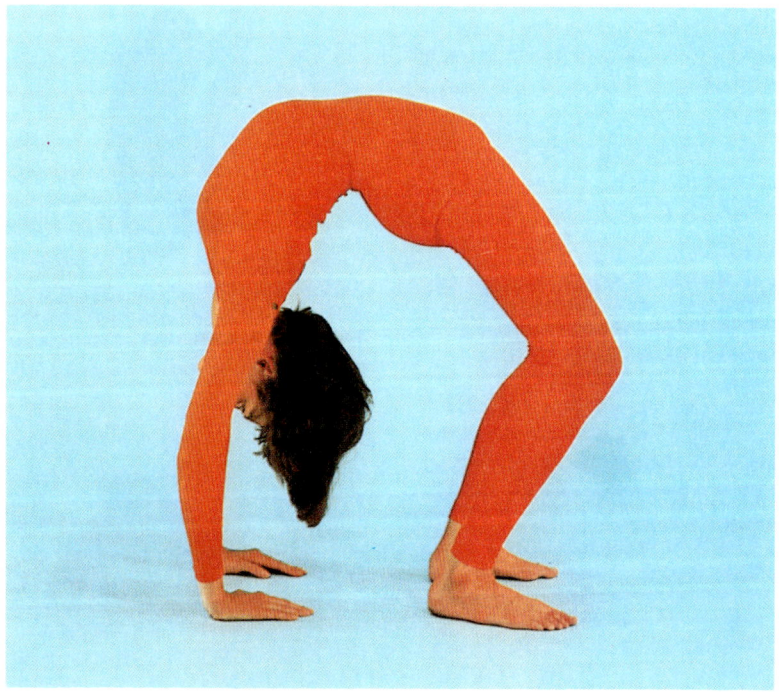

Bauchs tonisiert die inneren Organe und wirkt gegen Zwerchfellver-spannungen, Magenträgheit und Fettsucht. Wenn man in dieser Hal-tung atmet, werden die Atemmuskeln wohltuend gestreckt; ebenso wird das Herz massiert und damit der Blutkreislauf angeregt. Die Haltung lindert Kopfschmerzen, Müdigkeit und Verspannungen des Gesichts. Sie ist eine anregende Übung für diejenigen, die anstren-gende geistige Arbeit verrichten. In Abwandlung Nr. 3 werden Zwerchfell und Vorderseite der Brust noch mehr gestreckt. Das übt die Atemmuskulatur und verhilft zu leichterem und tieferem Atmen.

Allgemeines   Chakrasana setzt einen beweglichen Rücken, kräftige Handgelenke und ziemlich viel Kraft in Armen und Beinen voraus. Um die Handgelenke zu stärken, kann man die Vorübungen zu Mayurasana ausführen (S. 174). Die Übung hat den Vorteil, daß man sie allmählich ausführen kann, indem man den Körper immer mehr anhebt in dem Maße, in dem der Rücken beweglicher wird. Im An-fang wird man die Streckung vor allem in den vorderen Oberschen-kelmuskeln spüren. Wenn man den Punkt erreicht hat, an dem die Arme gestreckt sind, kann man die Wirkung dadurch verstärken, daß man die Gesäßmuskeln spannt und Oberschenkel und Bauch nach oben zieht. Um das perfekte Chakrasana zu erreichen, läßt man die Hände zu den Füßen hin ›wandern‹ und ergreift sodann die Knöchel, so daß der Körper einen vollen Kreis bildet.
   Diese Übung sollte im Falle hohen Blutdrucks, von Herzschwäche oder Verschleißerscheinungen an der Wirbelsäule nur bedingt ausge-führt werden.

Dauer   Anfangs ist es ratsam, nur ein paar Sekunden in der Haltung zu bleiben und die Dauer erst allmählich zu steigern. Man kann in Chakrasana bleiben, solange man den Atem ohne Schwierigkeiten anhalten kann, oder man atmet normal und bleibt eine halbe bis eine volle Minute in der Haltung.

Technik

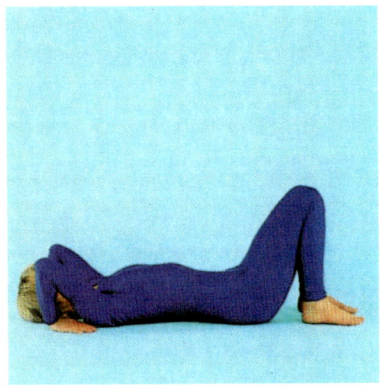

1 Liege auf dem Rücken, die Füße parallel zueinander dicht an das Gesäß gezogen, aber auf Hüftweite auseinandergestellt. Lege die Handflächen so unter die Schultern, daß die Fingerspitzen auf die Füße zeigen.

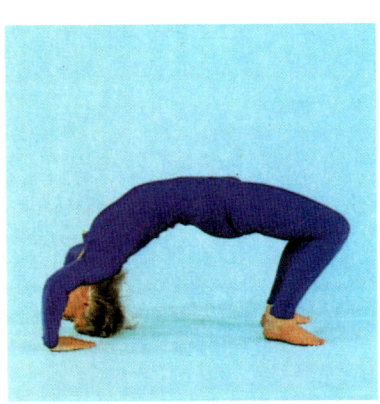

2 Atme ein, spanne Oberschenkel und Gesäß und hebe Hüften und Brustkorb hoch an. Schiebe die Handflächen nach und hebe den Kopf. Beim Ausatmen ruht der Kopf mit dem Scheitel auf dem Boden.

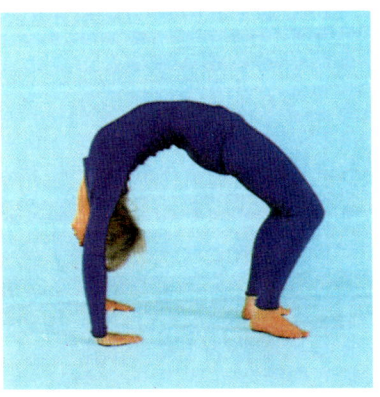

3 Atme ein und strecke die Arme. Atme aus, wobei du den Körper so hoch wie möglich zum Bogen spannst. In dieser Haltung atmet man ruhig. Hebe das Kinn auf die Brust und senke vorsichtig Nacken und Rücken. Entspanne mit den Knien auf der Brust.

Vorübungen

1 Man kniet aufrecht und stützt das
Kreuz mit den Händen. Spanne die Ober-
schenkel- und Gesäßmuskeln und schiebe
Oberschenkel und Hüften nach vorn.
Dann beuge den Rumpf nach rückwärts,
strecke den Brustkorb vor und nimm die
Schulterblätter zusammen.

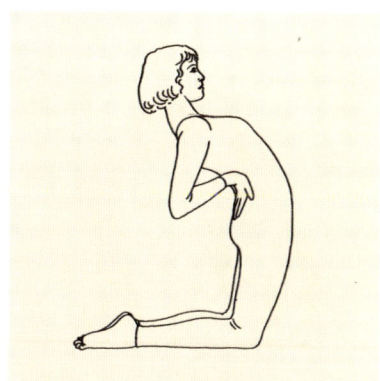

2 Sitze in Vajrasana, die Handflächen
hinter den Füßen auf dem Boden. Atme
ein, spanne Gesäß und Oberschenkel und
hebe die Hüften hoch. Biege die Lendenwirbelsäule. Die Schulterblätter werden
zusammengezogen und der Kopf nach
rückwärts gebeugt. Beuge das Kinn auf
die Brust und senke das Gesäß.

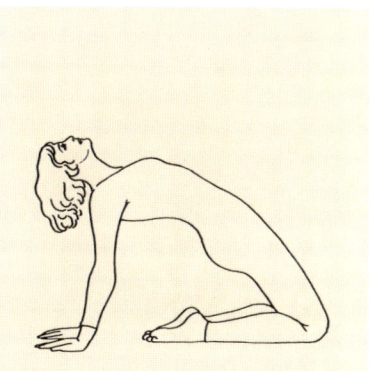

3 Ausgangshaltung wie in Chakrasana.
Atme ein, spanne Oberschenkel und
Gesäß und hebe Gesäß und Rücken vom
Boden ab. Atme aus und hebe dabei
Hüften und Brustkorb höher.
Atme ein und gehe zur Entspannung in
Pavanamuktasana, Variation 1 (S. 207),
zurück.

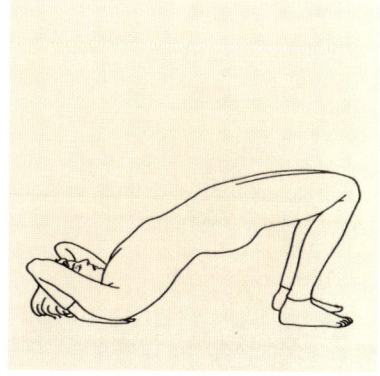

Variationen

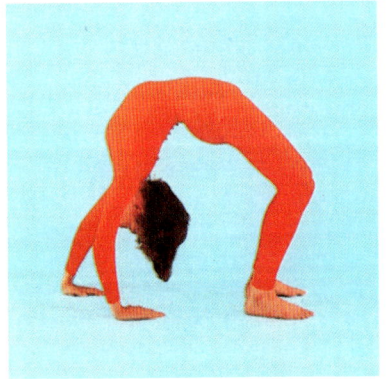

1 Gehe mit den Händen auf die Füße zu.

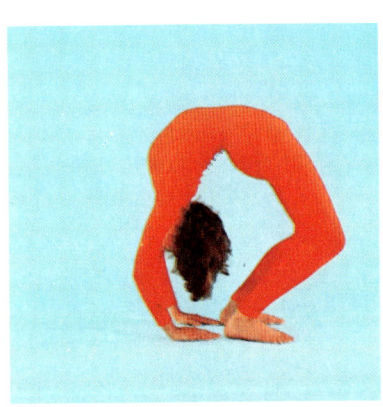

So entsteht das komplette Chakrasana, bei dem die Finger die Fersen berühren. So entsteht das Bild eines Rades.

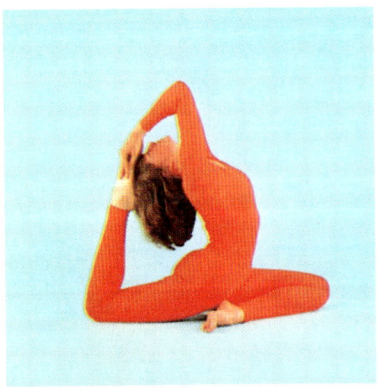

2 Lege die linke Ferse in den Schritt. Nimm das rechte Bein durch Beugen des Knies zurück und stelle den Unterschenkel senkrecht hoch. Lege die Handflächen auf den Boden und atme ein. Beuge dich zurück, atme aus und führe den linken Arm über den Kopf und ergreife den Fuß. Fasse auch mit der rechten Hand zu und beuge dich weiter zurück, bis der Kopf den Fuß erreicht.

3 Liege auf dem Rücken, das Gesäß zwischen den Füßen, s. Supta Vajrasana Var. 2 (S. 184). Lege die Handflächen auf den Boden, Finger unter die Schultern.

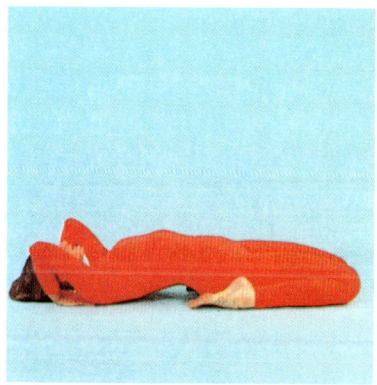

Atme ein, spanne das Gesäß und hebe die Hüften, während du die Arme streckst und damit das Brustbein hebst, wodurch sich der Rücken biegt. Im Anfang kann man den Kopf mit dem Scheitel auf den Boden legen. Fortgeschrittene Schüler fahren so fort:

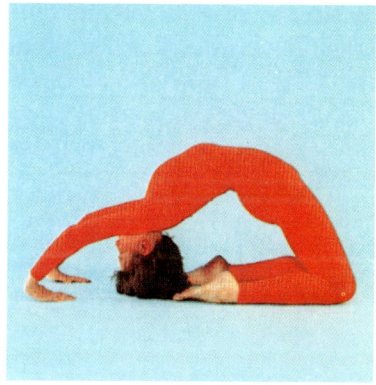

Schiebe die Hände auf die Füße zu und lege die Unterarme auf den Boden. Atme aus und spanne den Bogen höher, wobei der Scheitel die Füße berührt. Der Atem soll ruhig gehen. Lege die Handflächen auf den Boden zurück, beuge das Kinn auf die Brust und senke Gesäß und Rücken. Richte dich auf und sitze in Supta Vajrasana (S. 183).

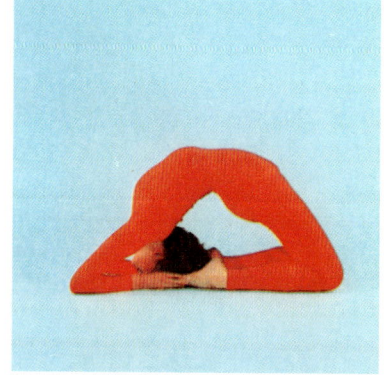

Kandharasana

Name *Kandhar* heißt Schulter. In Kandharasana ruht ein großer Teil des Körpers auf den Schultern.

Wirkung Kandharasana stärkt die Wirbelsäule, macht sie beweglich und wirkt Rundrücken und Hängeschultern entgegen. Die Bein-, Rücken- und Gesäßmuskeln werden gestärkt, die Hüftgelenke beweglich gemacht und Spannungen im Nacken und in der Vorderseite des Körpers beseitigt. Die Atemmuskulatur erfährt eine entspannende Streckung, und Herz und Blutkreislauf werden angeregt. Kandharasana fördert den Rücklauf venösen Bluts aus der Bauchregion und wirkt damit venösen Stauungen in den Bauchorganen und Hämorrhoiden entgegen. Die Haltung steigert auch den Blutzulauf zu Kopf und Nacken, was eine insgesamt erfrischende Wirkung mit sich bringt.

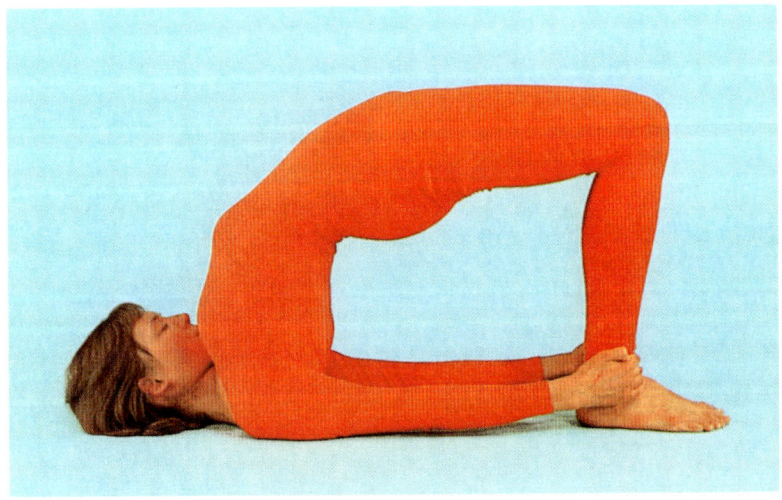

Allgemeines Wenn es schwierig ist, die Knöchel mit den Händen zu erreichen, kann man im Anfang die gebeugten Beine dicht an den Körper heranziehen, die Knöchel erfassen und dann die Füße auf den Boden stellen. Es muß darauf geachtet werden, daß der Nacken gestreckt bleibt.

Um den größtmöglichen Gewinn zu erzielen, versucht man, den Körper mit Hilfe der Oberschenkel- und Gesäßmuskeln anzuheben, ohne bis zum Schluß die Rückenmuskeln zu gebrauchen. In der Haltung müssen die Nackenmuskeln entspannt sein, so daß der Streckeffekt sich auswirken und den Druck zwischen den Wirbeln vermindern kann. Wer in dieser Haltung atmet, kann versuchen, in den Intervallen zwischen Ein- und Ausatmung den Bauch noch mehr nach oben zu drücken. Die Übung wird abgeschlossen, indem man die Knöchel losläßt, einatmet und den Rücken Wirbel für Wirbel senkt. Wenn das Gesäß unten ist, werden die Beine gestreckt. Zur Entlastung kann man danach die Knie an die Brust ziehen.

Dauer Anfangs einige Sekunden mit zweimaliger Wiederholung. Steigern bis zu 2 Minuten.

Technik

1 Liege auf dem Rücken mit angezogenen Beinen, die Füße nebeneinander
dicht am Gesäß. Fasse die Knöchel und
ziehe das Kinn ein, wobei der Nacken
gerade bleibt.

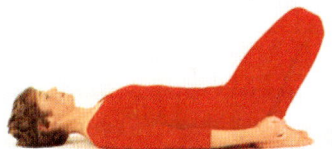

2 Atme ein, spanne die Oberschenkelmuskeln und hebe Gesäß und Rückgrat
– einen Wirbel nach dem anderen –
vom Boden ab.

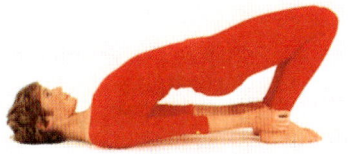

3 Atme aus und spanne den Bogen so
hoch wie möglich. Hebe den Brustkorb
und spanne das Gesäß, so daß du mit
jedem Atemzug ein Stück höher kommst.
Dann atme ein und rolle das Rückgrat
Wirbel für Wirbel ab.

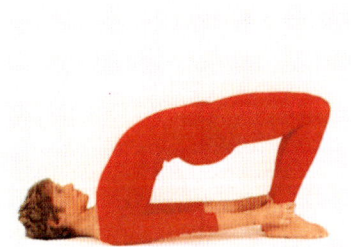

Vorübungen

1 Führe die Haltung aus mit den Füßen auf Hüftbreite auseinander, knapp hinter dem Gesäß. Die Arme liegen entlang den Körperseiten auf dem Boden.

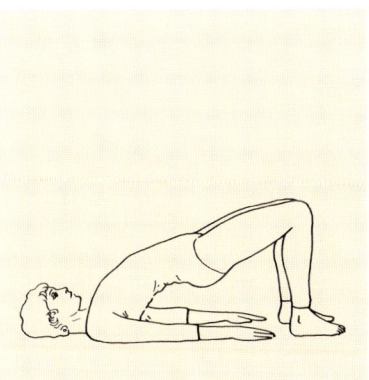

2 Man beginnt wie bei Nr. 1, die Beine zusammen oder auseinander. Verschränke die Finger und ziehe Hände und Schultern auf die Füße zu, wodurch du den Körper stärker biegst.

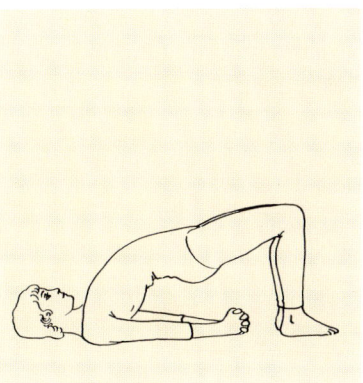

3 Beginne wie beschrieben. Beuge die Arme mit geschlossenen Ellbogen und stütze das Kreuz mit den Händen.

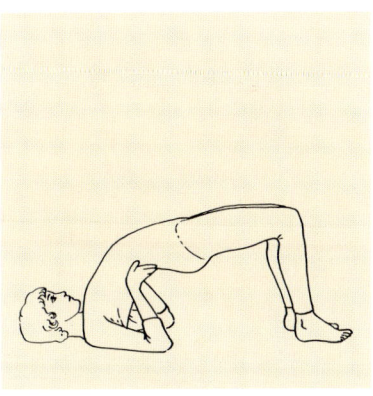

Kurmasana

Name *Kurmasana* bedeutet Schildkrötenhaltung.

Wirkung Kurmasana ist eine gute Streckübung, welche die gesamte Wirbelsäule gesund und beweglich hält. Indem man die Arme unter die Beine legt, wird die Streckung zwischen den Wirbeln erhöht, wodurch der Stoffwechsel in den Bandscheiben verbessert und die Blutzirkulation im Rücken gesteigert wird. Die Haltung gibt Hüften und Becken Beweglichkeit, stärkt die Bauchmuskeln und regt die Bauchorgane an. Kurmasana streckt und entspannt die oberen Rückenmuskeln, die Gesäß- und die inneren Oberschenkelmuskeln. Kurmasana wirkt Ruhelosigkeit, geistiger Überanstrengung und Nervosität entgegen und hilft mit, den Geist auf innere Betrachtung einzustimmen.

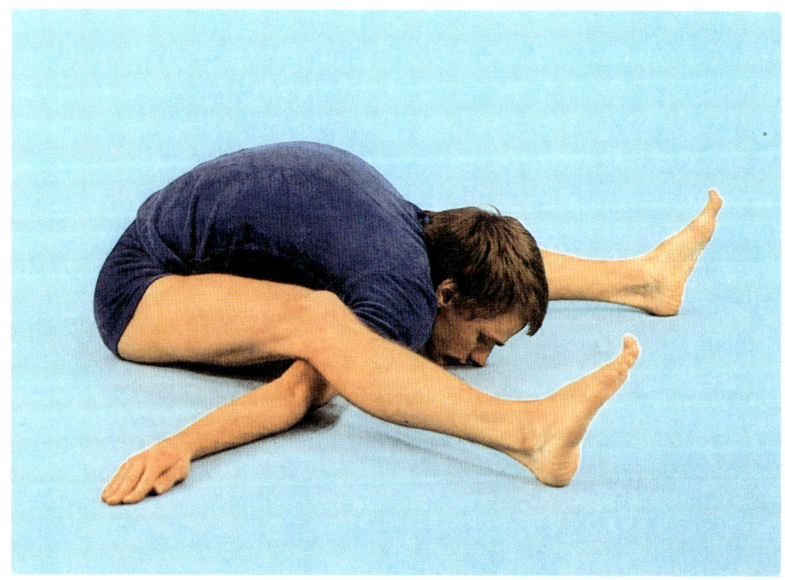

Allgemeines Man beginnt mit der ersten Phase der Technik. Es muß vermieden werden, die Lenden zu stark abzuknicken. Man sollte vielmehr versuchen, das Rückgrat gerade zu halten und von den Hüften aus nach vorwärts zu biegen. Die Hüftgelenke sollen beim Ausatmen entspannt und locker gelassen werden. Der Kopf wird erhoben und das Kinn nach vorn gestreckt, so daß die Wirbelsäule so gerade wie möglich gehalten wird. Es ist wichtig, den Körper nicht mit Gewalt in diese Haltung zu zwingen, denn das kann die Wirbelsäule zerren und zu schmerzhafter Überdehnung der Muskeln führen.

Dauer So lange man bequem den Atem ausgeatmet anhalten kann, oder normal atmend einige Atemzüge. Allmählich bis auf zwei Minuten steigern.

Technik

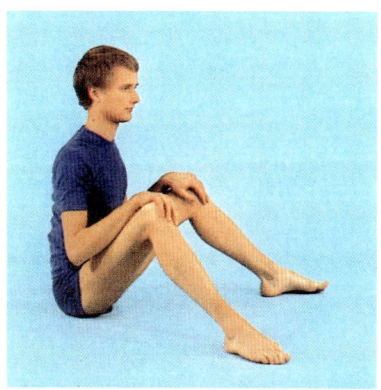

1 Sitze mit gebeugten und gespreizten Beinen, die Hände auf den Knien. Atme ein, strecke den Rücken, hebe den Brustkorb und ziehe die Schultern zurück.

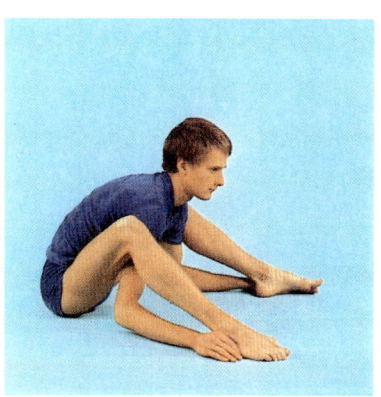

2 Atme aus, ziehe den Bauch ein und beuge Becken und Rumpf vorwärts. Lege die Ellbogen unter den Knien auf den Boden und lasse die Arme seitwärts unter den Beinen durchgleiten.

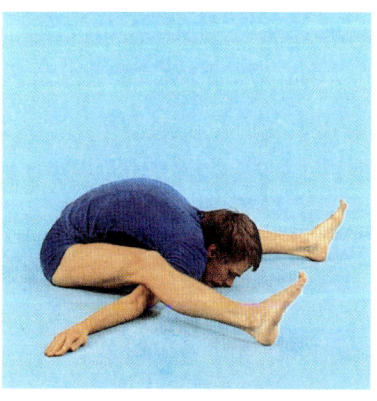

3 Strecke die Beine langsam aus und senke den Körper zum Boden, wobei Kinn und Brustbein gestreckt werden. Entspanne. Die Füße werden zurückgeführt, indem du die Knie beugst, die Arme zurückziehst und dich aufrichtest.

Pavanamuktasana

Name *Pavana* bedeutet Wind. *Mukta* bedeutet frei.

Wirkung Pavanamuktasana regt die Verdauungsorgane an und kann Winde freisetzen. Die Haltung hat eine besondere Wirkung auf diese Organe und hilft gegen Verstopfung. Pavanamuktasana streckt die Muskeln von Lenden, Gesäß und Oberschenkeln. Sie macht Hüft- und Kniegelenke beweglich, wirkt Schmerzen und Verspannungen in den Lenden entgegen und verhütet Rückgratverkrümmungen, auch Rücken-Entspannungsübung.

Allgemeines Im Anfang ist es für die meisten schwer, die Oberschenkel dicht an den Körper heranzuziehen. Wenn man sich in dieser Haltung entspannt und sie regelmäßig übt, wird die Beweglichkeit sich bald einstellen. Es muß darauf geachtet werden, daß der Nacken gerade bleibt, während Schultern und Hüften entspannt werden. Wegen des Drucks auf den unteren Teil der Eingeweide wird zunächst das rechte Bein gebeugt, sodann das linke. Man sehe zu, daß das jeweils angezogene Knie nicht zur Seite rutscht. Wenn beide Beine zur Brust angezogen werden, werden die Knie zusammengehalten und die Hüften bleiben auf dem Boden, so daß der Rücken gerade bleibt. In der statischen Phase sollte man so tief wie möglich atmen, um die Wirkung auf die Verdauungsorgane zu verstärken. Die horizontale Abwandlung kann auch als dynamische Übung ausgeführt werden: man atmet ein und zieht das rechte Knie an die Brust. Dann faltet man die Hände um das Knie und drückt den Oberschenkel gegen den Körper. Atme aus und hebe den Kopf zum Knie. Dann senke den Kopf und atme ein, strecke das Bein und atme aus. Dasselbe wiederholt man mit dem linken Bein und schließlich mit beiden Beinen. Eine nützliche Aufwärmübung vor den statischen Yoga-Haltungen, wenn die Bewegungen ruhig ausgeführt werden.

Dauer Pavanamuktasana kann so lange geübt werden, wie es ohne Beschwerden möglich ist. Die dynamische Variation kann drei- bis fünfmal wiederholt werden.

Technik

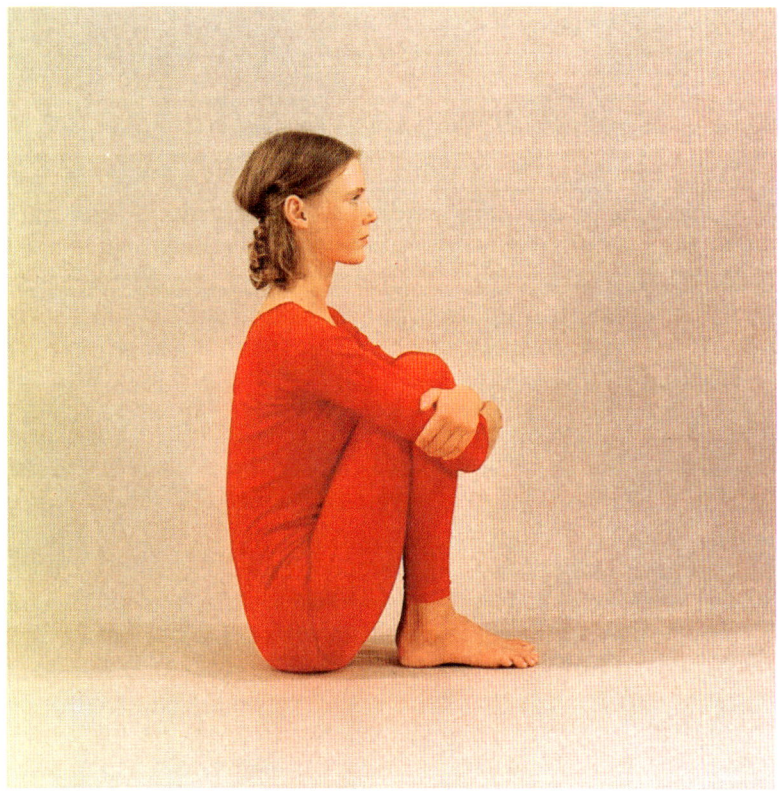

Sitze aufrecht. Die Knie werden an die Brust gezogen, wobei die Beine zusammen und
die Füße auf dem Boden bleiben. Lege die Arme um die Knie und fasse den gegenüberliegenden Ellbogen. Strecke den Rücken und bringe Rumpf und Oberschenkel
dicht zusammen. In dieser Haltung bleibt man eine Weile so entspannt wie möglich
und konzentriert sich auf langsames und tiefes Atmen.

Variationen

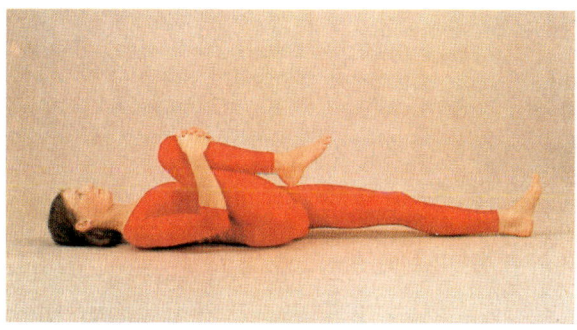

1 Liege auf dem Rücken, die Beine auf Hüftbreite gespreizt.
Beuge das rechte Bein rechts an die Brust, verschränke die
Finger um das Knie und entspanne. Wiederhole mit dem
linken Bein, dann mit beiden.

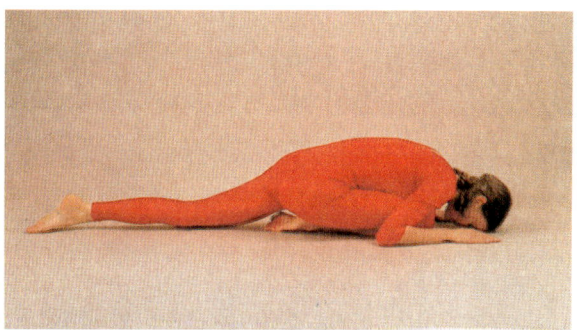

2 Ruhe auf Knien und Händen. Das linke Bein streckt man
nach rückwärts aus und senkt das Gesäß auf die rechte Ferse.
So ruht der Körper auf dem rechten Oberschenkel, das Knie an
der rechten Brustseite. Entspanne mit der Stirn auf dem
Boden. Wiederhole mit dem linken und mit beiden Beinen
angezogen.

Hanumanasana

Name *Hanuman* ist ein mythologischer Held, der die Meerenge zwischen Indien und Sri Lanka mit einem Sprung überwand.

Wirkung Hanumanasana dehnt die Muskeln von Beinen, Gesäß und Hüften, regt die Blutzirkulation in Bauch und Beinen an. Wenn die Arme über den Kopf gestreckt werden, wird eine kräftige Strekkung des Körpers erreicht, und sie kann Rückenschmerzen beseitigen oder lindern.

Allgemeines Es ist wichtig, Hanumanasana sehr sorgfältig vorzubereiten, um Überdehnungen zu vermeiden. Man übt am besten zuerst die ersten beiden Phasen der Technik. Der Rücken wird gestützt, indem man das Gewicht auf die Arme legt und Hüften, Beckenboden und Beine entspannt. Die Dehnbarkeit kann nicht erzwungen werden, aber sie wird sich bei Entspannung allmählich einstellen. In die Ausgangsposition zurückgehen, auf Hände und rückwärtiges Knie stützen, den vorderen Fuß auf die Hände hin zurückziehen.

Dauer Nach Belieben.

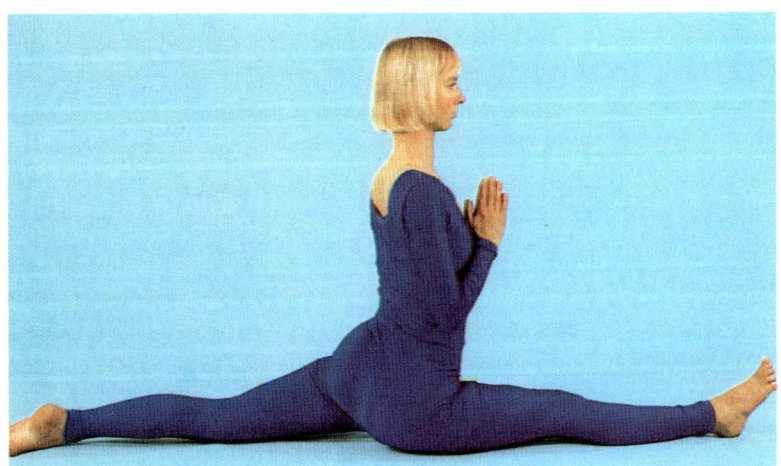

Technik

1 Stütze dich auf das linke Knie;
der rechte Fuß steht so auf dem
Boden, daß das Schienbein senkrecht ist. Lege beide Hände rechts
und links vom rechten Fuß auf
den Boden und atme ein.

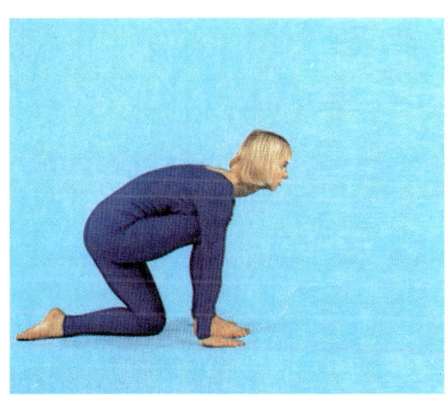

2 Atme ein. Strecke das rechte
Bein vorwärts, das linke nach
hinten. Atme aus und lasse die
Füße über den Boden gleiten.
Halte das Körpergewicht auf den
Händen, während du die Beine
langsam senkst.

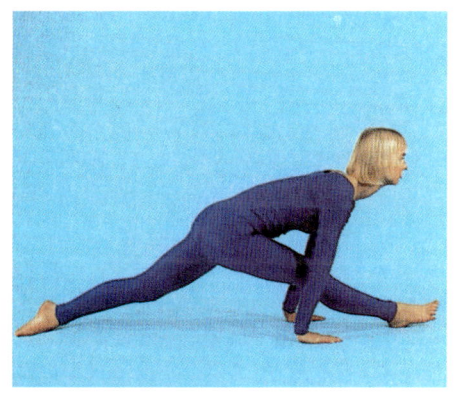

3 Wenn beide Beine gestreckt auf
dem Boden angekommen sind,
streckt man den Rücken und legt
die Handflächen vor der Brust
oder über dem Kopf zusammen.
Wiederholung zur anderen Seite.

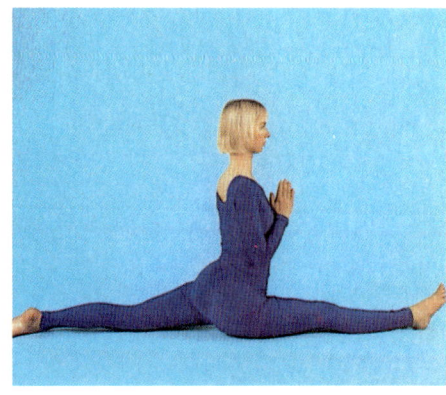

Gomukhasana

Name *Gomukh* ist der Name eines klassischen indischen Musik-
instruments, dessen Form einer Kuh gleicht.

Wirkung Gomukhasana macht die Schultergelenke beweglich,
dehnt die Muskeln der Oberarme und des Rückens und hilft bei
Spannungen und rheumatischen Schmerzen in Schultern, Armen

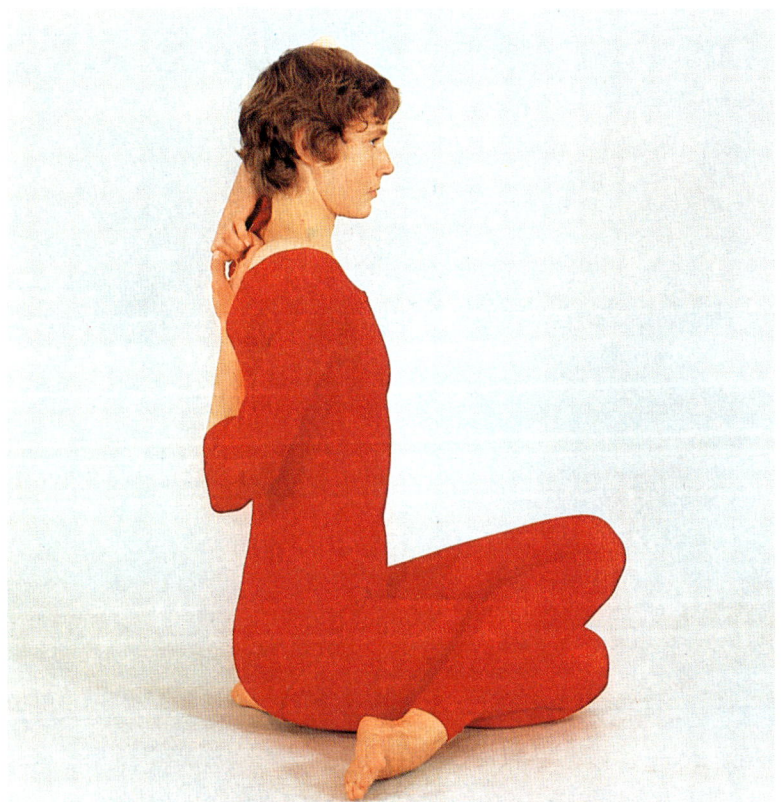

und Rücken. Die Übung wirkt gegen einen runden Rücken und bringt eine anmutige Haltung mit sich. Der Brustkorb wird geweitet. Das steigert die Lungenkapazität, wirkt gegen Krankheiten der Atemwege und macht die Atmung frei und leicht. Ferner entspannt Gomukhasana die Bauchmuskeln und ist wohlbekannt als Hilfe und Linderungsmittel bei Hämorrhoiden, Darmkatarrh und Verstopfung. Die Streckung der Gesäß- und Oberschenkelmuskulatur wirkt sich besonders günstig bei Ischias und Rheuma in den Beinen aus. Die nach vorn gebeugte Variation kann Kopfschmerzen und Nebenhöhlenentzündungen lindern und öffnet den Nasendurchgang, wenn die Nasenlöcher infolge von Erkältung verstopft sind. Diese Übung wird auch bei Schlaflosigkeit empfohlen.

Allgemeines Wer an Krampfadern oder Kniebeschwerden leidet, kann die Übung auch im Stehen oder Knien durchführen. Um die Gelenke nicht zu überanstrengen, müssen plötzliche Bewegungen in der Eingangs- oder Ausgangsphase vermieden werden. Besondere Vorsicht ist geboten bei lockeren Gelenkbändern oder Osteoarthritis in Hüften oder Schultern. In der Endhaltung sollten Nacken und Rücken gerade sein, die Arme den Kopf nicht berühren und die Knie richtig übereinander liegen. Wenn Schultern und Arme nach der Übung schmerzen, kann man mit den Schulterübungen 8 und 9 (S. 73) abschließen.

Dauer Wenige Sekunden bis zu 2 Minuten.

Technik

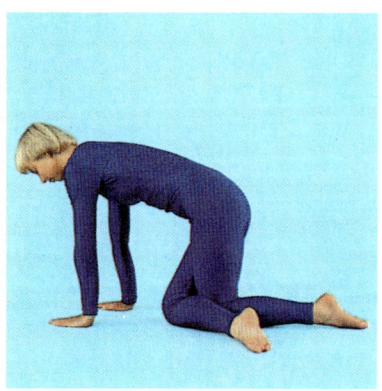

1 Stütze dich auf Hände und Knie. Lege das rechte Bein über das linke und senke das Gesäß so, daß die linke Ferse gegen den Anus drückt. Der rechte Fuß liegt dicht neben der linken Hüfte und die Knie liegen übereinander.

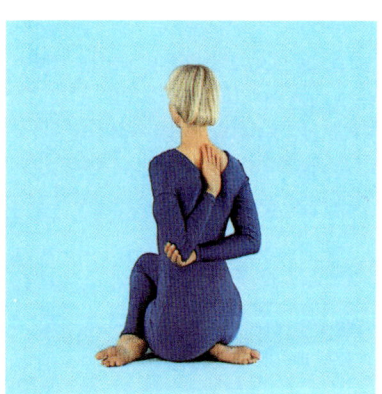

2 Sitze aufgerichtet und führe die linke Hand mit der Handfläche nach außen am Rücken hoch. Ziehe den linken Ellbogen so weit wie möglich zur Rückenmitte, die Hand so weit wie möglich nach oben.

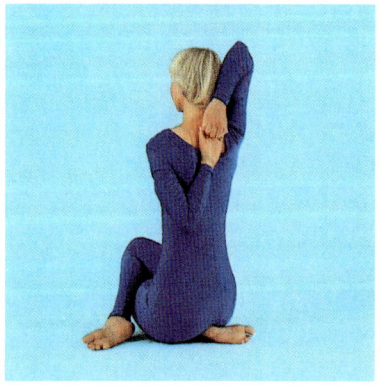

3 Hebe den rechten Arm über den Kopf. Beuge den Ellbogen und fasse die linke Hand, wobei du versuchst, den rechten Arm hinter dem Kopf zu halten. Der Rücken wird gerade gehalten, und man atmet tief und regelmäßig. Wiederholung zur anderen Seite.

Variationen

1 Sitze aufrecht in Gomukhasana und atme ein, während du den Rücken wölbst.

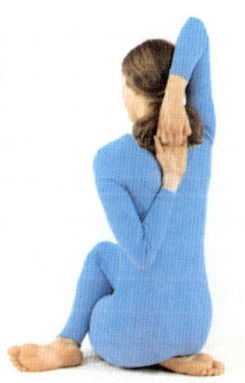

Atme aus, ziehe den Magen ein und beuge dich aus den Hüften nach vorn, bis das Kinn die Außenseite der Knie erreicht. Entspanne, indem du den Kopf bis auf den Boden senkst. Wiederholung zur anderen Seite.

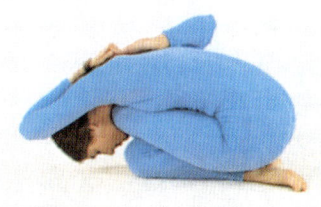

2 Sitze in Vajrasana (S. 249), die Arme wie in Gomukhasana. Atme ein und strecke die Wirbelsäule. Atme aus, wobei du dich vorbeugst und die Stirn auf den Boden legst. Entspanne, ohne das Gesäß vom Boden zu heben.

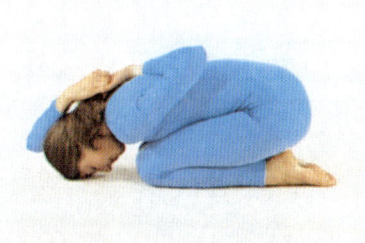

Vorübungen

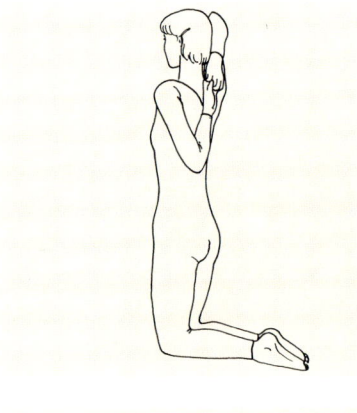

1 Wenn die Hüften schwach oder steif sind, kann die Armlage im Knien ausgeführt werden.

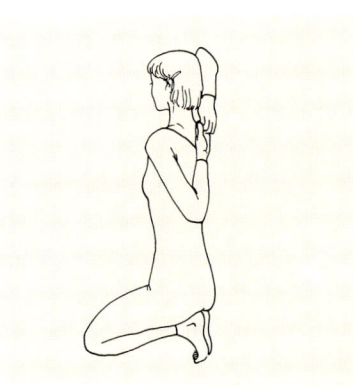

2 Führe die Armhaltung in Vajrasana aus (S. 249). Wer zu Wadenkrämpfen neigt, zieht die Zehen ein wie gezeigt.

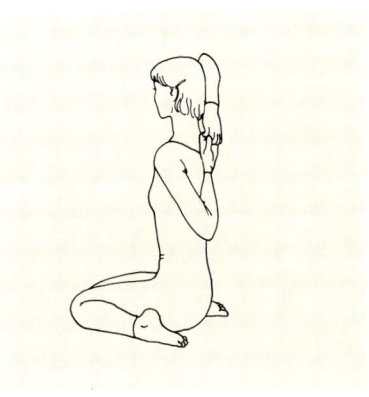

3 Setze dich zwischen die Füße auf den Boden. Die Zehen können entweder gerade nach rückwärts oder auch nach beiden Seiten zeigen.

4 Sitze aufrecht, die Handgelenke hinter dem Rücken gekreuzt und die Finger verschränkt. Atme ein und ziehe die Arme nach unten und zurück. Dabei bringe man die Schulterblätter zusammen. Entspanne und atme aus.

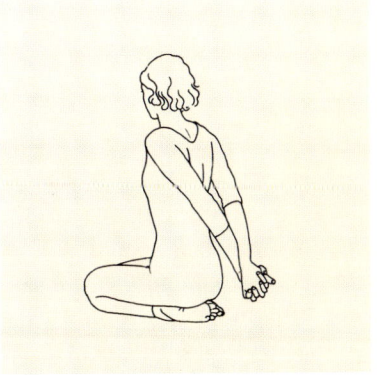

5 Während du die Armhaltung ausführst, halte ein Tuch oder dergleichen, mit dessen Hilfe du allmählich die Entfernung zwischen den Händen verminderst.

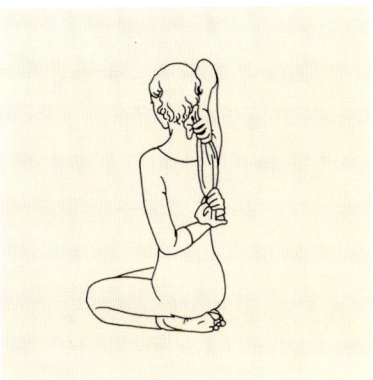

6 Man kann die Haltung auch üben, indem man einen Ring benutzt, wenn die Hände nicht zusammenkommen. Die gezeigten Armhaltungen können bei jeder Beinhaltung praktiziert werden. Der Rücken muß gerade bleiben.

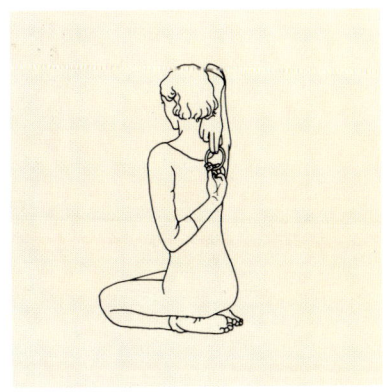

Chatuskonasana

Name *Chatuskonasana* bedeutet viereckige Haltung.

Wirkung Dieses Asana macht die Hüftgelenke beweglich, dehnt die Muskeln von Gesäß und Kniekehlen und massiert die inneren Organe. Der kombinierte Druck- und Streckeffekt regt Blutkreislauf und Nervensystem an, so daß man sich erfrischt und neu mit physischer und geistiger Energie aufgeladen fühlt.

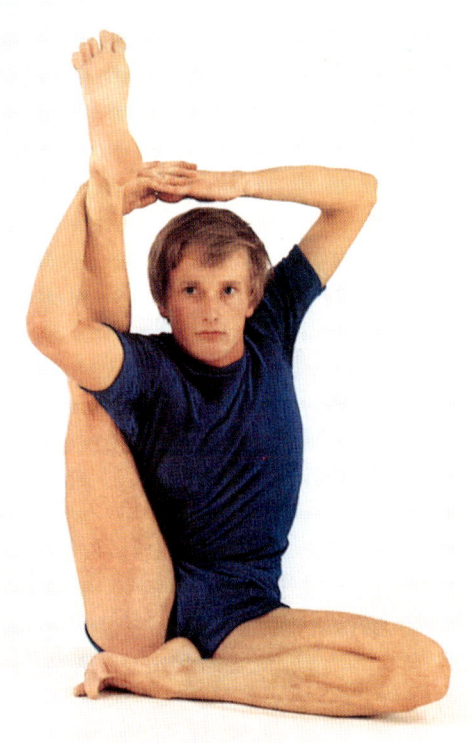

Allgemeines Es kann zweckmäßig sein, Chatuskonasana durch die einleitenden Übungen für Padmasana (S. 296) und Akarna Dhanurasana (S. 219) vorzubereiten. Dabei ist es vernünftig, dieser Vorbereitung genügend Zeit zu widmen und nicht zu versuchen, die Haltung ganz auszuführen, bevor man die nötige Beweglichkeit gewonnen hat. Wenn man übereilt vorgeht, können Überstreckung von Gesäßmuskeln und Kniekehlen die Folge sein. Im Anfang kann Chatuskonasana eine rasche Pulsbeschleunigung, Steigerung der Körpertemperatur und unregelmäßige Atmung hervorrufen. Nach einiger Übung lernt man jedoch, die befreite Energie (Prana) zu kontrollieren und das sich daraus ergebende Wohlbefinden zu genießen.

Dauer Zunächst bleibt man nur ein paar Sekunden in der Haltung, dann dehnt man die Zeitspanne aus, sofern man sich gut fühlt.

Technik

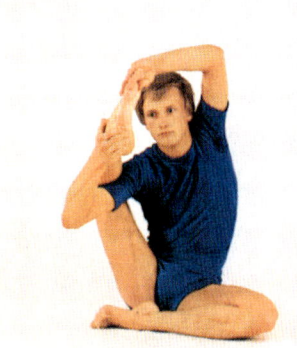

1 Sitze mit gebeugtem linken Bein, die Ferse dicht am Schritt. Hebe das rechte Bein und lege die Kniekehle über den rechten Ellbogen.

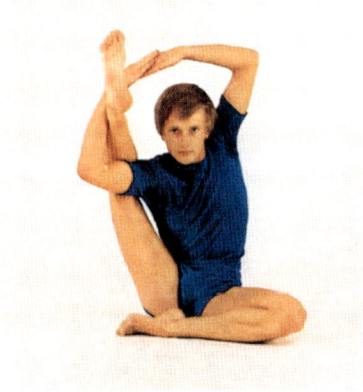

2 Ziehe das Bein nach oben, bis es auf der Schulter ruht. Führe beide Hände über dem Kopf zusammen und strecke den Rücken. Wiederhole zur anderen Seite.

Variation

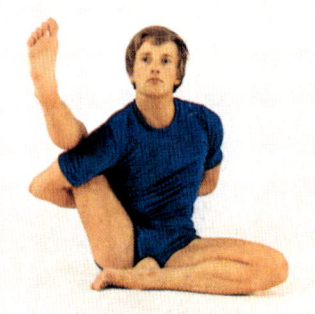

Lege den rechten Arm um das erhobene Bein und ergreife hinter dem Rücken die linke Hand. Halte den Rücken so gerade wie möglich. Wiederhole zur anderen Seite.

Akarna Dhanurasana

Name *Dhanurasana* bedeutet Bogenhaltung. *Akarna* heißt Ohr. Bei dieser Übung wird der Fuß zum Ohr hingezogen wie ein Pfeil auf der Bogensehne.

Wirkung Diese Übung eignet sich sehr gut dazu, Hüften und Beine beweglich zu machen und gleichzeitig die Muskeln von Armen, Schultern und Rücken zu stärken. Wenn ischiasähnliche Schmerzen eine Muskelversteifung verursacht haben, bringt Akarna Dhanurasana Linderung; auch die Gesäß- und Oberschenkelmuskeln werden gelockert. Das abwechselnde Zusammenziehen und Strecken der Schulter- und Rückenmuskeln wirkt gegen Verspannungserscheinungen, wie sie in diesen Bezirken häufig sind. Der Druck der Oberschenkel auf den Bauch regt die inneren Organe und die Verdauung an und korrigiert den Fettansatz. Die Haltung wirkt gegen Unruhe und Streß und verschafft Körper und Geist Ruhe und Vitalität.

Allgemeines Der Fuß sollte zum Ohr, nicht umgekehrt. Es ist ein weit verbreiteter Fehler, sich nach vorn zu beugen, um den Fuß zum Ohr zu bringen. Die Übung hat die beste Wirkung, wenn Rücken, Nacken und Kopf eine Gerade bilden. Der Atem sollte ruhig und tief gehen. Das Bein darf nicht so hoch gezogen werden, daß man vor Anstrengung die Atmung behindert oder daß die Gelenke schmerzen. Knie- und Hüftgelenke können durch die hier gezeigten Vorübungen und auch durch die Vorübungen für Padmasana (S. 296) gelenkig gemacht werden. Man fängt immer damit an, das rechte Bein zu heben, danach erst das linke.

Dauer Man atmet in der Haltung zwei- bis sechsmal ruhig und wiederholt dann auf der gegenüberliegenden Seite.

Technik

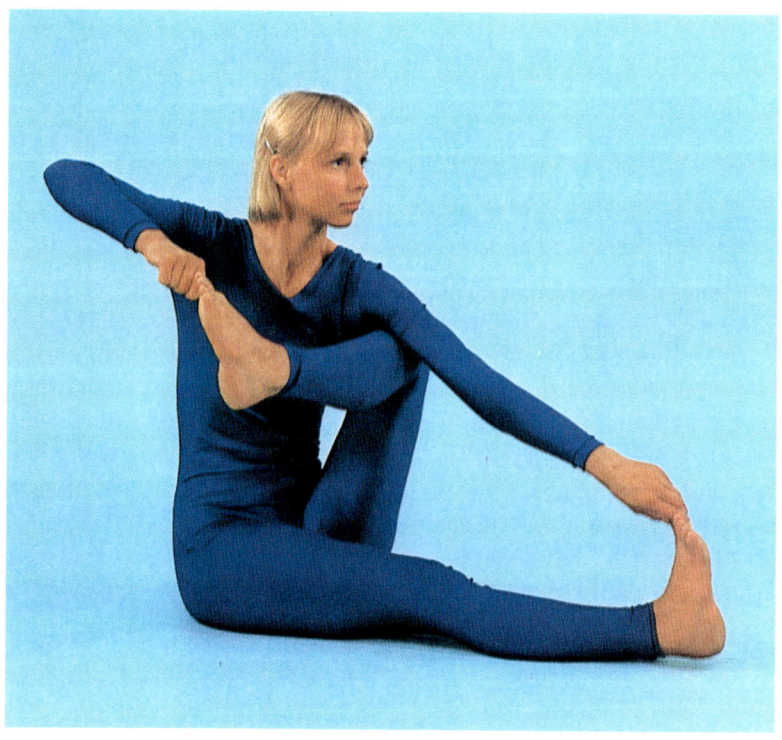

Sitze aufrecht, Beine gestreckt. Lege den linken Fuß auf den rechten Oberschenkel und fasse den Fuß mit der rechten Hand. Halte das rechte Knie gestreckt und greife mit der linken Hand den rechten großen Zeh. Hebe mit der rechten Hand das linke Bein so weit, daß es die linke Achselhöhle erreicht. Atme ein, strecke den Rücken und ziehe den linken Fuß zum rechten Ohr, wobei der rechte Ellbogen sich rückwärts bewegt. Wiederholung zur anderen Seite.

Variationen

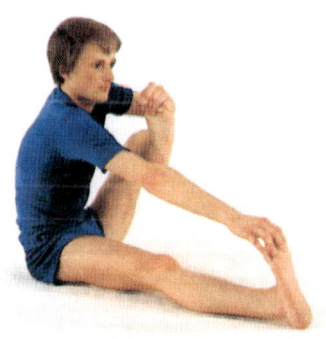

1 Fasse den linken Fuß mit der linken, den rechten mit der rechten Hand. Beuge das linke Bein zurück und ziehe den Fuß zum linken Ohr.

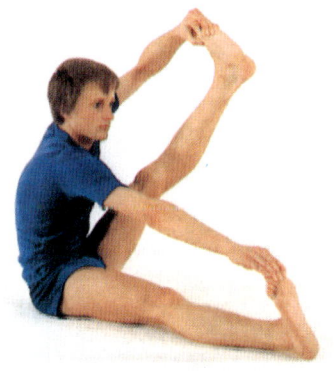

2 Versuche, den Rücken zu strecken. Das erhobene Bein wird zur Decke gestreckt. Wiederholung mit dem rechten Bein.

Vorübung

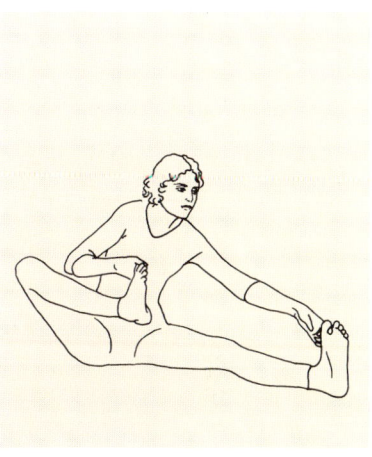

Sitze mit ausgestreckten, auf Hüftbreite gespreizten Beinen. Strecke die Wirbelsäule, beuge dich vor und fasse die Füße mit beiden Händen. Beuge das rechte Bein und ziehe das Knie mit der rechten Hand zurück und nach außen. Wiederholung nach links.

Samkatasana

Name Das Wort *samkat* bedeutet fest, geschlossen, schwierig und gefährlich. In Samkatasana sind die Beine fest über dem Beckenraum geschlossen.

Wirkung Diese Haltung macht Hüft- und Kniegelenke beweglich und kräftig. Sie dehnt Oberschenkel und Gesäß kräftig, wodurch Ischiasschmerzen wirkungsvoll gelindert werden. Das Kreuz wird fast automatisch gestreckt, was eine gute Rückenhaltung ergibt und mithelfen kann, Schmerzen zu lindern und Skoliosen und fehlerhafte

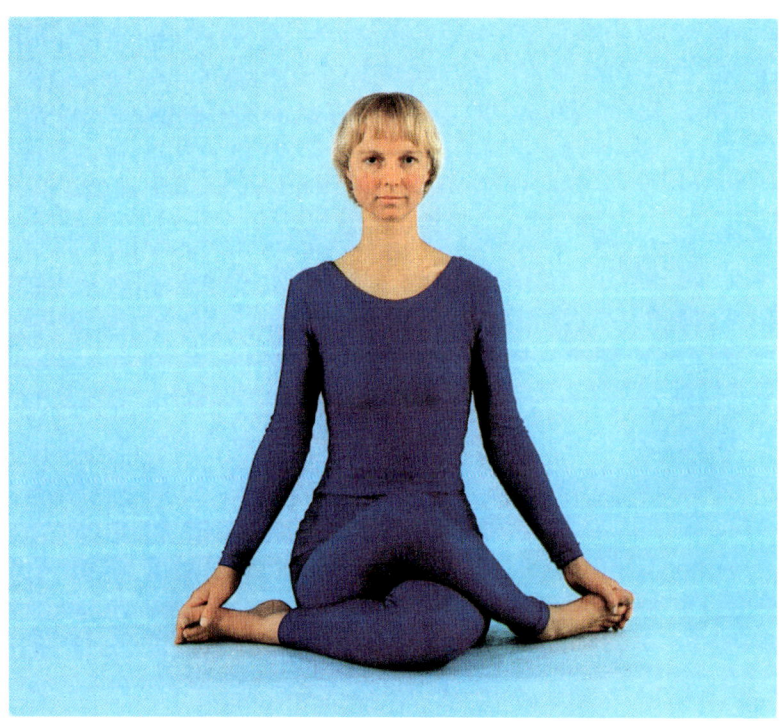

Haltung zu korrigieren. Samkatasana kann als eine Art Mudra oder Verschluß (S. 315) betrachtet werden, was in Verbindung mit Mula Bandha (S. 318) belebend auf die untere Beckengegend und die Bauchorgane wirkt und gleichzeitig Nervosität in diesem Bereich ausgleicht. Daher hält die Übung die Beckenorgane in guter Verfassung und kann auch helfen, die sexuelle Energie zu kontrollieren. In der dynamischen Variation werden alle Rückenmuskeln geübt und gestärkt, die Schultern entspannt und die inneren Organe wohltuend massiert.

Allgemeines Bei dieser Übung ist Vorsicht geboten. Insbesondere sind ruckartige Bewegungen, mit denen die Beine in die richtige Haltung gebracht werden sollen, zu vermeiden, denn das kann zu Überbeanspruchung führen und Knie- und Hüftgelenke schädigen. Wenn die Haltung Schmerzen verursacht, sollte man entspannen. Es ist darauf zu achten, daß die Hüfte auf der Seite, auf der das Bein oben ist, nicht angehoben wird und daß das Rückgrat ganz gerade ist. In der perfekten Haltung liegen die Knie genau aufeinander und die Fersen dicht am Körper.

Dauer So lange es als angenehm empfunden wird und dann die gleiche Zeit mit dem anderen Bein oben.

Technik I

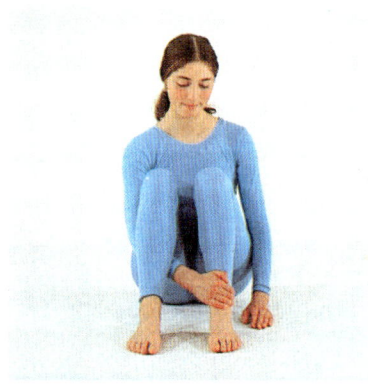

1 Sitze mit angezogenen Beinen, führe die rechte Hand unter dem rechten Bein nach vorn und fasse den linken Knöchel.

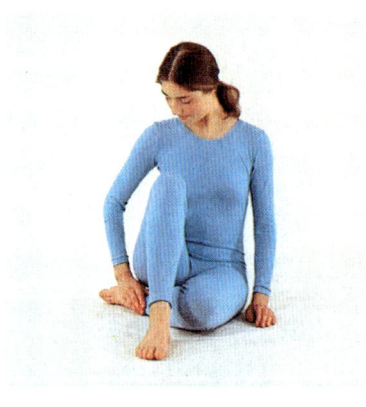

2 Ziehe das linke Bein unter das rechte und lege die linke Ferse dicht an die rechte Hüfte.

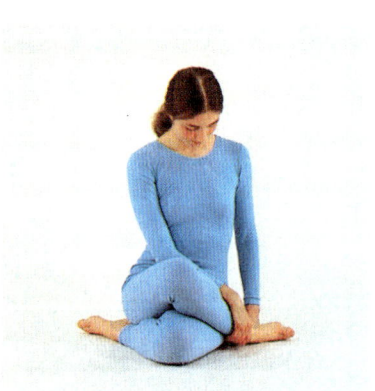

3 Fasse den rechten Knöchel und lege dieses Bein so, daß die Ferse dicht an der rechten Hüfte liegt. Die Knie sind genau übereinander. Lege die Hände auf die Füße und strecke den Rücken.

Technik II

1 Stütze dich auf Hände und Knie und kreuze das linke Bein über das rechte Knie.

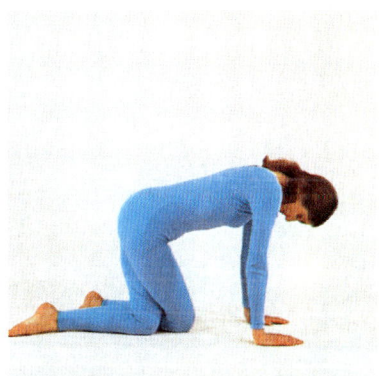

2 Fasse beide Fersen und bringe das Gesäß genau in die Mitte zwischen die Füße. Das Körpergewicht sollte auf Händen und Füßen bleiben.

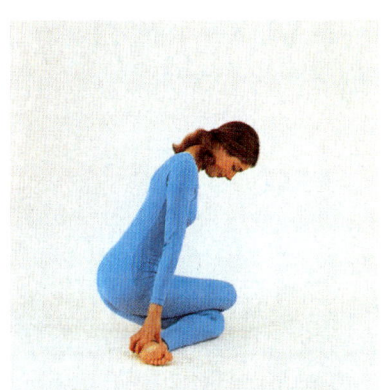

3 Senke das Gesäß vorsichtig und übertrage das Gewicht gleichmäßig auf beide Sitzhälften. Sitze mit geradem Rücken.
Wiederholung mit dem linken Bein oben.

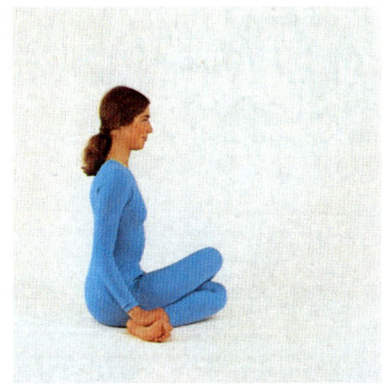

Variationen

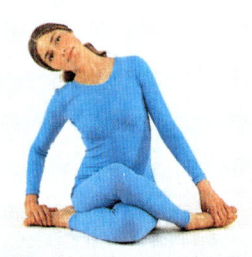

1 Atme ein und beuge dich aus der Taille gerade nach unten zur Seite des unteren Fußes. Atme aus und entspanne, wobei die Bewegung nach unten weitergeführt wird. Richte dich gerade auf und atme ein.

2 Lege die Hände übereinander auf die Knie, atme ein und strecke den Rücken. Atme aus und beuge dich dabei vorwärts, bis das Kinn die Außenseite der Knie erreicht und die Ellbogen auf dem Boden liegen. Dann entspannt man.

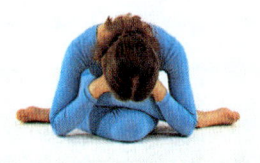

3 Wie die vorhergehende Variation, mit beiden Händen hinter dem Gesäß, Kinn vor den Knien und Stirn zum Boden gerichtet. In dieser Stellung entspannt man. Wiederholung zur anderen Seite.

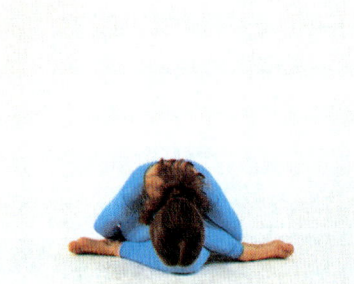

Vorübungen

1 Sitze mit vorgestreckten, auf Hüftbreite gespreizten Beinen. Beuge ein Bein zur Seite und lege den Fuß neben die Hüfte. Atme ein, strecke und krümme das Rückgrat. Dann atme aus, beuge dich mit geradem Rücken über das ausgestreckte Bein und ergreife den Fuß. Entspanne, indem du die Ellbogen auf den Boden senkst.

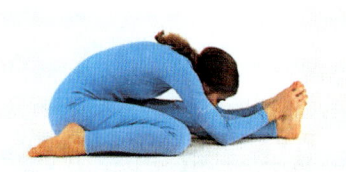

2 Kreuze das rechte Bein über das linke, so daß die Knie übereinander liegen. Führe den linken Arm hinter das Kreuz. Atme ein mit geradem Rücken. Atme aus und beuge dich vor, bis das Kinn vor den Knien ist und fasse den Fuß. Man entspannt, wobei die Ellbogen auf den Boden kommen.

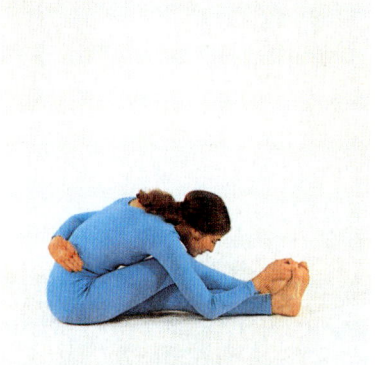

3 Diese Variation wird ausgeführt wie die vorhergehende, nur wird hier das obere Bein gebeugt und die Ferse dicht an den Oberschenkel des gestreckten Beins gebracht.
Wiederholung aller dieser Übungen mit dem anderen Bein gestreckt.

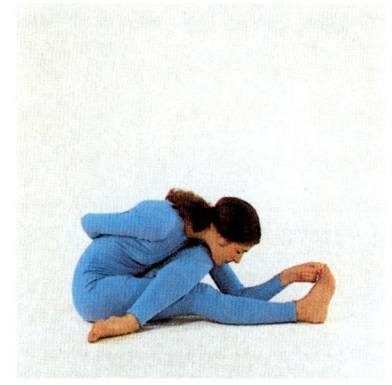

Mandukasana

Name *Mandukasana* bedeutet Froschhaltung.

Wirkung Mandukasana ist eine kniende Haltung, die oft für die Meditation und bei Atemübungen angewendet wird. Sie erleichtert es, den Rücken gerade zu halten und kann Kreuz- und Rückenschmerzen beseitigen, die es vielen verwehren, in anderen Meditationshaltungen zu sitzen. Ferner macht sie Knöchel, Knie und Hüften beweglich, sie dehnt die Oberschenkel- und teilweise auch die Bauchmuskeln. Die Ausführung mit auseinandergestellten Knien verstärkt den Streckeffekt und bekämpft Spannungen in der Bauchgegend. Die dynamische Serie streckt den Rücken und die Gesäßmuskeln und lindert Spannungen in Schultern und Nacken. Diese Serie kann Kopfschmerzen heilen und in manchen Fällen vor Migräne schützen.

Allgemeines   Vorbereitung evtl. mit Beinübung Nr. 6 (S. 97) und Vajrasana (S. 248) oder Bhadrasana (S. 280). Bei den dynamischen Reihen dieser Übungen ist es wichtig, die physiologische Biegung im Kreuz und zwischen den Schulterblättern beizubehalten. Anfangs finden die meisten es schwierig, den Boden zu erreichen. Die Gelenkigkeit kommt allmählich, wenn man entspannt und in den Schultern nachgibt.

Dauer   Solange man es angenehm findet.

Technik

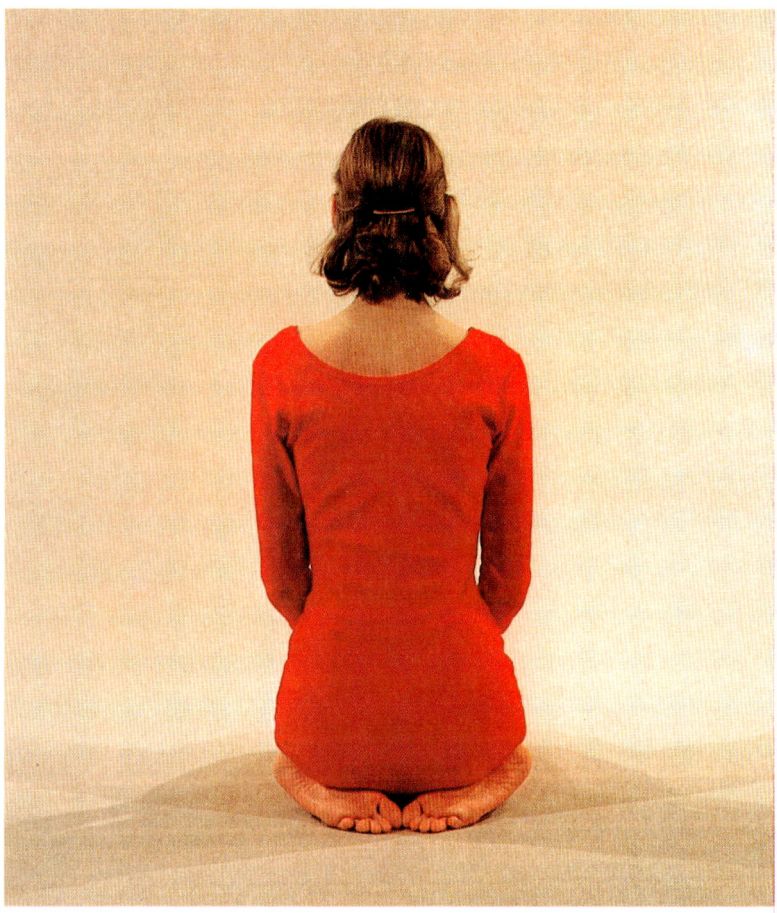

Knie aufrecht, wobei die großen Zehen aneinander liegen und die Fersen nach außen zeigen. Senke das Gesäß zwischen die Fersen auf den Boden. Die Knie können zusammen- oder weit auseinandergehalten werden. Lege die Hände auf die Ober-schenkel, so daß die Ellbogen sich senkrecht unter den Schultern befinden. Dann hebt man den Brustkorb ein wenig, um die Wirbelsäule zu strecken. Strecke den Nacken, senke die Schultern und bleibe mit geradem Rücken so entspannt wie möglich.
Der Atem soll langsam und tief gehen.

Dynamische Variation

1 Sitze in Mandukasana mit geradem
Rücken und weit gespreizten Knien. Verschränke die Finger hinter dem Rücken;
die Handflächen zeigen nach oben.
Ziehe die Arme nach unten, wodurch
die Schultern sich näherkommen.

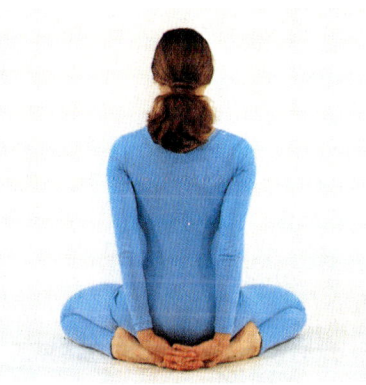

2 Atme ein und wende dich nach rechts.
Atme aus, beuge dich über das rechte
Bein und lege die Stirn auf den Boden.
Hebe die Arme in die Senkrechte, atme
ein, senke die Arme, hebe den Kopf und
richte dich auf. Wiederholung zur linken
Seite.

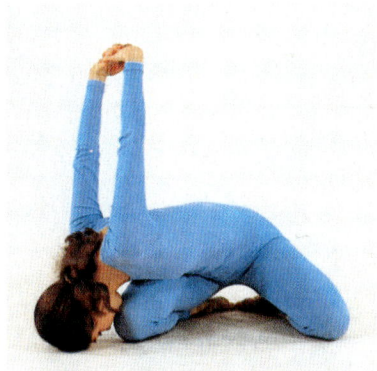

3 Beuge dich vor, hebe beide Arme
und bewege sie abwechselnd nach jeder
Seite, wobei die Schultern auf den Boden
gesenkt werden, der Kopf aber ruhig
gehalten wird. Führe die Arme in die
Senkrechte und senke sie. Richte dich mit
geradem Rücken auf.

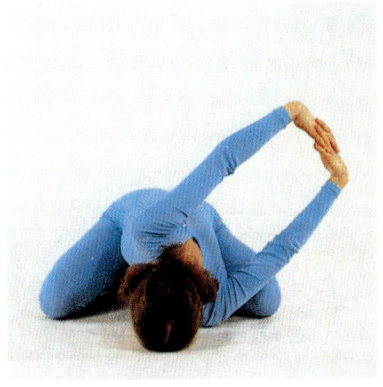

Kutilangasana

Name *Kutilangasana* bedeutet Schlangenhaltung.

Wirkung Die Haltung kräftigt die Muskeln von Armen, Schultern, Rücken und Gesäß und bekämpft Schmerzen in Lenden und Rücken. Phase 2 der Technik macht die Lenden beweglich und streckt sowohl Oberschenkel und Hüften als auch die Bauchmuskeln, regt die Blutzirkulation an und vermindert Druck und Spannungen im unteren Teil des Körpers. In der Endhaltung einen Arm nach vorn strecken, so entwickeln sich Konzentration und Gleichgewichtsgefühl.

Allgemeines Kutilangasana verlangt ziemlich viel Kraft in den Handgelenken; man kann die Vorübungen für Mayurasana (S. 174) ausführen. Wenn die Handgelenke schmerzen, kann es hilfreich sein, die Fingerspitzen seitwärts nach außen zu drehen. Wenn man nicht genug Kraft in den Armen hat, Rückenübung Nr. 4 (S. 84 f.).
   Die Haltung erfordert eine Extra-Matte, um einen zu starken Druck auf das Knie zu vermeiden. In der Endhaltung ist die Brust nach vorn gedrückt und die Schultern sind gesenkt.

Dauer 2 – 6 tiefe Atemzüge in der Endhaltung.

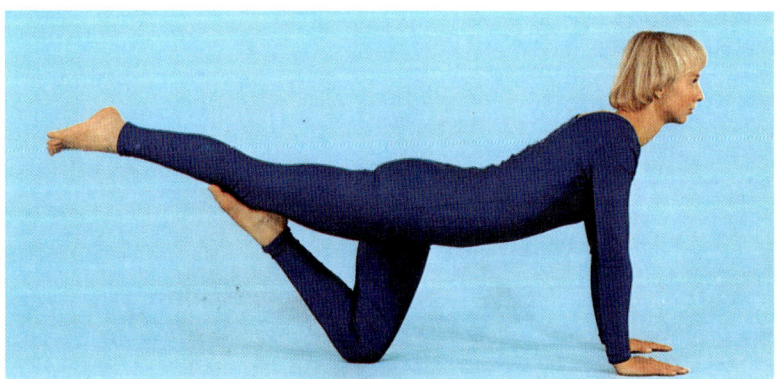

Technik

1 Bauchlage, die Hand-
flächen neben der Brust
auf dem Boden.

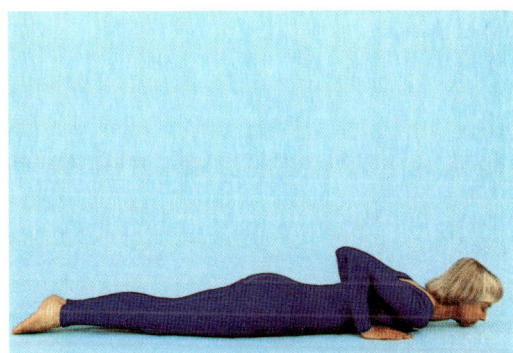

2 Spanne das Gesäß und
hebe das rechte Bein hoch.
Beuge das linke Knie und
lege das rechte Knie in
die Wölbung des linken
Fußes.

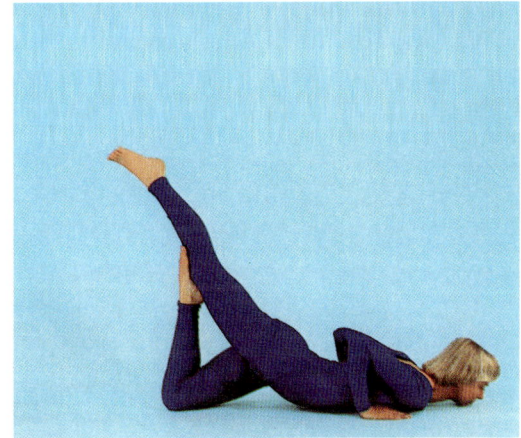

3 Atme ein und schiebe
beide Arme nach oben,
wodurch man den Körper
vom Boden abhebt, und
atme aus. Dann versuche,
den linken Arm nach
vorn zu strecken.
Wiederholung zur
anderen Seite.

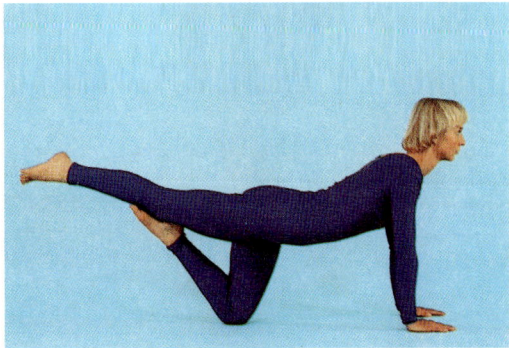

Ustrasana

Name *Ustrasana* bedeutet Kamelhaltung.

Wirkung Diese Haltung streckt die Vorderseite des Körpers von den Oberschenkeln bis zum Hals und beseitigt Verspannungen in Bauch- und Atemmuskeln. Die Brustmuskeln werden kräftig gestreckt, womit Hängeschultern beseitigt werden können. Die Übung stärkt Oberschenkelmuskeln, Gesäß und Rücken, macht die Wirbelsäule beweglich und lindert Rückenschmerzen und besonders Spannungen zwischen den Schulterblättern. In der Entspannungsphase fühlt der ganze Bereich sich angenehm warm an. Wenn man die

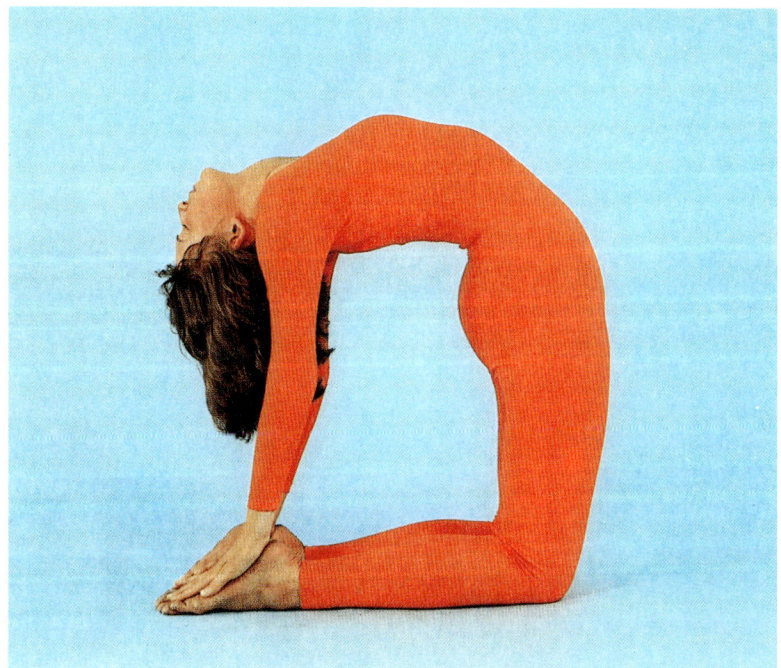

Übung regelmäßig ausführt, können der statische Druck auf das Becken vermindert, Menstruationsschmerzen gelindert und die Verdauung verbessert werden.

Allgemeines Ustrasana kann als Gegengewicht zu Sarvangasana (S. 123) geübt werden. Es ist eine der Rückwärtsübungen, die den meisten Menschen möglich sind. Solange der Rücken noch nicht beweglich genug ist, kann man die Knie auseinanderhalten und Knöchel und Zehen nach vorwärts biegen. Die gleiche Beinhaltung kann man anwenden, wenn man zu Wadenkrämpfen neigt. Wenn das Gesäß anfangs angehoben ist, werden die Oberschenkelmuskeln soviel wie möglich gebraucht, gefolgt von Rücken- und Gesäßmuskeln. In der Endphase sind die Oberschenkel senkrecht, und der Bauch wird durch Anspannung der Gesäß- und Beckenbodenmuskeln nach vorn gedrückt. Bevor du den Kopf zurückbiegst, ziehe die Schulterblätter zusammen, um Druck auf den Nacken zu vermeiden. Wenn man schwindlig wird, versucht man auszuatmen, während der Kopf noch rückwärts geneigt ist. Wenn das nicht hilft, und wenn die Halswirbelsäule irgendeine Schwäche hat, halte man den Kopf auch in der Endphase erhoben. Nach einiger Übung können die Handflächen auf den Fußsohlen ruhen, wie in der Hauptillustration gezeigt. Tiefes, ruhiges Atmen in der Haltung massiert die Bauchorgane wirkungsvoll. Danach entspannt man Schultern und Hüften, indem man sich mit dem Gesäß auf die Fersen setzt und die Stirn vor den Knien auf den Boden legt. Bei Ustrasana ist Vorsicht geboten, wenn man an einem Bruch oder einer Schwäche der Wirbelsäule leidet.

Dauer Man beginnt die Haltung mit einem einzigen ruhigen Atemzug. Allmählich steigert man die Zeit bis auf 1 – 2 Minuten.

Technik I

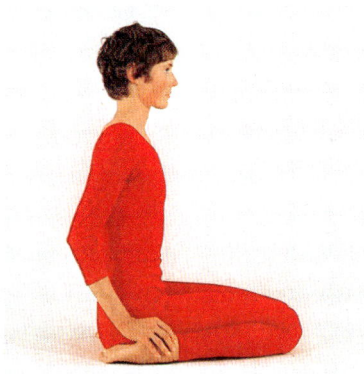

1 Sitze in Vajrasana (S. 249), das Gesäß zwischen den Füßen auf dem Boden. Lege die Hände auf die Fersen und atme ein. Spanne Oberschenkel und Gesäß und neige das Becken rückwärts.

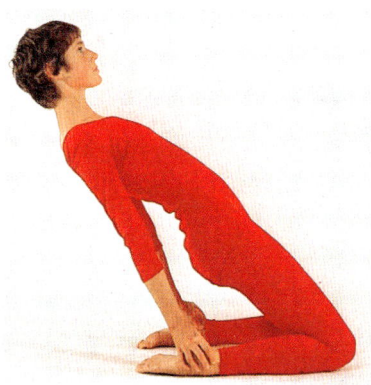

2 Hebe Oberschenkel und Gesäß. Schiebe die Hüften nach vorn, bis die Oberschenkel senkrecht stehen, und biege dabei die Wirbelsäule von der Taille bis zur Brust rückwärts. Der Brustkorb wird hoch angehoben.

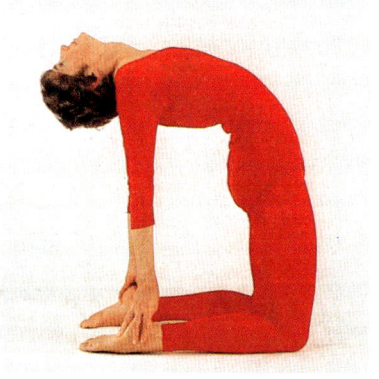

3 Nimm die Schulterblätter zusammen und beuge beim Ausatmen den Nacken nach hinten. Atme ruhig und hebe dich mit jedem Atemzug höher. Atme ein, hebe den Kopf und senke das Gesäß. Atme aus und entspanne mit der Stirn auf dem Boden vor den Knien.

Technik II

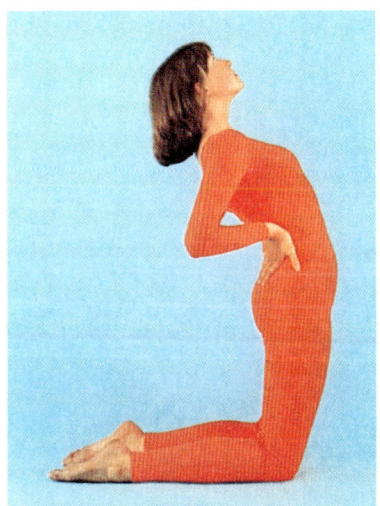 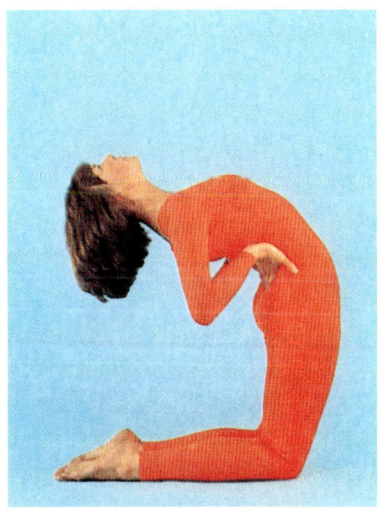

1 Knie aufrecht, die Knie zusammen, die Zehen nach rückwärts gerichtet. Stütze das Kreuz mit den Handflächen, spanne das Gesäß und schiebe Oberschenkel und Hüften vor.

2 Atme ein und spanne den Rücken von der Taille bis zur Brust zu einem Bogen. Nimm die Schulterblätter zusammen, hebe den Brustkorb und biege dich weiter zurück.

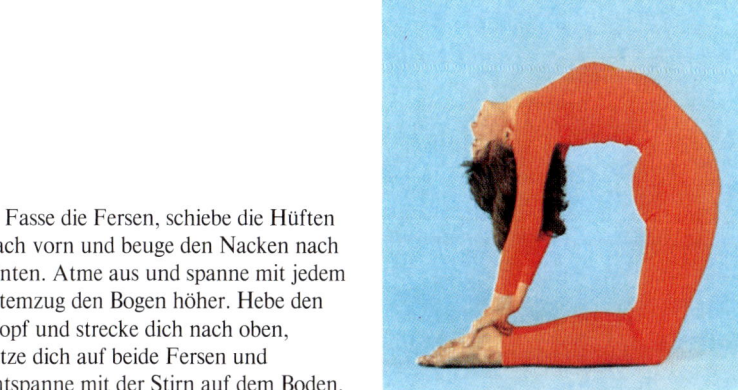

3 Fasse die Fersen, schiebe die Hüften nach vorn und beuge den Nacken nach hinten. Atme aus und spanne mit jedem Atemzug den Bogen höher. Hebe den Kopf und strecke dich nach oben, setze dich auf beide Fersen und entspanne mit der Stirn auf dem Boden.

Vorübungen

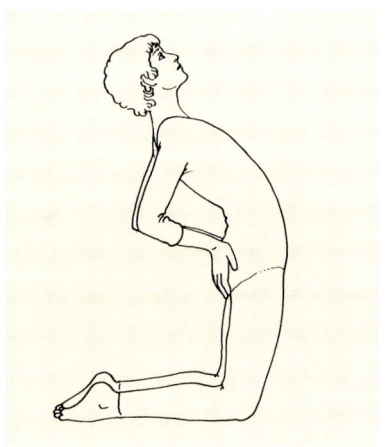 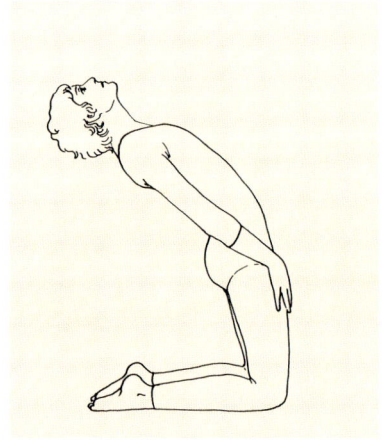

1 Knie aufrecht, die Beine auf Hüftbreite auseinander und Handflächen auf dem Gesäß. Spanne Oberschenkel und Gesäß und schiebe die Hüften nach vorn. Beuge dich von der Taille bis zur Brust nach rückwärts und hebe den Brustkorb hoch. Die Schulterblätter werden zusammengenommen, der Nacken rückwärts gebeugt. Richte dich auf. Entspanne im Fersensitz; die Stirn auf dem Boden.

2 Die Hände liegen auf den Oberschenkeln. Spanne Gesäß und Oberschenkel und schiebe die Hüften nach vorn, wobei der Rücken von der Taille bis zur Brust gebogen wird. Hebe den Brustkorb und lehne dich so weit wie möglich zurück. Neige das Kinn auf die Brust und richte dich auf.

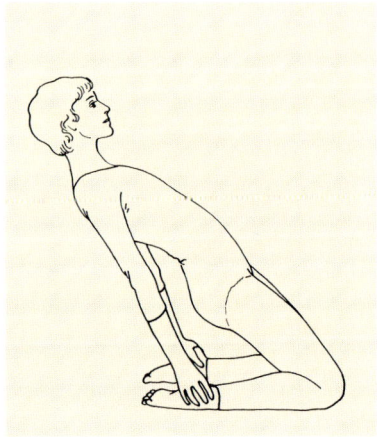

3 Gehe in Ustrasana mit den Beinen auf Hüftbreite auseinander. Wenn man zu Wadenkrämpfen neigt oder wenn man Schwierigkeiten hat, die Fersen mit den Händen zu erreichen, kann man die Knöchel beugen und die Zehen nach vorwärts wenden.

Setuasana

Name *Setuasana* heißt Brückenstellung.

Wirkung Setuasana stärkt die Muskeln von Beinen, Gesäß, Rükken und Armen, ebenso Hand-, Knöchel- und Schultergelenke und verhilft zu ausgeglichener Körperhaltung. Dieses Asana, besonders die etwas schwierigere Abwandlung, dehnt die Muskeln an der Vorderseite des Körpers, beseitigt Verspannungen der Atemmuskulatur und verbessert die Atmung. Setuasana ist eine wirkungsvolle Ergänzung der Vorwärtsübungen, besonders dann, wenn die anstrengenderen Rückwärtsübungen zu schwierig sind.

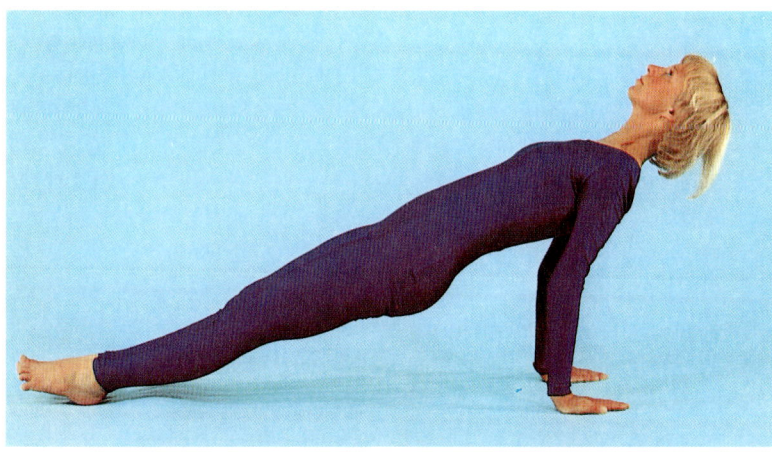

Allgemeines In dieser Haltung sollte man bei Hebung der Brust die Schultern gesenkt und nach rückwärts gezogen halten. Achte darauf, daß der Kopf nicht nach hinten fällt. Spanne die Gesäßmuskeln; so sinken sie nicht nach hinten. In der Abwandlung spannt man zunächst Gesäß und Beckenboden und drückt den Bauch nach oben, während der Rücken von den Hüften bis zur Brustwirbelsäule durchgebogen ist. Es ist wichtig, die Schulterblätter zusammenzuziehen, bevor der Kopf nach rückwärts geneigt wird, um Druck auf den Nacken zu vermeiden. Wenn man zu Schwindel neigt, muß man vermeiden, den Kopf nach hinten zu kippen. Wenn man die Haltung zurücknimmt, wird zuerst der Kopf erhoben, dann senkt man langsam das Gesäß.

Dauer Man behält die Haltung bis zu einer Minute bei und atmet dabei tief und ruhig.

Technik

Variation

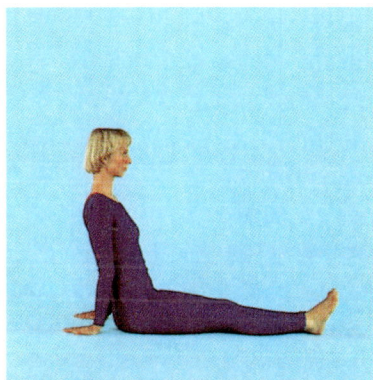

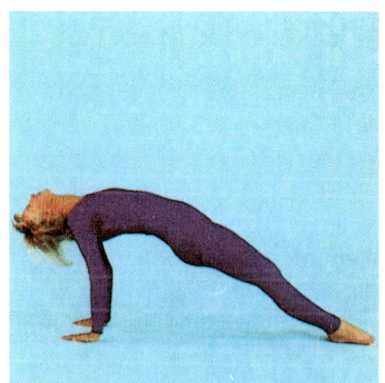

1 Sitze mit ausgestreckten Beinen. Die Handflächen werden unter den Schultern auf den Boden gelegt, so daß die Fingerspitzen rückwärts zeigen. Senke die Schultern, hebe den Brustkorb und strecke den Rücken. Atme ein.

Spanne Gesäß- und Rückenmuskeln noch mehr, so daß der Körper einen Bogen nach oben bildet. Die Schulterblätter werden zusammengenommen, der Nacken nach hinten gebeugt. Die Schultern bleiben tief, der Brustkorb hoch.

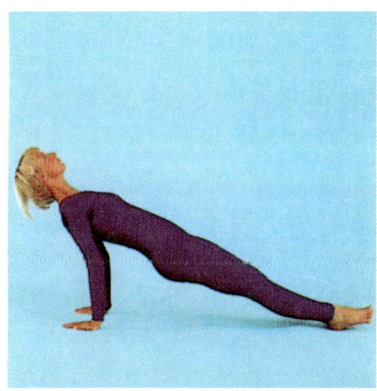

2 Gesäß- und Beinmuskeln werden gespannt, der Körper gehoben, bis er von den Füßen bis zum Kopf eine gerade Linie bildet. Das Gewicht ruht auf Händen und Fersen. Die Atmung geht normal.

Uttan Pristhasana

Name *Uttan* bedeutet strecken, *Pristha* Rücken. Diese Haltung nennt man meist ›sich streckender Hund‹.

Wirkung Wie der Name sagt, ist dies eine Streckübung für den ganzen Rücken, besonders für die Wirbelsäule. Es ist eine Haltung, die mit Müdigkeit und Verspannungen in Rücken, Nacken, Schultern und Oberarmen zusammenhängende Schmerzen wirksam neutralisiert, und es ist eine der Übungen, die Schulterentzündungen bessert. Sie kräftigt Gesäß- und Oberschenkelmuskeln und streckt die Bauchmuskeln. Die Übung regt die Blutzufuhr zu Oberkörper und Hals an und reduziert Spannungen im Bauch und venöse Stauungen. Es ist eine sehr erfrischende Haltung, die man nutzbringend mehrmals am Tag üben kann.

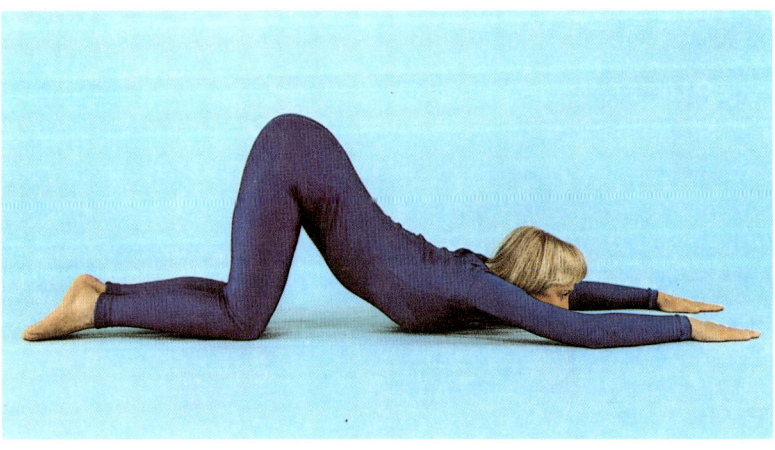

Allgemeines   Bei dieser Haltung muß man versuchen, den Rücken und die Gegend zwischen den Schulterblättern zu entspannen und nach jeder Entspannung ›nachzugeben‹, so daß das Brustbein auf den Boden sinkt. Wenn sich irgendwelche Schmerzen in Armen und Schultern einstellen, kann es helfen, die Ellbogen leicht seitlich nach außen zu stellen. Wenn man Spannungen im Rücken spürt, sollte man nicht in der Haltung bleiben, sondern langsam vorwärts gleiten, bis man flach liegt. Wenn man das Gesäß nicht unter alleiniger Verwendung von Gesäß- und Oberschenkelmuskeln in die Eingangsstellung zurückziehen kann, beuge man die Arme und schiebe mit den Händen nach, bis man sich auf die Fersen setzen und mit der Stirn auf dem Boden ausruhen kann.

Dauer   Eine halbe bis zwei Minuten.

Technik

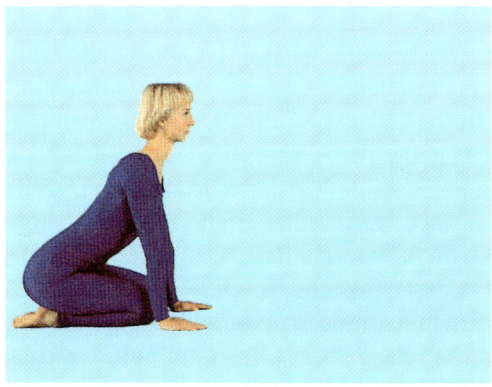

1 Sitze auf beiden Fersen, die Handflächen neben den Knien. Schaue nach vorn, wölbe den Brustkorb und mache ein Hohlkreuz.

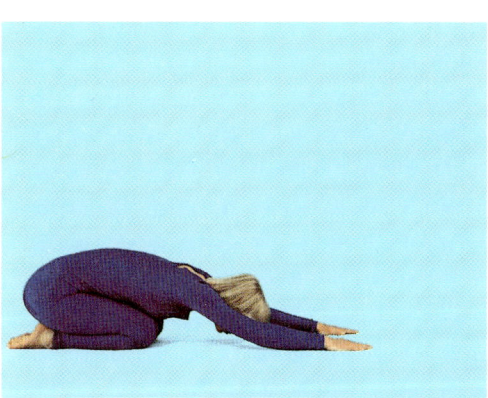

2 Einatmen. Beide Hände gleiten auf dem Boden nach vorn, und man streckt sich so weit wie möglich, ohne dabei das Gesäß anzuheben. Dann ausatmen.

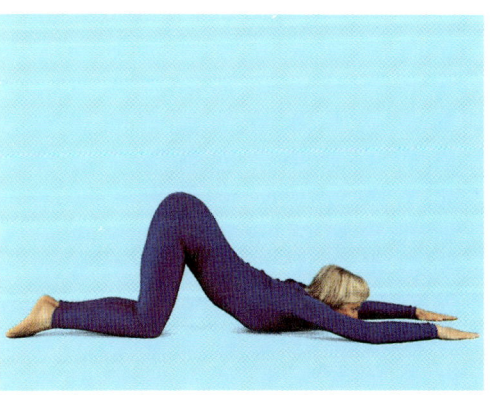

3 Schau nach vorn, atme ein. Gleite noch weiter nach vorn, bis Kinn und Brust auf dem Boden ruhen. In dieser Haltung atme ruhig und versuche, bei jedem Ausatmen zu entspannen. Gleite weiter, bis du mit dem Gesicht nach unten liegst, oder ziehe das Gesäß zurück, bis du auf den Fersen ruhst.

Simhasana

Name *Simhasana* heißt Löwenhaltung.

Wirkung Simhasana ist eigentlich ein Bandha (S. 315). Durch das Zusammenziehen von Armen, Hals und Körper in der statischen Haltung sowie durch die herausgestreckte Zunge, die weit aufgerissenen Augen und die gespreizten Finger wird die subtile Nervenenergie, Prana, (S. 382), blockiert. In der folgenden Entspannungsphase

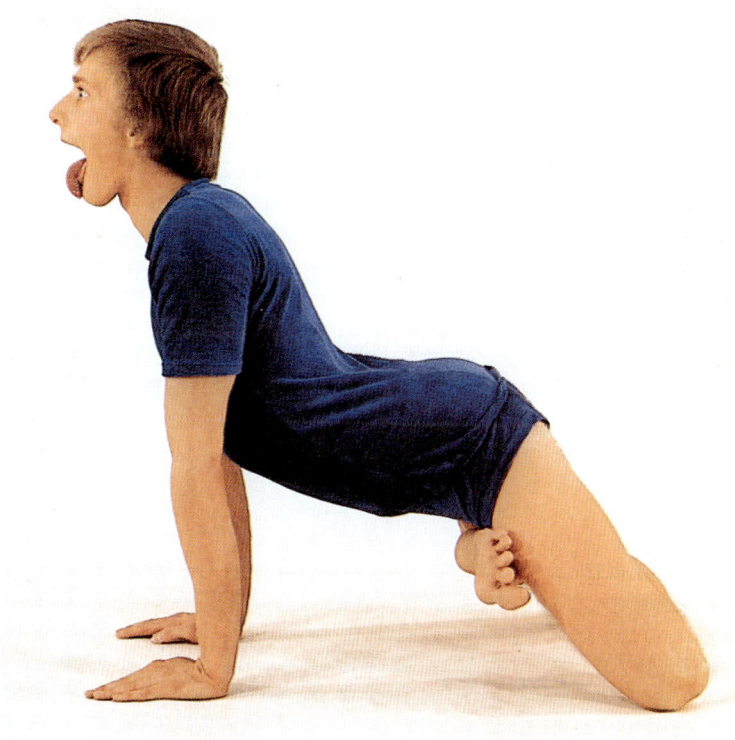

jedoch wird diese Nervenenergie befreit und fließt durch Oberkörper, Hals und Kopf. Der belebende Effekt von Simhasana ist sowohl physisch als auch geistig und kann helfen, eine negative, depressive Geisteshaltung günstig zu beeinflussen.

Die Haltung ist wohltuend für den gesamten Nackenbereich. Sie stärkt Muskeln und Sehnen, steigert die Durchblutung, reguliert die Speichelproduktion und bekämpft Heiserkeit. Simhasana lindert Halsschmerzen und heilt Hals- und Mandelentzündungen. Sie ist eine ausgezeichnete Hilfe bei trockenem, nervösem Husten.

Allgemeines Simhasana verlangt keine besondere Gelenkigkeit oder spezielles Training, und man kann die Übung in jeder sitzenden Position ausführen. In der Hauptillustration liegen die Beine in Padmasana (S. 296), das Gewicht ruht auf den Händen und Knien, die Gesäßmuskeln sind angespannt und Rücken und Hüften gestreckt. Diese Variation macht Hüften und Kreuz gelenkig.

Wenn man sich an die unter Technik beschriebene Haltung gewöhnt hat, versucht man eine etwas schwierigere Atemweise. Man atmet ein wie beschrieben, beugt das Kinn auf die Brust, wobei die Zunge herausgestreckt wird und der Oberkörper gespannt bleibt. Dann hält man den Atem an, solange es mühelos geht, hebt den Kopf und atmet aus, wobei der Körper entspannt wird.

Dauer Man wiederholt die Übung 3 – 5mal. Bei Halsschmerzen kann man eine solche Serie mit gutem Erfolg bis zu dreimal am Tag üben.

Technik

1 Sitze aufrecht. Öffne den Mund und lege die Zungenspitze hinter die oberen Schneidezähne. Sauge die Zunge flach gegen den Gaumen, bis du einen Zug am Zungenbändchen verspürst und die Halssehnen hervortreten. Atme durch die Nase ein.

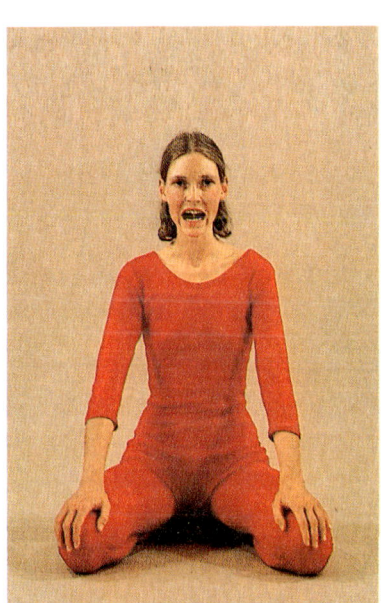

2 Atme mit kräftigem Stoß aus, wobei du die Zunge so weit wie möglich zum Kinn streckst. Gleichzeitig spanne den Hals, Oberkörper und die Arme mit ausgestreckten Fingern, reiße die Augen weit auf und sieh nach oben. Entspanne und atme ruhig durch die Nase.

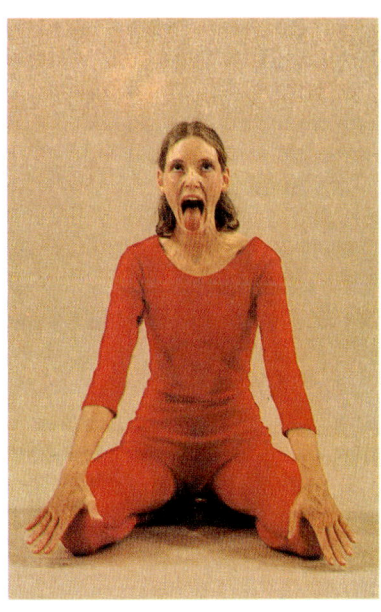

Vajrasana

Name *Vajra* ist die Waffe des Gottes Indra, der Donnerkeil, der Stärke symbolisiert.

Wirkung Vajrasana ist ursprünglich eine Meditationshaltung, in der es leicht und natürlich ist, die Wirbelsäule gerade zu halten und ruhig und tief zu atmen. Die Haltung beseitigt Spannungen im Bauch, regt dort die Durchblutung an und fördert die Verdauung. Sie streckt die Muskeln von Oberschenkel und Schienbein mäßig, macht Knöchel und Knie beweglich und bringt Linderung bei schwachem und angegriffenem Rücken. Die Körperenergie fließt sanft und gleichmäßig, wobei sich Ruhe und Ausgeglichenheit einstellen, und der Geist wird auf innere Betrachtung eingestimmt. Vajrasana ist bei Buddhisten und Moslems eine bekannte Meditationshaltung, und viele Japaner nehmen ihre Mahlzeiten in dieser Haltung ein. Wenn man nach einer Mahlzeit 5 – 10 Minuten in Vajrasana sitzt, wird die Verdauung angeregt.

Allgemeines Wer Schmerzen im Spann hat, läßt die Fersen seitwärts gleiten oder sitzt in Variation 1, bei der die Füße sich überkreuzen. Schmerzen in Knien, Waden, Knöcheln und Oberschenkeln verschwinden, wenn diese Haltung langsam praktiziert wird. Man kann Beinübung Nr. 6 (S. 97) ausführen. Wenn es trotzdem Beschwerden gibt, setzt man sich auf einen 10 – 15 cm hohen Schemel, unter den man die Beine durchschiebt, oder man legt ein Kissen zwischen seine Füße und das Gesäß. Die Variationen 2 und 3 erfordern eine ziemlich große Beweglichkeit in den Kniegelenken und sollten daher besonders sorgfältig und langsam ausgeführt werden. Im Anfang sitzt man auf einer zusammengefalteten Decke, deren Dicke man allmählich reduziert, bis man den Boden ohne Schwierigkeiten erreichen kann.

Dauer Nach Belieben.

Technik

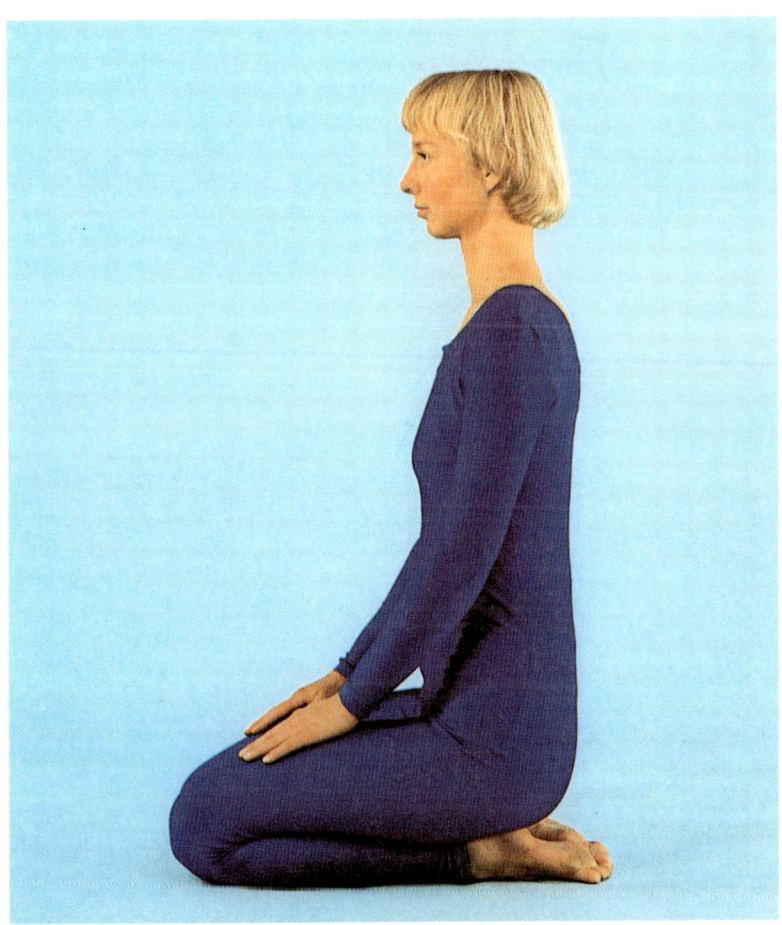

Sitze auf beiden Fersen, die Knie geschlossen; jeder Beckenknochen ruht auf einer Ferse. Halte den Rücken gerade, indem du den Brustkorb hebst und den Bauch etwas einziehst. Das Kinn ist etwas angezogen, der Nacken gestreckt. Halte die Schultern gesenkt und entspannt.

Variationen

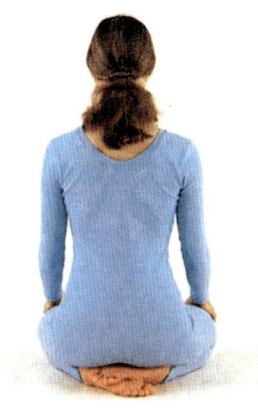

1 Lege den rechten Fußrücken in die Wölbung der linken Fußsohle. Wiederholung mit dem linken Fuß oben.

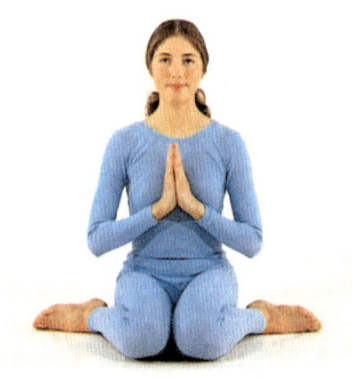

2 Stütze dich mit beiden Händen auf die Ferse, während du vorsichtig das Gesäß zwischen die Füße senkst.

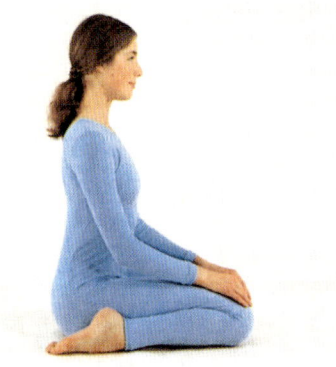

3 Die Füße können seitwärts zeigen, wie in Nr. 2, oder auch nach rückwärts, wie hier zu sehen.

Ardha Chandrasana

Name *Ardha Chandrasana* bedeutet Halbmondhaltung.

Wirkung Ardha Chandrasana ist eine wohltätige Übung für den Rücken, die den meisten Menschen möglich ist. Sie umfaßt eine starke Streckung und vielseitige Bewegungen des Rückens, wobei die Bandscheiben wechselnd entlastet werden. Dadurch behalten sie ihre Elastizität und widerstehen den Beanspruchungen von Druck, Spannung und schlechter Arbeitshaltung. Das abwechselnde Zusammenziehen und Strecken stärkt und entspannt die Muskeln von Rücken, Bauch und Seiten. Die Streckung der Atemmuskeln und die Ausdehnung des Brustkorbs regen die Atmung an, daher werden bei dieser Haltung auch die Lungen angemessen geübt. In den verschiedenen Stadien der Übung werden die inneren Organe wohltuend massiert, und der Kreislauf wird angeregt. Ardha Chandrasana hat eine unmittelbar erfrischende Wirkung.

Allgemeines Es ist wichtig, daß die Ausgangsposition für alle Standübungen korrekt ist. Der Rücken soll gerade sein mit einer natürlichen Biegung, die Schultern entspannt und gesenkt, das Brustbein leicht angehoben und das Kinn ein wenig angezogen. Ein zu starkes Hohlkreuz kann durch eine leichte Anspannung der Gesäßmuskeln korrigiert werden. Wenn man nach der Übung Müdigkeit oder Schmerzen in Armen und Schultern verspürt, kann man zwischen den verschiedenen Phasen die Arme senken. Wenn man sich während der Seitenstreckung auf die Brustwirbelsäule konzentriert und weder Taille noch Hüften bewegt, wird die Wirkung der Übung auf die Lungen gesteigert. Die Arme müssen dicht an den Ohren gehalten werden, und man darf sich nicht vornüberbeugen. Die Brustwirbelsäule wird bei der Vorwärtsposition leicht gebeugt. Jedesmal, wenn man den Körper streckt, die Streckung mit Hilfe der Arme nach oben fortsetzen. Bei Wirbelsäulenschäden eine Beugung vermeiden.

Dauer 3 – 4mal nach jeder Seite.

Technik

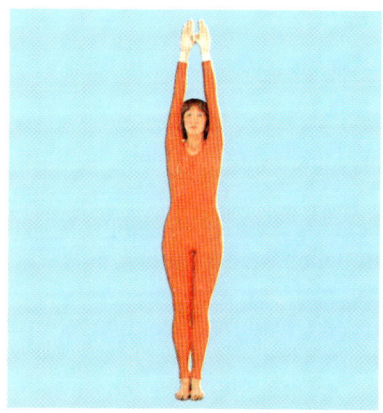

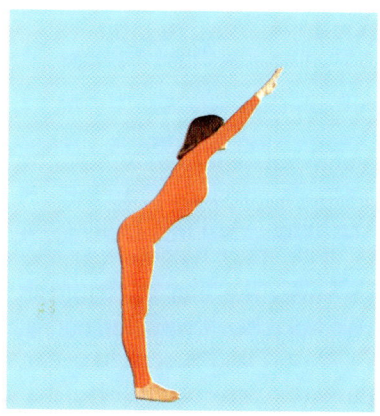

1 Stehe gerade, die Füße geschlossen. Spanne das Gesäß. Strecke beide Arme über den Kopf und halte sie dicht bei den Ohren. Drehe die Handflächen nach vorn und verschränke die Daumen.

2 Atme ein und strecke dich gerade nach oben. Dehne den Brustkorb und beuge dich dabei nach vorn, so daß der Körper vom Gesäß bis zu den Fingerspitzen eine Linie bildet. Atme langsam aus und kehre zur Senkrechten zurück.

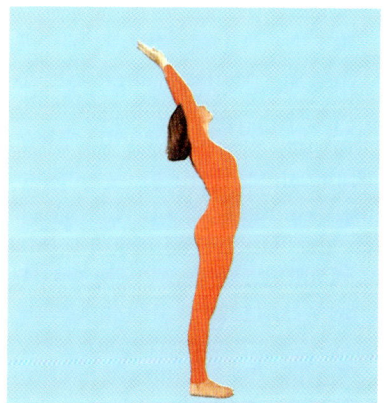

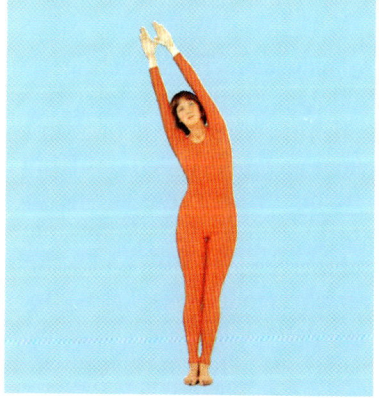

3 Atme ein und strecke dich gerade nach oben. Hebe den Brustkorb und spanne das Gesäß, während du die Brustwirbelsäule nach hinten biegst. Strecke dich tüchtig, atme aus und kehre zur aufrechten Haltung zurück.

4 Atme ein und strecke dich gerade. Beuge dich in der Brustwirbelsäule nach rechts und atme unter Beibehaltung der Streckung aus. Aufrichten und nach links wiederholen. Dann richte dich auf, atme ein und senke die Arme.

Variationen

1 Führe die Übung wie beschrieben aus, nur beuge dich aus der Hüfte, bis der Rumpf waagrecht ist.

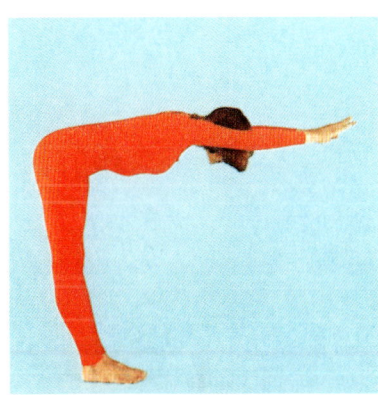

2 Beuge dich aus der Taille soweit wie möglich rückwärts, ohne die Knie zu beugen.

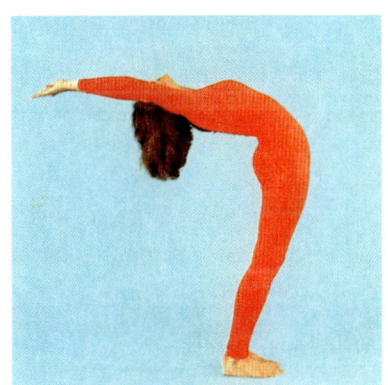

3 Biege den Oberkörper abwechselnd nach beiden Seiten aus der Taille, ohne das Becken zu drehen.

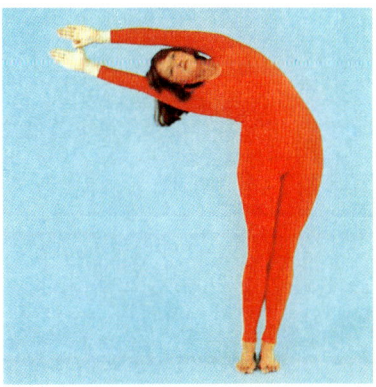

Vorübungen

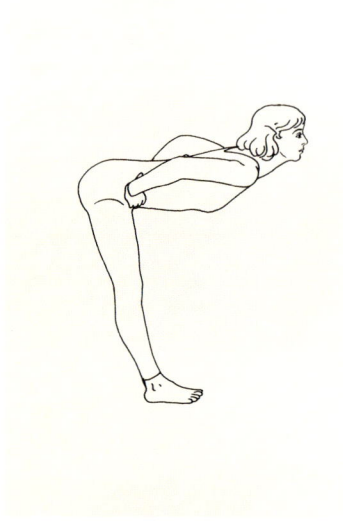

1 Stehe aufrecht, Füße geschlossen, Hände auf den Hüften, die Schultern gesenkt. Atme ein, strecke das Rückgrat und biege es nach hinten durch. Der Brustkorb wird angehoben, die Schulterblätter zusammengenommen. Beuge dich aus den Hüften nach vorn, bis der Oberkörper waagrecht ist. Atme aus und richte dich mit geradem Rücken auf.

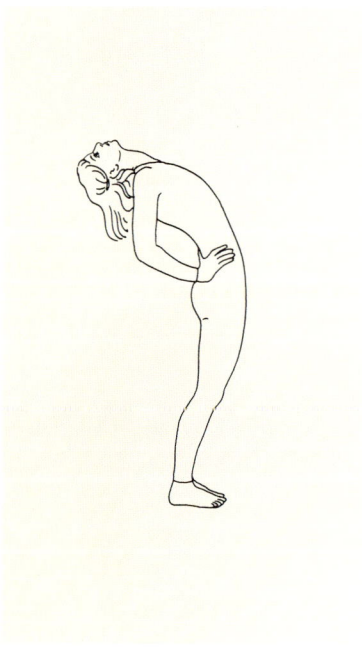

2 Atme ein, hebe den Brustkorb und nimm die Schulterblätter zusammen. Spanne Gesäß und Rücken zu einem Bogen, ohne die Knie zu beugen. Der Nacken wird vorsichtig nach hinten gebeugt. Richte dich auf und entspanne.

3 Atme ein und beuge dich nach rechts. Die linke Schulter oder die Hüfte dürfen dabei nicht nach vorn gedreht werden. Atme aus und entspanne. Dann gehe noch tiefer nach unten und senke das rechte Ohr auf die rechte Schulter; das Gesicht zeigt genau nach vorn. Richte dich auf und atme ein. Wiederholung nach links.

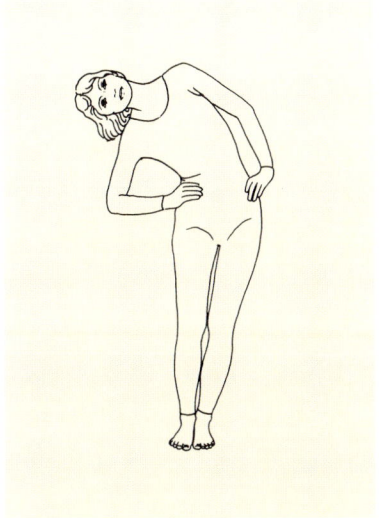

4 Atme ein, spanne das Gesäß und strecke den Rücken. Drehe dich nach rechts, bis das Kinn über der rechten Schulter ist. Die Knie dürfen nicht mit-gedreht werden. Atme in der Haltung aus, schaue nach vorn und wiederhole nach links.
Die Serie wird beendet, indem man beide Hände über den Kopf hebt; dann atmet man ein, streckt sich gerade nach oben und beugt sich dann aus den Hüften nach vorn. Der Rücken soll dabei möglichst gerade sein. Zum Schluß läßt man Arme und Kopf vollkommen entspannt nach vorn hängen, kommt langsam, mit an-gezogenem Kinn, wieder hoch und atmet ein.

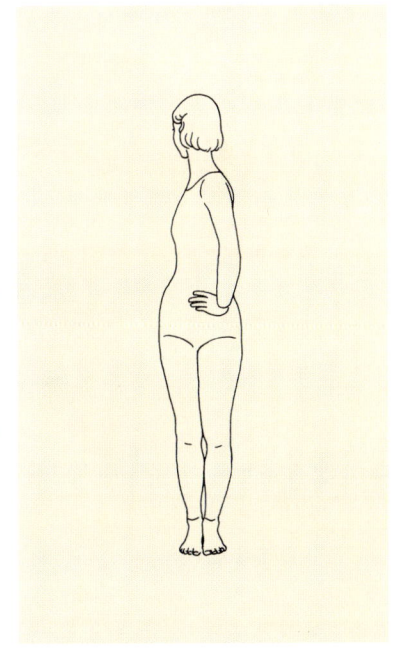

Garudasana

Name *Garuda* ist ein mythologischer Vogel.

Wirkung Garudasana ist eine Gleichgewichtsübung, welche auch die Beinmuskeln stärkt und übt. Sie macht Beine, Arme, Schultern und Hüften stark und beweglich und lindert Spannungen in den

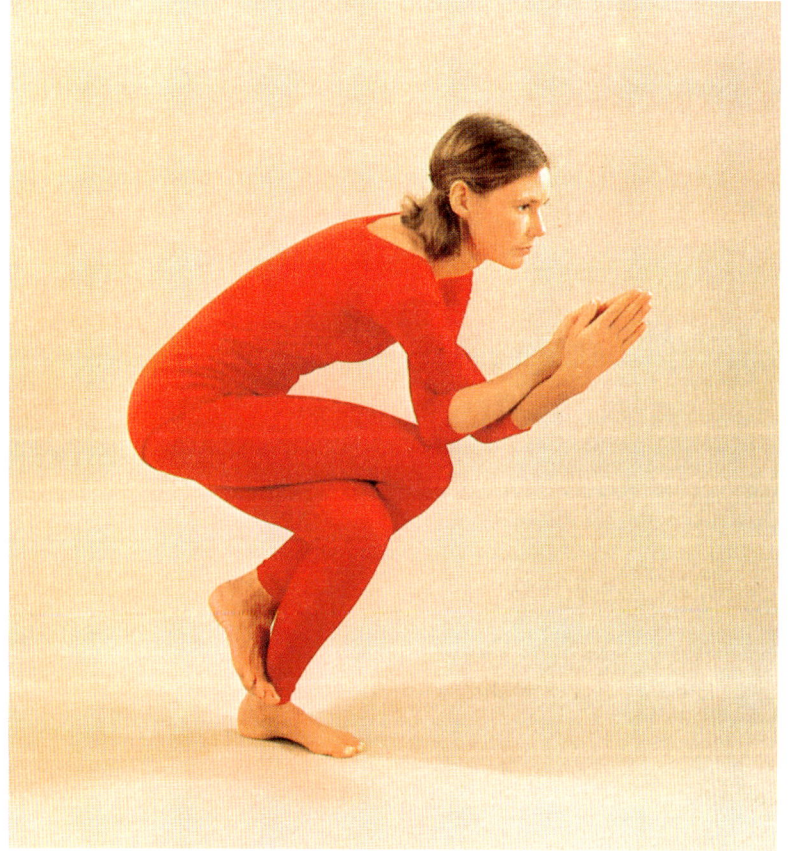

Schultern und im oberen Teil des Rückens. Durch Streckung von Gesäß und Oberschenkeln lindert sie Ischias- und Rheumaschmerzen in den Beinen.

Allgemeines Garudasana kann vorbereitet werden durch Schulterübungen (S. 66 ff.), Bein- und Fußübungen (S. 92 ff.) und auch durch die vorbereitenden Übungen für Vrikshasana (S. 260). Zuerst übt man die Armhaltung, dann die der Beine, und zwar möglichst unabhängig voneinander. Man beginnt in aufrechter Haltung, und wenn man sich daran gewöhnt hat, beugt man sich allmählich tiefer. Man entspannt Nacken und Schultern, hält den Rücken gerade und beugt sich aus den Hüften.

Dauer Ein paar Sekunden, höchstens eine halbe Minute.

Technik

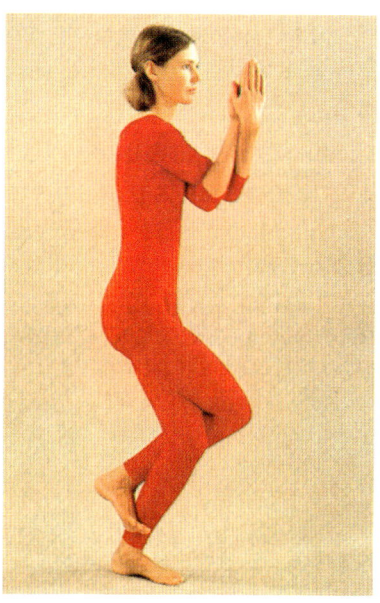

1 Lege den rechten Oberarm in die linke Ellenbeuge. Drehe den rechten Unterarm um den linken und lege die Handflächen so zusammen, daß die Daumen zum Gesicht zeigen. Kreuze den rechten Oberschenkel über das linke Knie und drehe den Fuß hinter die linke Wade, bis zum linken Knöchel innen.

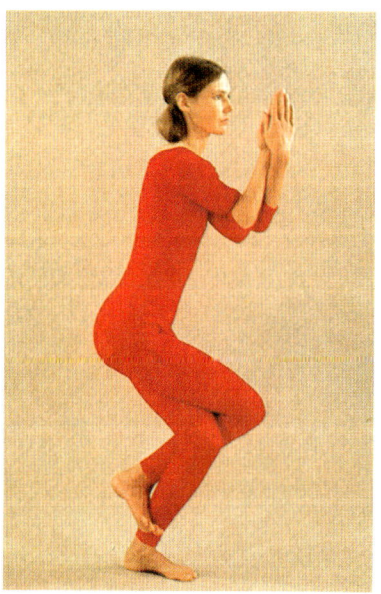

2 Beuge das linke Knie etwas mehr und halte dabei den Rücken gerade, die Schultern entspannt. Versuche, die Ellbogen nach vorn zu ziehen, wodurch der Zug zwischen den Schulterblättern steigt. Schaue genau geradeaus auf die Hände.

3 Beuge dich nach vorn und stütze den linken Ellbogen auf das rechte Knie. Atme langsam und regelmäßig und halte dabei das Gleichgewicht. Richte dich auf und löse vorsichtig die Arm- und Beinhaltung.
Wiederholung zur anderen Seite.

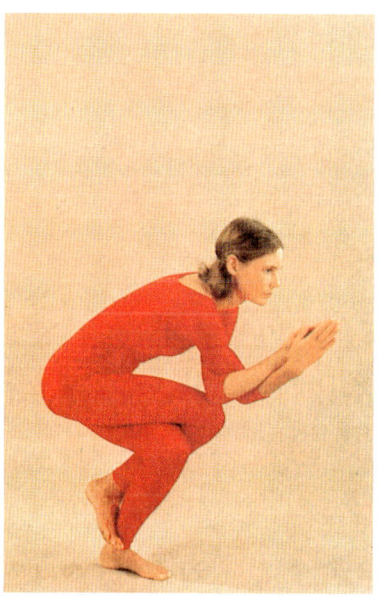

Vrikshasana

Name *Vrikshasana* bedeutet Baumhaltung.

Wirkung Bei Vrikshasana werden Rücken und Atemmuskulatur gestreckt. Darum hilft die Haltung, Verspannungen und Schwäche in Rücken und Hüften zu überwinden; sie gibt eine gute Körperhaltung und fördert die Tiefatmung. Die Aufwärtsstreckung regt Herz, Blutkreislauf und die Organe im Oberkörper an, wobei dieser ganze Bereich leicht erwärmt wird. Hüft-, Bein- und Fußgelenke werden beweglich und die Beinmuskulatur ein wenig gestärkt. Vrikshasana ist eine wirksame Gleichgewichtsübung und hilft bei Ruhelosigkeit und Nervosität.

Allgemeines In der Endhaltung muß darauf geachtet werden, daß das gebeugte Knie gerade zur Seite gehalten wird, und daß die Arme nicht nach vorn kommen. Es erfordert eine große Gelenkigkeit, den Fuß bis hin zur Leistengegend zu bringen. Bis das erreicht ist, plaziert man den Fuß so hoch wie möglich auf den Oberschenkel. Die Wirkung der Haltung wird gesteigert, wenn man die Tiefatmung mit Zählen durchführt, z. B.: man atmet ruhig fünf Sekunden lang ein, hält den Atem fünf Sekunden lang an und atmet während fünf Sekunden aus. Man kann auch einen anderen Rhythmus wählen, welcher der eigenen Leistungsfähigkeit entspricht. Diese Atmung sollte für sich praktiziert werden, und die Muskeln sollten zunächst an die Streckhaltung gewöhnt werden. Bei Gleichgewichtsübungen ist es immer hilfreich, die Spannung zu lockern und sich auf einen Ruhepunkt zu konzentrieren, etwa einen äußeren Punkt in Augenhöhe oder einen Punkt in der Mitte des Körpers in Höhe des Brustbeins. Wem es schwerfällt, das Gleichgewicht zu halten, der übt eine Zeitlang gegen eine Wand oder ähnliche Stütze.

Dauer Man steht eine halbe bis eine Minute auf jedem Bein. Die oben erwähnte Atmung sollte aber nur dreimal ausgeführt werden.

Technik

Stehe aufrecht, die Füße parallel auf Hüftbreite auseinandergesetzt. Beuge das linke Bein und lege den Fuß in die rechte Leiste. Wende das gebeugte Knie nach außen und ziehe das Gesäß ein. Lege die Handflächen vor der Brust zusammen und strecke sie aufwärts, bis die Arme gerade und dicht bei den Ohren sind. Atme tief und regelmäßig. Senke die Hände langsam und fasse das linke Knie und den Fuß, um so vorsichtig die Fußhaltung zu lösen. Dann richte das gebeugte Knie gerade nach vorn und strecke das Bein nach unten. Wiederhole mit dem anderen Bein.

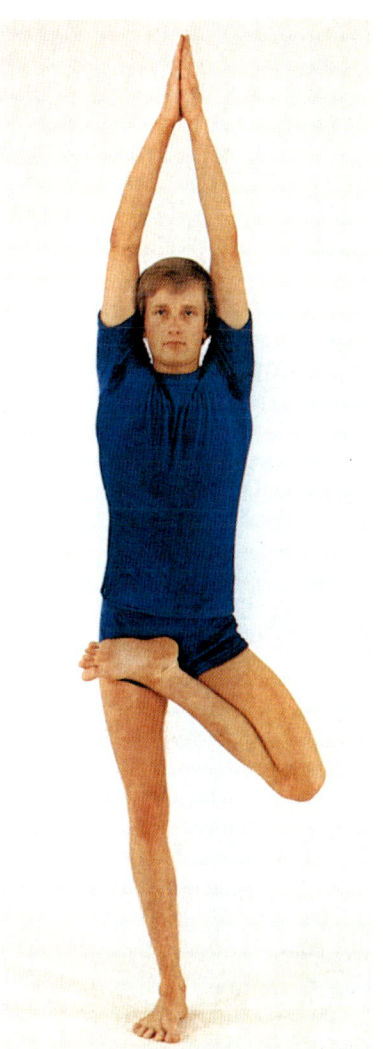

Variation

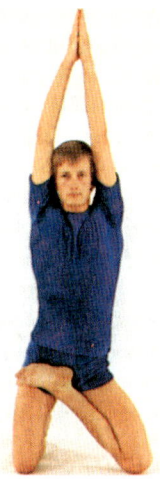

Knie aufrecht und lege den linken Fuß in
die rechte Leiste. Strecke den Rücken und
ziehe das Gesäß ein. Lege die Hände vor
der Brust zusammen und strecke sie über
den Kopf. Senke die Hände und löse die
Beinhaltung vorsichtig auf.

Vorübungen

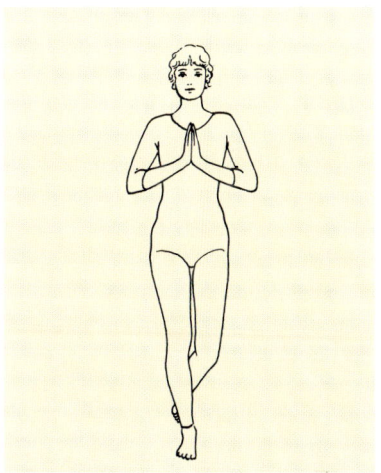

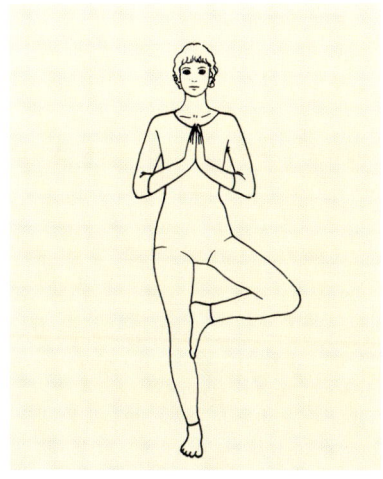

1 Stehe aufrecht, die Füße parallel und etwas auseinander. Schlinge den linken Fuß hinten um den rechten Knöchel und lege die Handflächen vor der Brust zusammen.

2 Beuge das linke Knie seitwärts und gleite mit der Fußsohle an der Innenseite des rechten Beines hinauf bis zur Höhe der Wade oder des Knies.

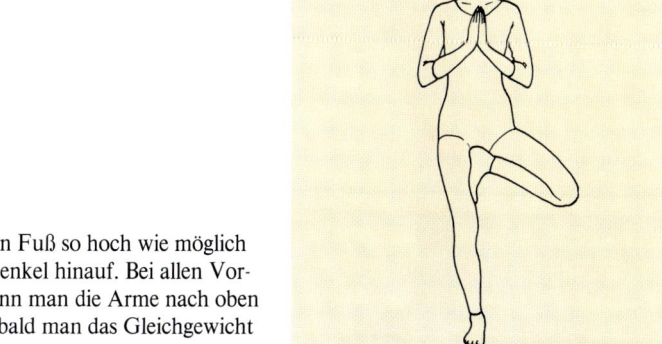

3 Bringe den Fuß so hoch wie möglich am Oberschenkel hinauf. Bei allen Vorübungen kann man die Arme nach oben strecken, sobald man das Gleichgewicht halten kann.

Natarajasana

Name *Nataraja* ist einer der Namen des Gottes Shiva und meint den kosmischen Tänzer.

Wirkung Natarajasana ist eine schöne Gleichgewichtsübung, die zu einer natürlichen, geraden und anmutigen Körperhaltung verhilft. Sie dehnt die Vorderseite des Körpers und die Kniekehlen und macht

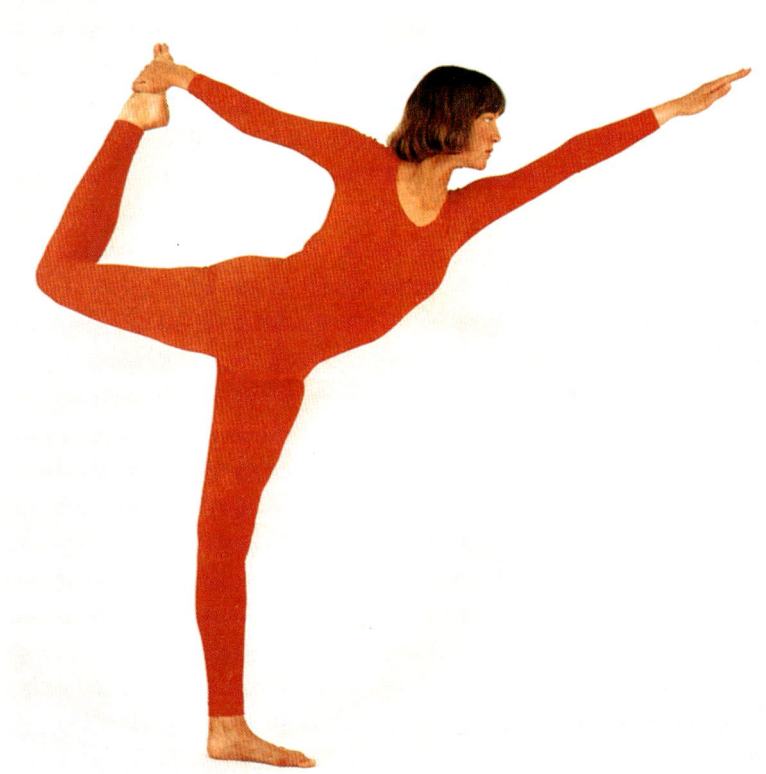

Rücken und Hüften geschmeidig. Die kräftige Streckung der Bauchmuskeln in Verbindung mit der Biegung des Rückens wirkt belebend auf den Kreislauf und einen trägen Magen. Die Dehnung des Zwerchfells und die Bewegung der Rippen entspannen diesen wichtigen Teil des Atemapparats, und darum ist die Haltung von Vorteil gegen unvollständige und nervös-gespannte Atmung. Die Übung macht die Schultergelenke beweglich und lindert Spannungsschmerzen in Rücken, Nacken, Schultern und Oberarmen.

Allgemeines   Natarajasana ist nicht so schwierig, wie es scheint, verlangt aber Konzentration auf das Gleichgewicht. Zur Erlangung der nötigen Praxis kann man die Vorübungen für Dhanurasana (S. 156) ausführen, womit man den Rücken beweglich macht. In der Anfangshaltung müssen der Rücken gerade, die Schultern gesenkt und die Beine ebenfalls gerade und dicht beieinander sein. Man muß langsam und gleitend in die Haltung gehen. Bei Schmerzen senkt man das erhobene Bein. In der Endhaltung steht man bewegungslos und achtet darauf, daß die Atmung tief und entspannt vor sich geht. Nach dieser Übung kann man das Kreuz in Pavanamuktasana (S. 205) entlasten.

Dauer   Bis zu einer halben Minute in der Endhaltung.

Technik

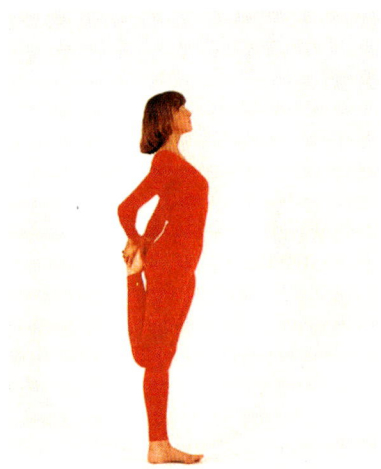 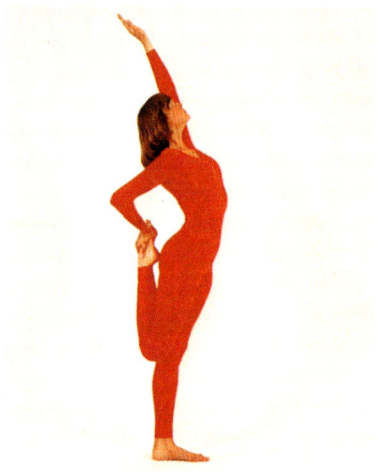

1 Stehe gerade mit geschlossenen Beinen und gesenkten und entspannten Schultern. Beuge das rechte Bein rückwärts, fasse den Fuß und ziehe ihn nach oben, bis die Knie nebeneinander sind.

2 Strecke den linken Arm nach oben, atme ein, strecke die Wirbelsäule und spanne einen Bogen nach rückwärts, wobei der Brustkorb gehoben wird.

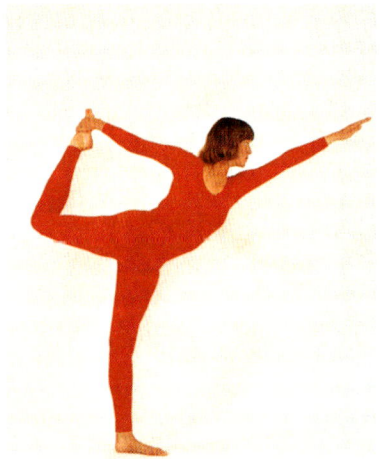

3 Lehne dich mit Oberkörper und linkem Arm nach vorn, ziehe den rechten Fuß nach oben und atme aus. Der Blick geht zur rechten Hand. Richte dich wieder auf und senke Arm und Bein. Wiederholung mit dem anderen Bein.

Variationen

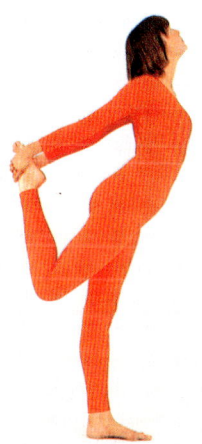 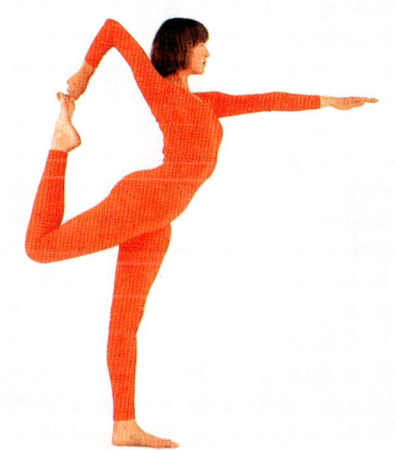

1 Beuge das rechte Bein, fasse den Fuß mit beiden Händen und ziehe ihn zurück. Nimm die Schulterblätter zusammen und spanne das ganze Rückgrat zu einem Bogen. Wiederholung mit dem anderen Bein.

2 Beuge das rechte Bein zurück und fasse mit der rechten Hand die große Zehe. Man zieht unter Durchbiegung des Rückens das Bein nach oben. Drehe den Arm aus dem Schultergelenk so, daß der Ellenbogen zur Decke zeigt. Den linken Arm streckt man nach vorn. Wiederholung mit dem anderen Bein.

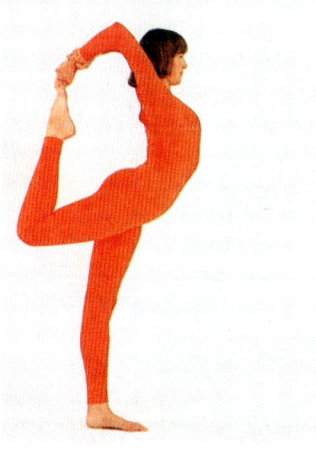

3 Beginne wie bei Variation 2. Hebe den linken Arm über den Kopf nach hinten und greife den rechten Fuß oder die Hand. Wiederholung auf dem anderen Bein.

Vorübungen

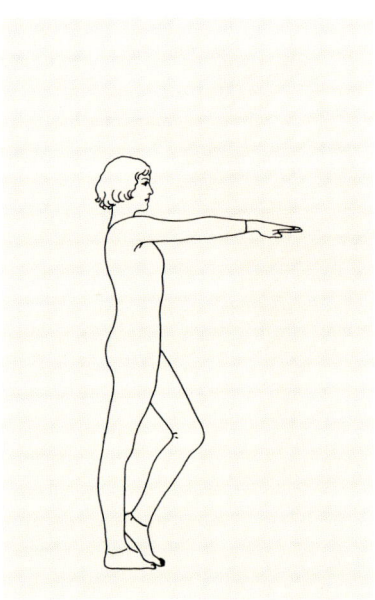

1 Stehe mit geradem Rücken. Beuge das linke Knie nach vorn und stelle den linken Fuß so auf den rechten Vorfuß, daß die Ferse das rechte Schienbein berührt. Strecke den rechten Arm nach vorn und konzentriere dich auf einen Punkt in Augenhöhe.

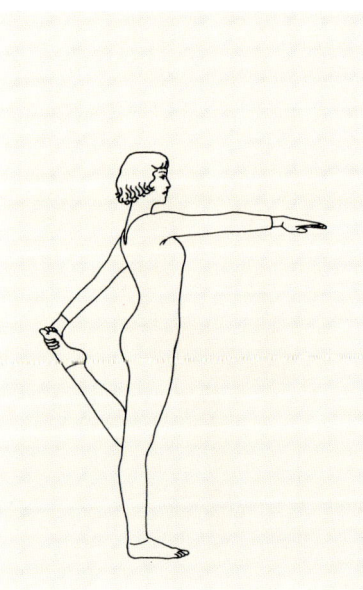

2 Hebe den linken Fuß rückwärts und fasse ihn mit der linken Hand. Die Knie bleiben geschlossen. Entspanne den linken Oberschenkel und hebe den Brustkorb. Die Schultern sind gesenkt und entspannt.

3 Strecke den rechten Arm zur Decke.
Wenn man sein Gleichgewicht gefunden
hat, kann man fortfahren:

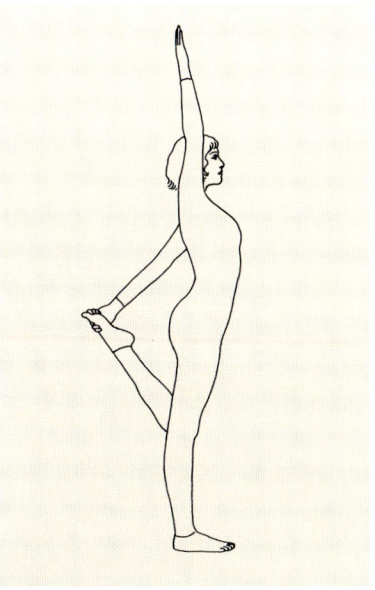

4 Biege dich zurück, hebe den Brustkorb und schaue nach oben. Alle diese
Vorübungen werden mit der entgegengesetzten Arm- und Beinhaltung wiederholt.

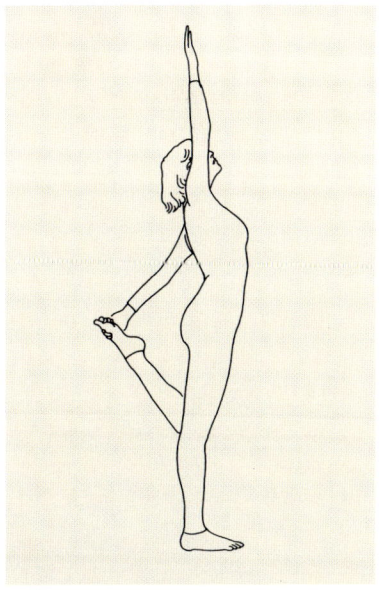

Trikonasana

Name *Trikonasana* heißt Dreieckshaltung.

Wirkung Trikonasana dehnt die Wirbelsäule kräftig und führt so zu einem geschmeidigen Körper. Die Rückenmarksnerven werden angeregt und Rückenschmerzen gelindert. Die Muskeln werden zusammengezogen, gedehnt und entspannt; das hilft der Atmung, dem

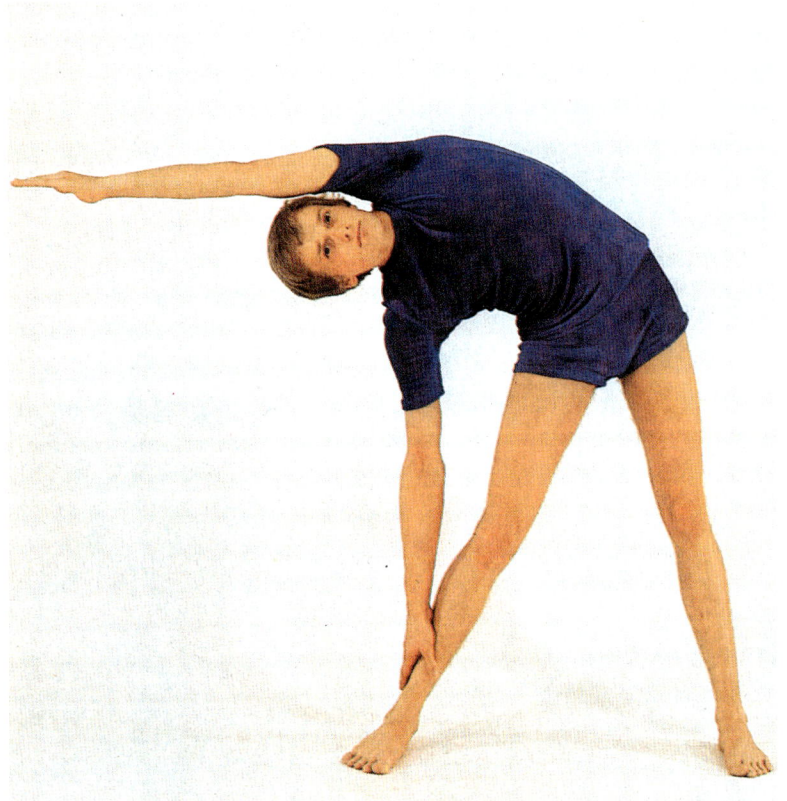

Blutkreislauf und dem Muskelstoffwechsel. Die Haltung dehnt die Muskeln der Oberschenkelinnenseiten, Hüften, Rippen und Schultern. Sie massiert die Eingeweide und hat eine generell reinigende Wirkung auf den Organismus.

Allgemeines Es muß darauf geachtet werden, daß die Füße parallel stehen und nach vorn zeigen. Bei der Seitwärtsbiegung darf der Körper sich nicht nach vorn bewegen, und die Beine dürfen sich nicht durchbiegen. Es ist leichter, die Hüften stillzuhalten, wenn man die Gesäßmuskeln etwas anspannt. Der Oberarm soll die ganze Zeit dicht am Ohr liegen. Wer ein schnelles, intensives Programm mit vielseitigen Resultaten üben möchte, kann zweckmäßigerweise die dynamische Variation wählen, bei der der Rücken in verschiedene Richtungen bewegt wird (vgl. Suryanamaskar, S. 308).

Diese Übung sollte unterbleiben, wenn eine Neigung zu Bandscheibenvorfall besteht.

Dauer Man kann die Haltung bis zu drei Minuten beibehalten oder sie in kurzen Abständen ein paarmal nach jeder Seite üben.

Technik

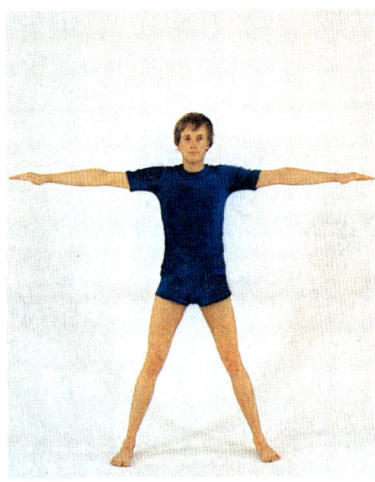 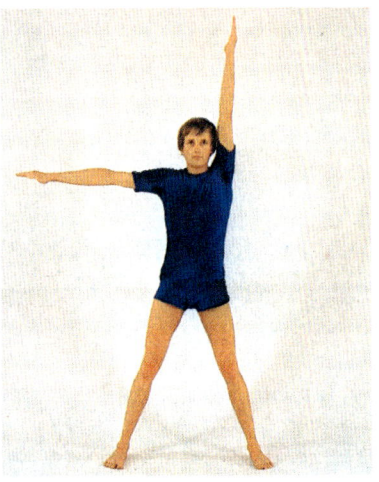

1 Stehe mit gestrecktem Rücken, die Füße parallel und etwa 80 cm auseinander. Strecke die Arme waagrecht nach beiden Seiten aus und spanne das Gesäß.

2 Korrigiere ein zu starkes Hohlkreuz, atme ein, wende die linke Handfläche nach oben und hebe den Arm an das linke Ohr.

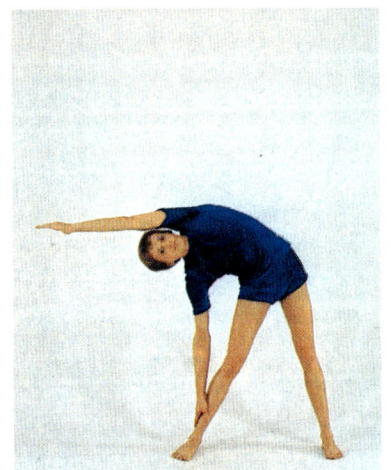

3 Beuge dich über den rechten Arm, ohne dabei den Oberkörper zu drehen, und lege die rechte Hand auf den Unterschenkel. Atme aus, entspanne und beuge dich weiter nach unten. Wiederholung nach links.

Vorübungen

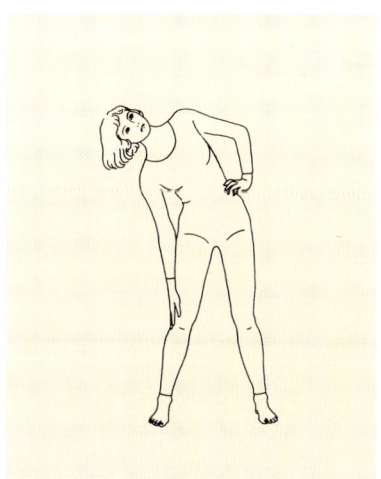

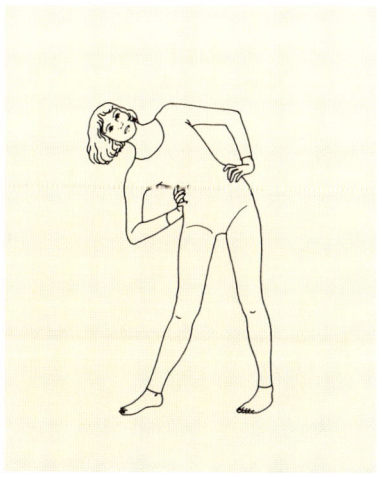

1 Stehe mit geradem Rücken, die Füße auf Schulterbreite auseinander. Lege die linke Hand auf die linke Hüfte. Atme ein und strecke den Rücken, spanne das Gesäß und neige dich nach rechts. Wiederholung nach links.

2 Stehe mit gespreizten Beinen, die Hände auf den Hüften. Der rechte Fuß zeigt 90° nach rechts, der linke 45°. Atme ein, strecke den Rücken, schiebe die linke Hüfte nach außen, beuge den Oberkörper nach rechts und atme aus. Wiederholung zur Gegenseite.

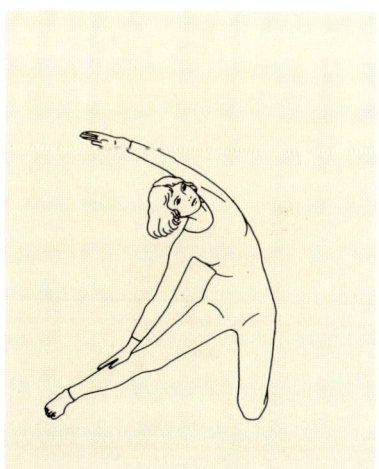

3 Knie aufrecht, strecke das rechte Bein seitwärts; der Fuß zeigt nach vorn. Lege die rechte Hand auf das rechte Bein und strecke den linken Arm nach oben. Atme ein, strecke dich, beuge dich über das rechte Bein und atme aus. Richte dich auf und wiederhole nach links.

Dynamische Variationen

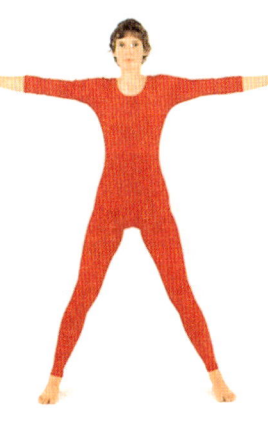

1 Stehe aufrecht, die Füße etwa 80 cm auseinander, die Arme ausgebreitet.

2 Strecke den linken Arm zur Decke und atme ein. Beuge dich nach rechts hinüber und atme aus.

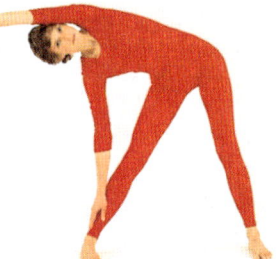

3 Beuge den Rumpf waagrecht über das rechte Bein, die Arme gerade nach beiden Seiten ausgestreckt. Blicke nach vorn und atme ein.

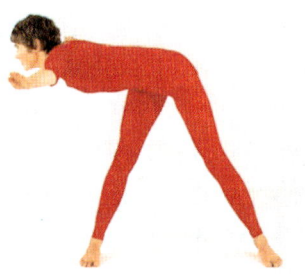

4 Fasse den rechten Knöchel mit der linken Hand und strecke den rechten Arm zur Decke. Sieh nach oben und halte den Atem an.

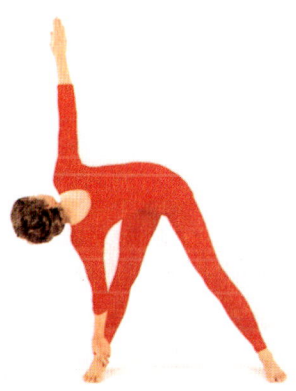

5 Senke die rechte Hand zum rechten Knöchel. Atme aus und ziehe den Rumpf auf das Bein zu. Der Rücken bleibt dabei möglichst gerade.

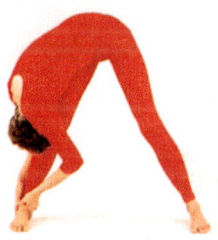

6 Lasse Rumpf, Arme und Kopf entspannt nach unten zwischen den Beinen hängen. Richte dich, das Kinn auf der Brust, langsam auf und atme ein. Wiederholung der gesamten Reihe nach links.

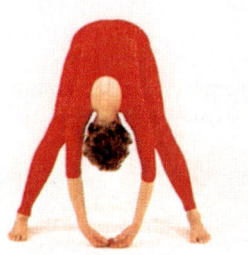

Utkatasana

Name *Utkata* heißt kraftvoll. Die Übung wird oft ›der Stuhl‹ genannt.

Wirkung Utkatasana ist eine der wirkungsvollsten Kräftigungsübungen für die Muskeln der Füße, Waden und Oberschenkel. Sie hält Knie und Knöchel beweglich, regt den Kreislauf in Beinen und

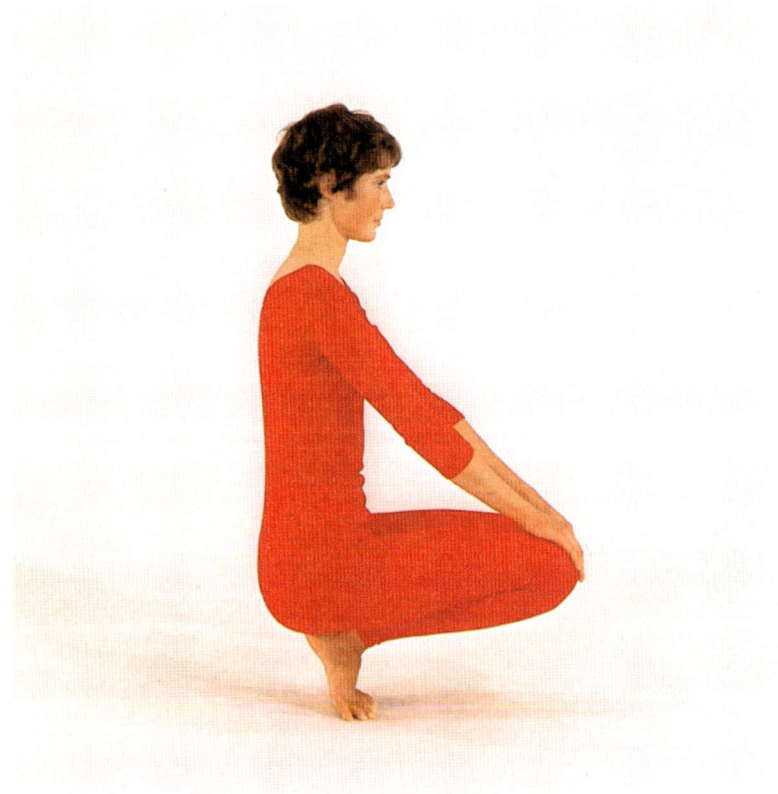

Füßen an und lindert Fußschmerzen. Daher ist sie besonders wohltuend für Menschen mit stehender Tätigkeit.

Diese Übung ist nützlich für die Entwicklung einer aufrechten Haltung; sie verbessert auch das Gleichgewichtsgefühl und die Konzentration.

Allgemeines   Während der ganzen Übung muß man aufpassen, daß Fersen und Knie zusammenbleiben und daß das Körpergewicht auf den Zehen ruht. Wenn man das Gleichgewicht halten kann, läßt sich die Wirkung dadurch verstärken, daß man die Arme über den Kopf streckt und die Handflächen zusammenlegt. Diese Variation hebt das Zwerchfell und regt Herz und Kreislauf im Oberkörper an. Wer schwache Beine hat, kann die ausgestreckten Arme gegen eine Stuhllehne stützen und die Beine nur so weit beugen, wie es geht. Man darf sich nicht so anstrengen, daß man außer Atem gerät und Herzklopfen bekommt. Wenn die Knöchel schwach sind oder Krampfadern vorhanden sind, kann man die Fußsohlen auf dem Boden lassen, oder man legt ein Buch oder eine ähnliche Stütze unter die Fersen.

Dauer   Man wiederholt die Übung einige Male oder bleibt darin eine halbe bis eine ganze Minute.

Technik

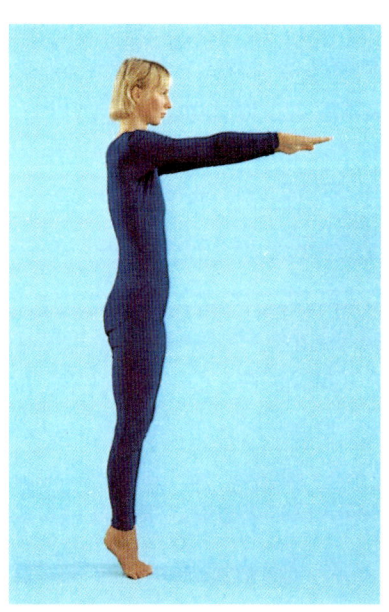

1 Stehe gerade mit geschlossenen Füßen, die Arme waagrecht nach vorn gestreckt. Während der ganzen Übung konzentriert man sich auf einen festen Punkt. Stelle dich auf die Zehenspitzen.

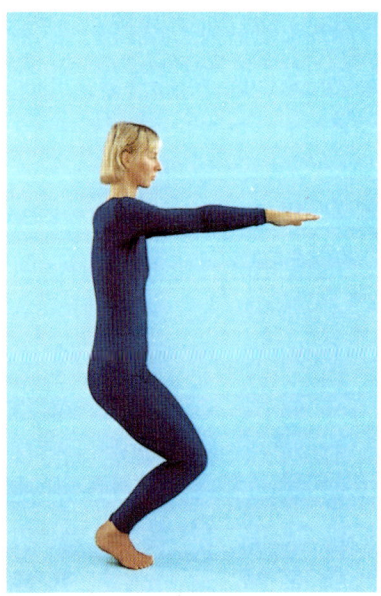

2 Atme ein, spanne das Gesäß, richte den Rücken gerade, beuge die Knie und lasse das Gesäß auf die Fersen hinab. Knie und Fersen bleiben geschlossen.

3 Atme aus und setze dich auf die
Fersen. Der Rücken bleibt gerade, die
Hände ruhen auf den Knien, und man
atmet ruhig. Atme ein und richte dich auf
die gleiche Art wieder auf. Atme aus und
senke Fersen und Arme.

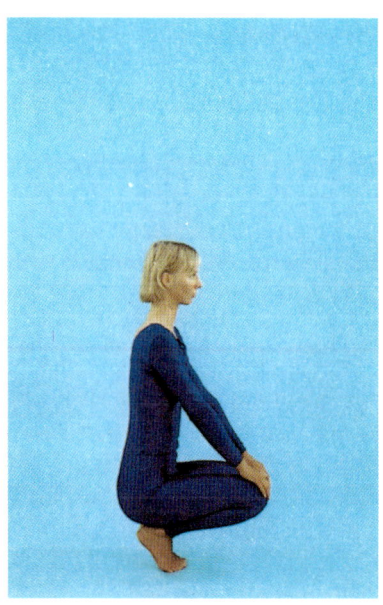

Bhadrasana

Name *Bhadrasana* bedeutet die gute oder edle Haltung.

Wirkung Bhadrasana kann als gute Vorübung für Padmasana und die anderen Meditationshaltungen benutzt werden. Bhadrasana lindert Spannungszustände im Beckenboden und den Bauchorganen und kann helfen, venöse Stauungen im Bauchraum sowie Hämorrhoiden zu heilen. Die Übung ist eine der wenigen Yogahaltungen, die während der Schwangerschaft empfohlen werden. Wenn man den Rücken gerade halten kann, ist dies eine gute Stellung für Hüftschmerzen und Ischialgien. Fortgeschrittene Yogis üben eine Variation dieser Haltung, Mulabandha (Var. Nr. 2), in Verbindung mit bestimmten Atemübungen.

Allgemeines Im Anfang stellen die meisten Leute fest, daß sie ihre Knie nicht richtig auf den Boden bekommen. Das ist normal und sollte einen nicht entmutigen. Wenn man versucht zu entspannen und mit den Beinen nachgibt, werden die Knie allmählich ganz von allein und ohne irgendeine Anstrengung auf den Boden kommen. Es ist wichtig, bei dieser Übung den Rücken gerade zu halten. Die Versuchung ist groß, den Körper zu beugen, um die Streckwirkung auf die Oberschenkel zu vermindern, aber wenn man das tut, wird der Effekt vermindert, und es gibt Verspannungen im Kreuz, Überbeanspruchung der Wirbelkörper und Druck auf die inneren Organe. Wenn man eine Stütze braucht, setzt man sich mit dem Gesäß an eine Wand. In der korrekten Haltung sind die Fersen nahe am Körper, die Beine ruhen vom Knöchel bis zu den Hüften auf dem Boden, und der Rücken ist gerade. Beim Auflösen der Haltung muß man vorsichtig sein. Man faßt die Knie und zieht sie vor der Brust zusammen. Langsam streckt man dann die Beine nach vorn aus.

Als Gegenübung zu Bhadrasana sitzt man für eine Weile in der Haltung Vajrasana (S. 248), möglichst mit dem Gesäß zwischen den Beinen.

Dauer Man sitzt so lange, wie man es als angenehm empfindet und nutzt die Zeit zu einer Konzentrationsübung. Dabei kann man sich auf einen äußeren, sichtbaren Gegenstand oder auch auf den Atem konzentrieren.

Technik

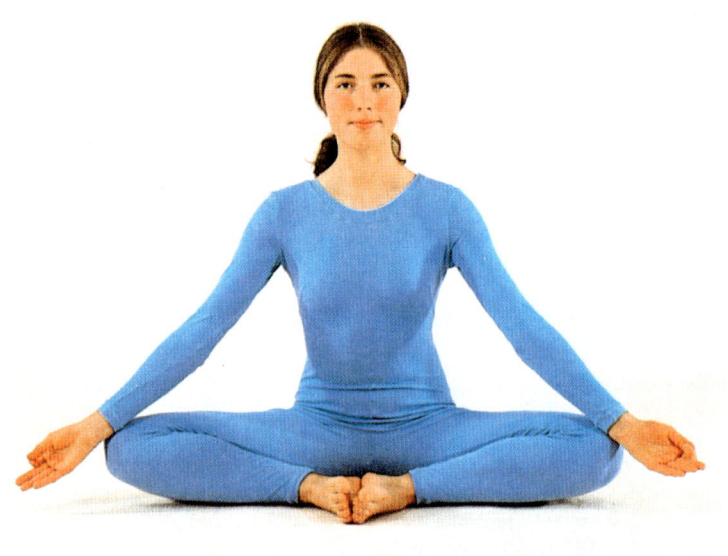

Sitze mit geradem Rücken. Ziehe die Fersen dicht an den Körper und senke die Knie seitwärts. Dabei liegen die Fußsohlen aneinander. Fasse die Füße und strecke den Rücken gerade. Entspanne die Hüftgelenke und die Innenseite der Oberschenkel und senke die Knie bis auf den Boden. Wenn man den Rücken gerade halten kann, können die Hände auf den Knien liegen.

Variationen

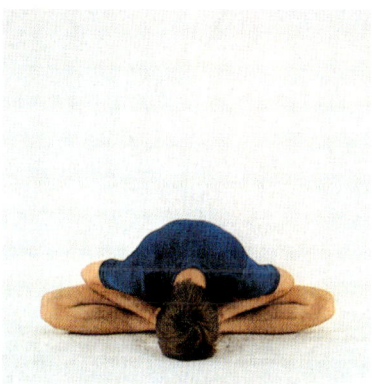

1 Sitze in Bhadrasana. Atme ein und mache ein Hohlkreuz. Atme aus, ziehe den Bauch ein, beuge Becken und Rumpf nach vorn und lege die Stirn auf den Boden. Richte dich mit geradem Rücken wieder auf.

Vorübung

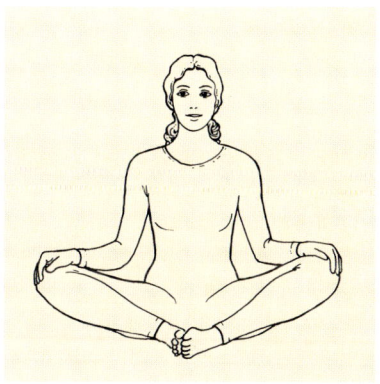

Sitze aufrecht, lege die Fußsohlen zusammen und ziehe die Fersen dichter an dich heran. Strecke den Rücken, entspanne Hüften und Knie und lasse die Beine von selbst auf den Boden sinken.

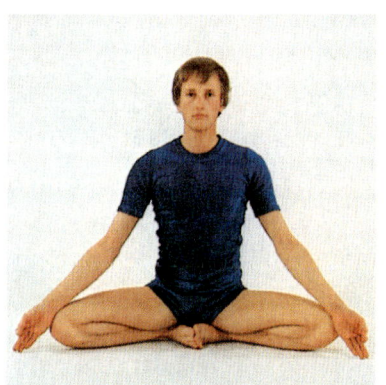

2 Lege die Hände auf den Boden, hebe das Gesäß und setze dich auf die Fersen. Diese Variation verlangt besondere Biegsamkeit in den Fußgelenken.

Savasana

Name *Savasana* heißt Totenstellung.

Wirkung Savasana wirkt tief auf Körper und Geist, reduziert alle Arten von Spannungen und bringt Ruhe und Losgelöstheit. Es besiegt geistige Nöte und Ängste, klärt den Geist und beruhigt die Emotionen. Savasana verteilt die Körperenergie gleichmäßig. Die Übung reduziert jede Art von Schmerzen und sorgt für gleichmäßige Tätigkeit von Herz und Atmung. Wenn man mit der Übung vertraut wird, verspürt man einen inneren Frieden, der das tägliche Leben beeinflußt und uns harmonischer und ausgeglichener macht.

Allgemeines Zunächst lernt man die Körperhaltung, wie unter ›Technik‹ beschrieben, wobei man sich vergewissert, daß die Mittelachse des Körpers gerade liegt. Wer dabei Nackenschmerzen bekommt, kann sich ein kleines Kissen unterlegen. Wer eine Wirbelsäulenverkrümmung hat, kann auch ein Kissen unter das Kreuz legen.

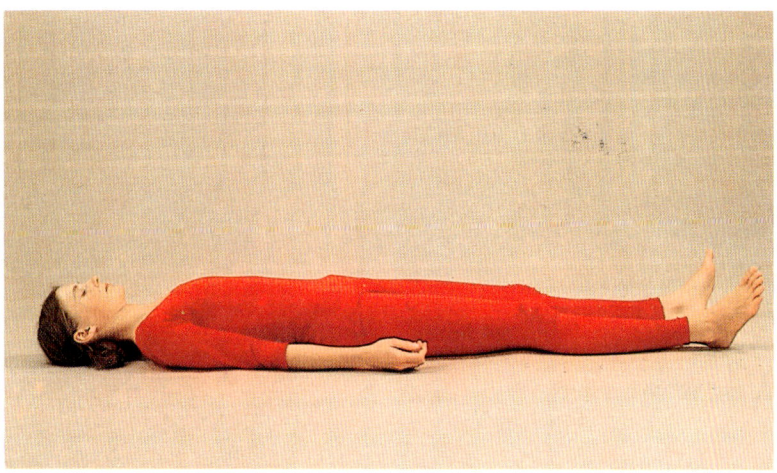

Wenn der Körper in dieser Haltung bequem liegt, kann man mit der tieferen körperlichen Entspannung anfangen. Schließe die Augen und versuche, den ganzen Körper als eine Einheit wahrzunehmen. Achte darauf, ob irgendwo unruhige oder gestörte Bereiche sind und versuche, sie geistig zu beruhigen. Achte auf den Atem und übe so lange einige Runden der Yoga-Vollatmung (S. 332), bis alle etwaigen Unregelmäßigkeiten beseitigt sind. Dann kann man den Atem vergessen. Nun empfindet man die Schwere des Körpers, wie er da ausgestreckt auf dem Boden liegt, und bemerkt die milde Wärme, die ihn langsam durchströmt und die Übung angenehm und erfreulich macht.

Dann beginne eine tiefe Entspannung des Körpers von den Füßen an aufwärts. Stelle dir vor, wie alle Spannungen erst vom rechten und dann vom linken Fuß zurückgehen. Dann gehe im Geist weiter und entspanne Unterschenkel, Waden, Knie und Oberschenkel, um bei den Hüften zu enden. Es darf keinerlei Spannung oder aktives Bewußtsein in den Beinen zurückbleiben. Man überläßt sie gänzlich sich selbst und vergißt sie. Nun nimmt man alle Spannung aus der Beckenregion zurück. Entspanne den After, das Gesäß und die Bauchmuskeln. Spüre, wie der ganze Bereich durch Loslassen nur der Schwere folgt und ziehe die Aufmerksamkeit davon ab. Setze das Verfahren fort, indem du den Rücken von den Lenden bis hinauf zu den Schultern entspannst und dabei beobachtest, wie der Körper tiefer in den Boden hineinsinkt. Als nächstes wendet man sich der Vorderseite des Körpers zu und stellt sicher, daß keine Spannung in der Brust zurückbleibt und der gesamte Rumpf locker ist, wenn die Aufmerksamkeit nach oben wandert. Vergiß ihn einfach. Nun die Arme. Man fängt mit Fingern und Hand des rechten Arms an und geht aufwärts zur Schulter. Das gleiche links. Dann entspannt man die Kehle mit einer gleitenden Bewegung und endet mit Zunge und Mund. Lokkere den Kiefer, das Kinn und die Gesichtsmuskeln, entspanne Augen und Schläfen und ende mit Stirn und Kopfhaut. Nun befindet sich der Körper in einem Zustand tiefer Entspannung und liegt passiv da wie ein Leichnam. Die Aufmerksamkeit darf aber nicht darauf gerichtet werden, und man darf auch nicht versuchen, körperlich irgendetwas zu empfinden. Vergiß die äußere Welt vollkommen.

Wenn Körper und Sinne zur Entspannung gebracht worden sind, bleibt man der Erfahrung seiner eigenen geistigen Aktivität überlassen. In diesem Zustand wird man feststellen, daß unzählige Gedanken den Geist durchfluten. Man läßt sie kommen und gehen, schenkt ihnen keine Aufmerksamkeit und bleibt ein passiver Zeuge. Nimm diese Überaktivität nicht zur Kenntnis, sondern versuche, eine alldurchdringende Stille zu empfinden, in der alles aufgeht. Richte deine ganze Aufmerksamkeit auf diesen vollkommenen, ungestörten Zustand des Friedens und versuche, ihm dein ganzes Wesen zu öffnen. Wenn es zu schwer fällt, alle störenden Gedanken zu transzendieren, mag es eine Hilfe sein, den Geist dadurch zu beruhigen, daß er sich eine reizvolle und friedliche Landschaft vorstellt, etwa die riesige Weite des Meeres oder den klaren blauen Himmel. Was man auch wählt, man sollte versuchen, den Geist vollständig zu konzentrieren und ganz in einem Zustand des Friedens aufzugehen. Wer das regelmäßig übt, wird eine kraftgebende Wirkung auf sein ganzes Wesen erleben.

Nach der Übung atmet man ein paarmal tief durch, streckt den Körper gründlich, öffnet sodann die Augen und bleibt noch ein paar Augenblicke sitzen, bevor man aufsteht.

Dauer Savasana sollte immer die letzte Übung sein, in der man gewöhnlich 10 − 15 Minuten verbringt.

Technik

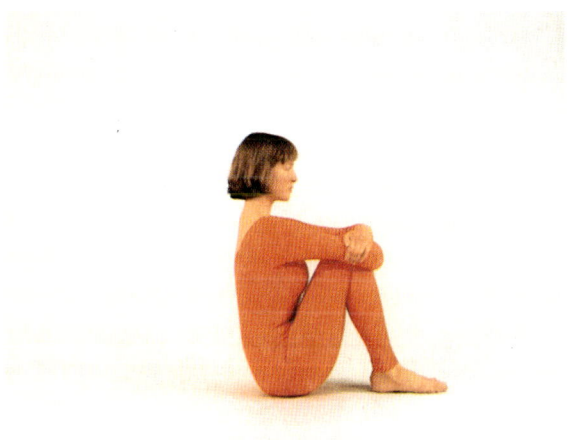

1 Sitze gerade und halte die Knie dicht am Körper,
so daß Beine, Kinn und Nase eine Parallele zur Zentralachse
des Körpers bilden.

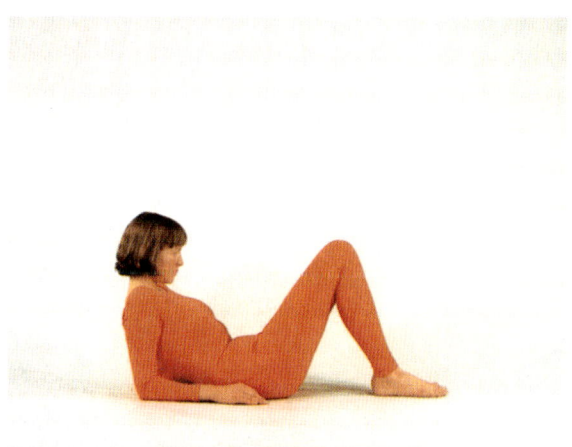

2 Lege die Handflächen neben dem Gesäß auf den Boden
und entspanne beim Zurücklegen. Stütze dich auf die Unterarme, während die Lendenwirbelsäule langsam auf den
Boden gleitet.

Technik

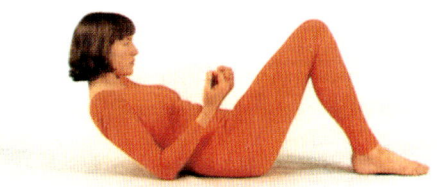

3 Bleibe auf die Ellbogen gestützt, während Brust- und Halswirbelsäule nacheinander abgerollt werden. Kopf und Rückgrat sollten eine gerade Linie bilden, und das Körpergewicht
sollte gleichmäßig auf jede Seite verteilt sein.

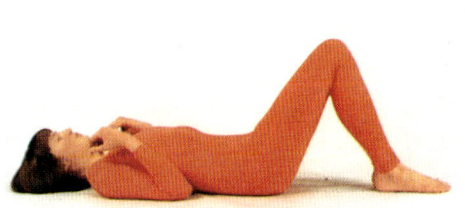

4 Strecke den Nacken und ziehe das Kinn leicht an, während
der Kopf am Boden bleibt. Beuge die Unterarme, berühre
die Schultern mit den Fingerspitzen und ziehe die Ellbogen
nach unten.

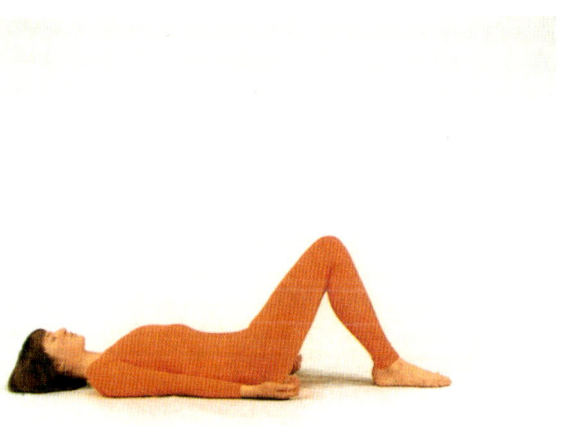

5 Lege die Unterarme mit den Handflächen nach oben auf den Boden und entspanne Arme und Schultern. Man läßt die Fersen über den Boden gleiten, bis die Beine gerade sind, dann entspannt man Beine und Füße.

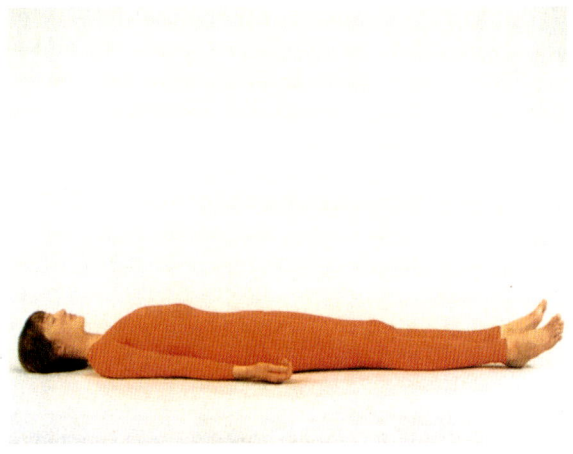

6 Jetzt sollte der Körper in voller Länge auf dem Boden liegen und die Mittelachse eine gerade Linie bilden.
Liege mit leicht geschlossenen Augen und dem Gefühl tiefer Entspannung von Körper und Geist.

Meditationshaltungen

Der indische Yogi Swami Narayanananda beschreibt Meditation als eine »ununterbrochene willentliche Konzentration des Geistes auf einen Punkt«. Meditation ist ein wirksames Mittel, um geistigen Frieden zu gewinnen, die latente schöpferische Kraft — die Urkraft oder die Kundalini Shakti — zu erwecken und eine höhere Ebene geistiger Entwicklung zu erreichen. Sie ist die wichtigste Yoga-Diszi-

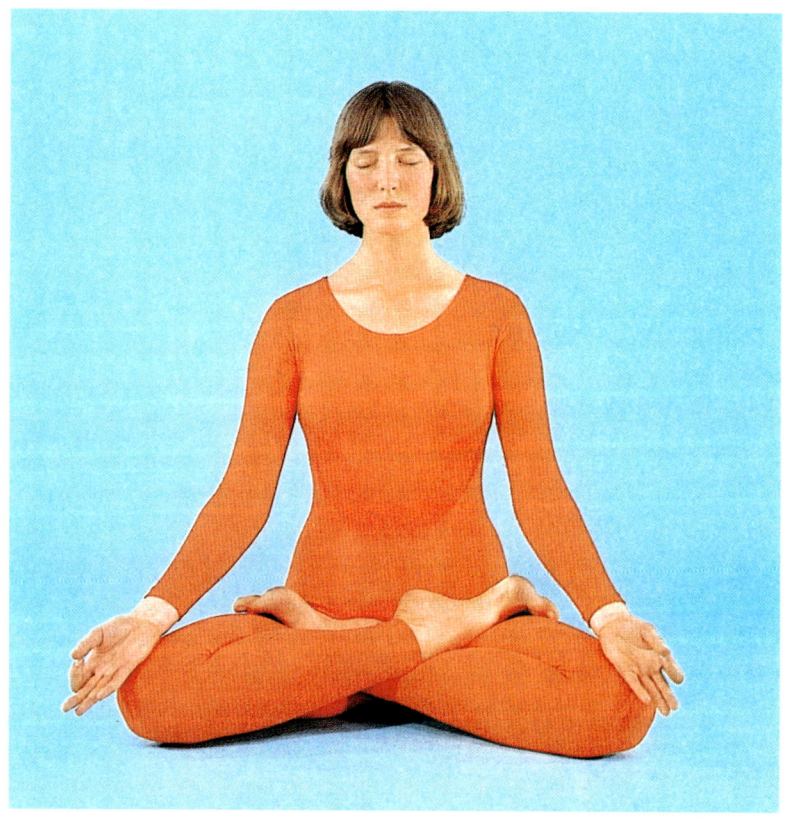

plin und das Mittel, das von Yogis benutzt wird, um das höchste Ziel, nämlich Freiheit (Moksha) oder kosmisches Bewußtsein zu erlangen. Gewöhnlich ist der Geist zerstreut und wird ständig durch die Sinnesorgane nach außen gezogen, der Körper ist unruhig, und Atmung und Organrhythmus sind unregelmäßig. In diesem Zustand wird die Lebenskraft nach allen Richtungen zerstreut; man ermüdet und muß diese verlorene Energie durch Ruhe und Schlaf ersetzen. In der Meditation werden jedoch alle zerstreuten Geisteskräfte in der Konzentration auf einen geistigen Punkt gesammelt, da der Körper bewegungslos verharrt, wodurch seine Energie die Möglichkeit erhält, sich dem Meditationsgegenstand zuzuwenden. Das bedeutet, daß Körper und Geist gelassen sind, während gleichzeitig eine starke Wiederaufladung mit Energie stattfindet.

Um meditieren zu können, ist es daher erforderlich, den Körper in eine Haltung zu bringen, in der man lange Zeit unbeweglich sitzen kann, ohne müde zu werden oder einzuschlafen und in der es möglich ist, das Körperbewußtsein auszuschalten.

Padmasana (der Lotussitz) ist die wichtigste Meditationshaltung; zusätzlich gibt es noch eine Reihe anderer, meist Abweichungen von Padmasana, bei denen die Beine auf verschiedene Weise überkreuzt werden.

Meditationshaltungen erfordern in der Regel Übung, um die Beine, besonders die Kniegelenke, geschmeidig zu machen. Dafür können die Vorübungen zu Padmasana (S. 296) benutzt werden. Es ist wichtig, bei diesen Übungen sehr vorsichtig vorzugehen, um Schäden an den Knien zu vermeiden. Besonders ist es riskant, die Beine in eine Haltung zu zwingen, wenn die Knie kalt sind. Beginne mit ein paar Aufwärmübungen und massiere die Knie, bis sie warm sind, und bringe die Beine vorsichtig in die Haltung. Bei stechenden Schmerzen muß man sofort loslassen oder unterbrechen.

Eine Meditationshaltung muß fest und stabil sein, und der Körper sollte sich nicht ruckartig bewegen oder schwanken. Darum ist es besser, beide Knie auf dem Boden zu haben, denn das ergibt eine breite Stützfläche. Ein anderer wichtiger Punkt ist, daß die Mittelachse des Körpers ganz gerade sein muß. Sonst stellen sich störende Verspannungen, Schmerzen und Ermüdung ein, die das Meditieren unmöglich machen. Bei einer korrekten Meditationshaltung müssen Rücken, Nacken und Kopf eine senkrechte Gerade bilden. Straffe den Rücken, schiebe den Brustkorb ein wenig nach vorn, senke die Schultern und ziehe die Schulterblätter leicht nach rückwärts. Hebe den Kopf und ziehe das Kinn etwas an, so daß die Kehle ein wenig zusammengezogen wird. Ebenso ziehe den Anus leicht zusammen und ziehe das Gesäß etwas nach rückwärts und aufwärts. Damit wird es möglich, für lange Zeit eine gerade Haltung zu bewahren, ohne zu ermüden. Gleichzeitig führt die sich daraus ergebende Streckung des Bauchs und Anhebung des Zwerchfells beinahe automatisch zu tieferer und leichterer Atmung. Wenn man vornübergebeugt sitzt, wird die Atmung flach und angestrengt, Verdauung und Blutkreislauf werden behindert, und Schmerzen treten auf. Weiter wird man entdecken, daß es bei der Meditation mit gebeugtem Rücken sehr schwierig ist, Geisteskontrolle zu erreichen. Das liegt daran, daß eine gebeugte Haltung die subtilen Nervenströme hemmt, an welche die Gedankenfunktionen gebunden sind. In einer solchen Haltung wird zielgerichtete Meditation verhindert, da die Atmung kurz und angespannt wird und man sich im allgemeinen unruhig und unbehaglich fühlt.

Der Platz, an dem man in einer Meditationshaltung sitzt, sollte weder zu weich noch zu hart sein. Eine zusammengefaltete Decke genügt. Es sollte nicht ziehen oder kalt sein. Bei Meditations- und Pranayama-Übungen (s. S. 340) wird der Organismus empfindlich und absorbiert leicht Kälte. Ganz besonders müssen die Nackengegend und die Kniegelenke geschützt werden; sie sind besonders empfindlich. Wer Schwierigkeiten hat, in der Position seinen Rücken gerade zu halten, kann ein kleines Kissen oder etwas Ähnliches unter das Gesäß legen; diese Unterstützung sollte aber so niedrig wie möglich sein.

Wenn man eine passende Haltung gefunden hat, sollte man sie beibehalten und sie regelmäßig jeden Tag praktizieren. Nur allmählich und langsam sollte man die Dauer verlängern. Wenn Knieschmerzen auftreten, darf die Haltung nicht plötzlich verlassen werden, sondern man sollte sie sehr langsam lockern und die Beine kurz strecken oder entspannen, bevor man wieder in die Haltung zurückgeht.

Für Meditationshaltungen gibt es keine Zeitgrenze. Je länger man sitzen kann, desto besser. Die großen Yogis der Vergangenheit und Gegenwart haben ohne Schwierigkeiten 10 – 15 Stunden in diesen Haltungen gesessen oder auch tagelang ohne Unterbrechung, ohne das geringste körperliche Mißbehagen zu empfinden; im Gegenteil erfuhren sie dabei die höchste Glückseligkeit. Dies wird nicht etwa erwähnt, um Leser zu ermutigen, das auch zu versuchen – was bestimmt Störungen hervorrufen würde – sondern um zu zeigen, daß so etwas möglich ist. Wenn man es erreichen will, sehr lange Zeit zu sitzen, muß man den Geist stundenlang mit der Konzentration auf das Meditationsobjekt beschäftigen können, ohne sich durch den Körper oder sonst etwas stören zu lassen. Im allgemeinen wird man es als förderlich empfinden, eine halbe Stunde ohne Unterbrechung bewegungslos in einer Meditationshaltung zu sitzen.

Es ist nicht der Rahmen dieses Buches, die eigentliche Meditationstechnik zu beschreiben. Meditation ist eine persönliche Angelegenheit, die individuell von einem erfahrenen Lehrer erlernt werden sollte, der durch sie das angestrebte Ziel erreicht hat. Interessierte Leser seien auf das Buch von Swami Narayanananda ›Das Geheimnis der Geisteskontrolle‹ verwiesen, in dem eine einfache und genau umrissene Einführung in die Materie gegeben wird.

Technik

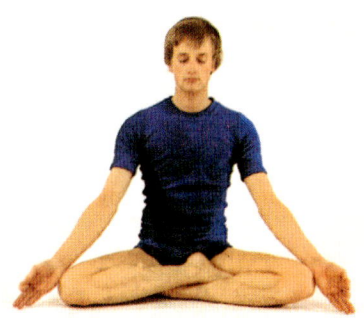

Svastikasana
(die glückbringende Haltung).
Beuge das linke Bein und lege den Fuß
dicht an die rechte Leiste. Beuge das
rechte Bein und lege die Ferse in die linke
Leiste. Dabei steckt man die Zehen
zwischen den linken Oberschenkel und
die Wade. Den linken Vorfuß zieht man
zwischen rechtem Oberschenkel und
Wade hoch und schließt damit die Beine.
Der Rücken ist gestreckt.

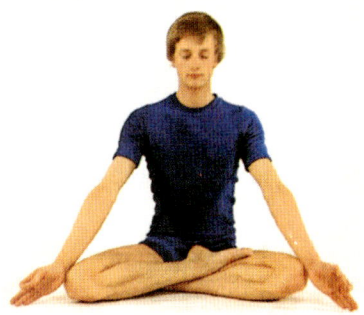

Ardha Padmasana
(der halbe Lotussitz).
Beuge das linke Bein und lege den Fuß
dicht an die Leiste. Die Fußsohle liegt am
rechten Oberschenkel. Beuge das rechte
Bein, fasse den Fuß und drehe die Sohle
nach oben. Dabei legt man den Spann auf
den linken Oberschenkel nahe der Leiste.
Senke das Knie zum Boden und straffe
den Rücken. Wiederholung mit dem
anderen Bein oben.

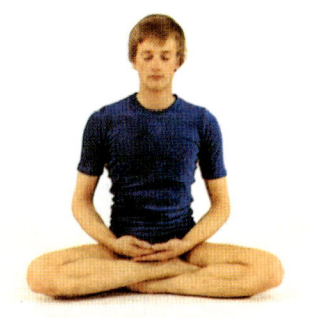

Siddhasana
(die vollkommene Haltung).
Beuge das linke Bein und drücke die Ferse
gegen den Damm. Die Fußsohle liegt am
rechten Oberschenkel. Beuge das rechte
Bein und lege die Ferse auf das Schambein über den Genitalien, jedoch ohne
Druck. Lege den Vorfuß zwischen linken
Oberschenkel und Wade. Sitze aufrecht
und übe Mula Bandha (S. 318). Dies ist
eine Haltung nur für Männer.

Vajrasana
(Donnerkeilhaltung).
Sitze mit geschlossenen Knien auf den
Fersen, wobei die Sitzbeine direkt auf den
Fersen ruhen. Als Variation läßt man die
Fersen nach außen gleiten und setzt sich
dazwischen. Die großen Zehen berühren
sich. Sitze aufrecht; die Hände ruhen auf
den Oberschenkeln.

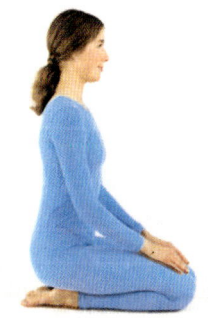

Virasana
(die Haltung des Helden).
Beuge das rechte Knie nach hinten und
lege den Fuß an die rechte Hüfte. Beuge
das linke Bein, drehe die Fußsohle nach
oben und lege den Fuß dicht an der Leiste
auf den rechten Oberschenkel. Beide Sitzbeine sollten gleichermaßen den Boden
berühren, um die Wirbelsäule gerade zu
halten.

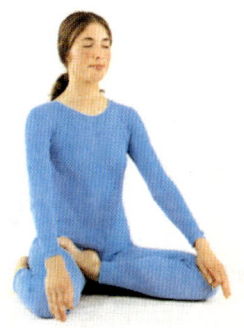

Sukhasana
(leichte Haltung).
Jede Haltung, in der es möglich ist, mit
geradem Rücken bequem zu sitzen, z. B.
die einfache Haltung mit gekreuzten
Beinen, wobei jedes Knie auf dem gegenüberliegenden Fuß ruht. Oder man
legt den rechten Fuß dicht am Schritt auf
den Boden, den linken dicht davor, und
beide Schienbeine ruhen auf dem Boden.

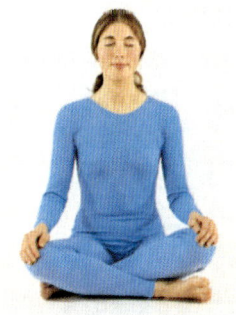

Padmasana

Name *Padmasana* bedeutet Lotushaltung. Die Lotusblüte symbolisiert reines Bewußtsein.

Wirkung Padmasana ist die berühmteste aller Yoga-Haltungen. Sie ist die beste Meditationshaltung, weil sie Harmonie, Frieden und Ausgeglichenheit im ganzen Organismus schafft und es möglich macht, unbeweglich lange Zeit in meditativer Konzentration zu sitzen, ohne durch körperliche Empfindungen gestört zu werden. Sie lockert die starke Verbindung der Sinnesorgane mit dem Körper, beruhigt Emotionen und hilft so, den Geist auf innere Betrachtung einzustellen. Padmasana führt zu tiefer, ruhiger und sanfter Atmung und ist die beliebteste Haltung für Atemübungen (Pranayama). Sie kräftigt erschlaffte Bauchmuskeln, senkt zu hohen Blutdruck und macht Hüften und Beine beweglich. Sie hat eine sehr anregende Wirkung auf das Nervensystem und lindert physische und geistige Ermüdung.

Allgemeines Die Haltung muß langsam und behutsam geübt werden. Man soll die Beine unmittelbar vorher oder nachher nicht belasten. Die Beine sollen langsam in ihre Lage gebracht werden, aber nie, wenn die Knie kalt sind. Bei Auflösung der Haltung ergreift man die Füße mit den Händen und legt sie sorgsam auf den Boden. Dann hebt man beide Knie bis an die Brust, entspannt die Fußgelenke und streckt langsam die Beine nach vorn. Man soll erst aufstehen, wenn man die normale Kraft in den Kniegelenken fühlt. Das gilt für alle Meditationshaltungen.

Technik

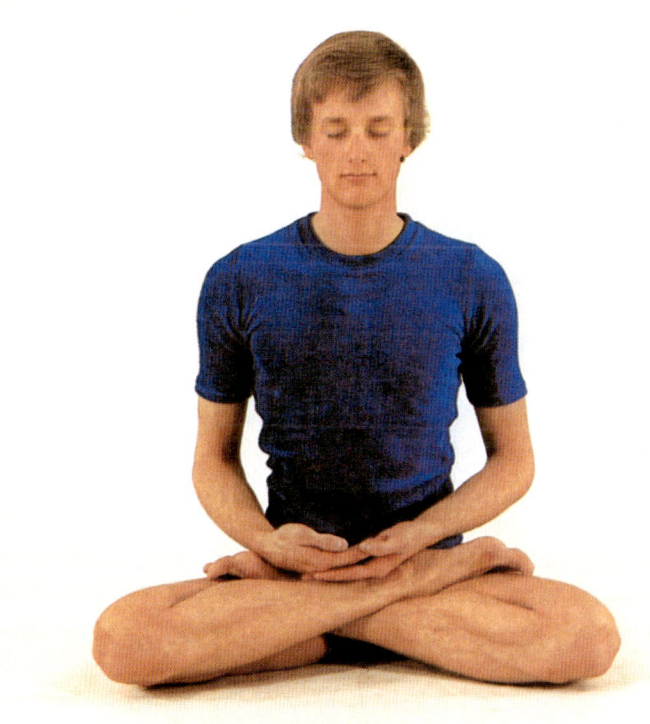

Sitze aufrecht mit ausgestreckten Beinen. Beuge ein Bein, fasse den Fuß, drehe die Sohle nach oben und lege den Spann auf die gegenüberliegende Leiste. Lege dann den anderen Fuß ebenso, so daß die Knöchel sich kreuzen und die Füße dicht an den Hüftknochen liegen. Lege die linke Hand mit der Handfläche nach oben auf die Fersen und lege die rechte Hand in die linke. Rücken und Nacken sind gerade, die Schultern gesenkt; die Knie ruhen auf dem Boden.

Variationen

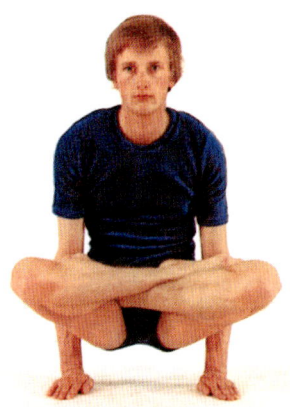 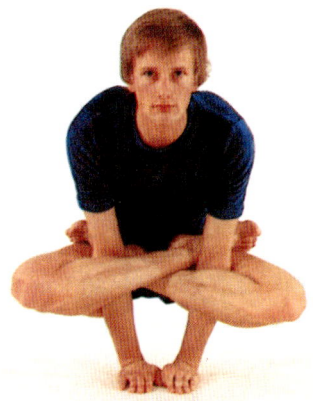

1 Sitze in Padmasana und lege die Hand-flächen neben den Hüften auf den Boden. Atme ein, halte den Atem an und hebe den Oberkörper, wobei die Hände das Gleichgewicht halten. Sanft absenken, ausatmen.

2 Sitze in Padmasana. Stecke die Arme zwischen Waden, Oberschenkel und Füße und lege die Handflächen auf den Boden. Atme ein und hebe den Oberkörper, lasse dich wieder sinken und atme aus.

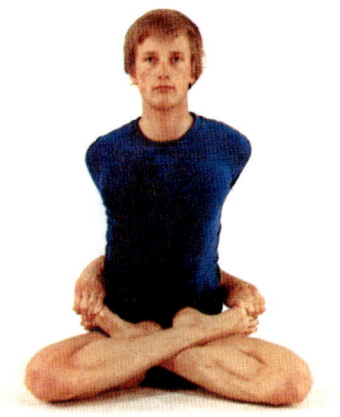

3 Sitze in Padmasana. Ziehe die Füße dichter an die Hüftknochen und ziehe die Schultern zurück, kreuze die Arme hinter dem Rücken und fasse die großen Zehen. Das Kinn wird angezogen, der Nacken gestreckt.

Vorübungen

1 Sitze aufrecht mit gestreckten Beinen. Beuge das rechte Knie und fasse das Fußgewölbe mit der rechten Hand. Drehe die Fußsohle zum Körper hin und schiebe das Knie zur rechten Seite.

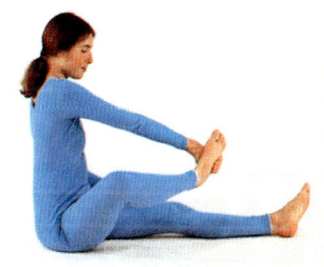

2 Strecke das rechte Bein aufwärts und nach außen, wobei die Fußsohle nach oben zeigt. Der Rücken bleibt gerade.

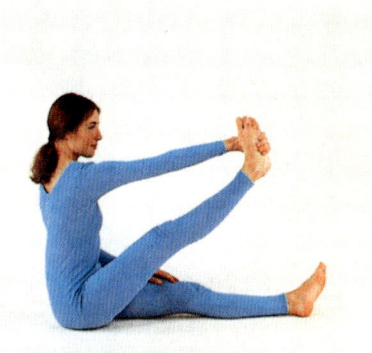

3 Lege den rechten Fuß auf das linke Handgelenk und verschränke die Finger. Halte den Fuß dicht am Rumpf und bewege das Bein vorsichtig hin und her.

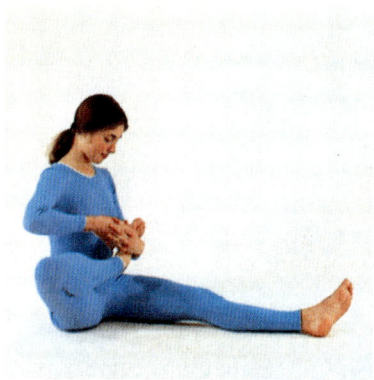

Vorübungen

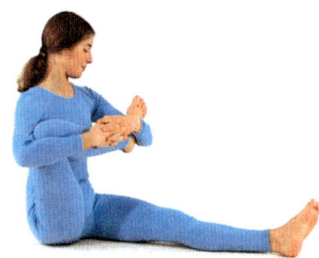

4 Lege den rechten Fuß in die linke Ellenbeuge, führe den rechten Arm um das Knie herum und verschränke die Finger. Ziehe das Bein auf den Körper zu und bewege es vorsichtig abwechselnd nach links und rechts.

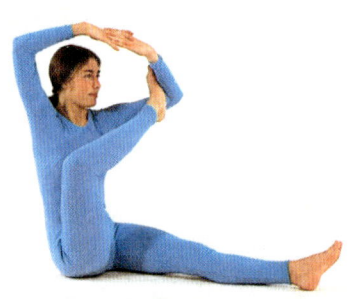

5 Hebe die Arme und ziehe das Bein nach oben, soweit es möglich ist, ohne den Rücken zu beugen.

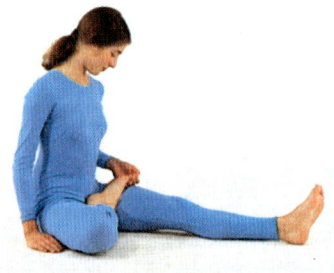

6 Senke die Ferse bis zum Nabel und lege den Spann dicht bei der Leiste auf den linken Oberschenkel, wobei die Fußsohle nach oben zeigt, und senke das Knie auf den Boden. Ziehe das Knie an die Brust und strecke das Bein wieder gerade.

7 Man wiederholt die vorhergehende Übung mit dem anderen Bein. Versuche dann vorsichtig, beide Füße in die gegenüberliegende Leiste zu legen, abwechselnd mit dem rechten bzw. dem linken Bein oben.

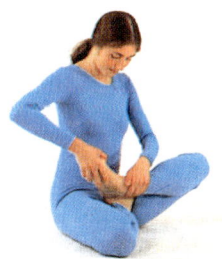

8 Ziehe die Füße dicht an den Rumpf, strecke den Rücken und hebe den Brustkorb. Die Schultern werden gesenkt. Ziehe das Kinn leicht an und dehne den Nacken.

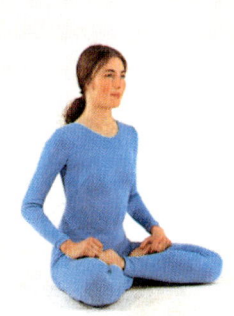

9 Lege die linke Hand auf die Fersen, Handfläche nach oben, und lege die rechte Hand in die linke. Bleibe so entspannt wie möglich in der Haltung und konzentriere dich auf tiefes, regelmäßiges Atmen.

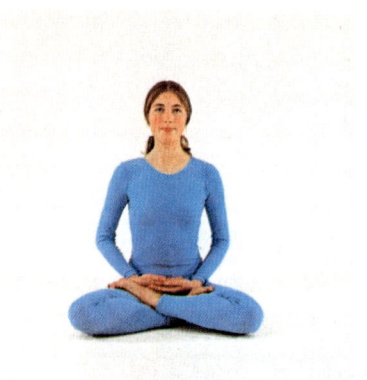

Yoga Mudra

Name   *Yoga* bedeutet Vereinigung, und *Mudra* ist ein Verschluß, der gleichzeitig einen geschlossenen Kreis bedeutet.

Wirkung   Diese Haltung ist sowohl Asana als Mudra. Sie hat einen kräftigen Streckeffekt auf die Muskeln von Armen, Schultern, Rücken, Hüften, Gesäß und Beinen. Die Haltung ist also ein wirksames

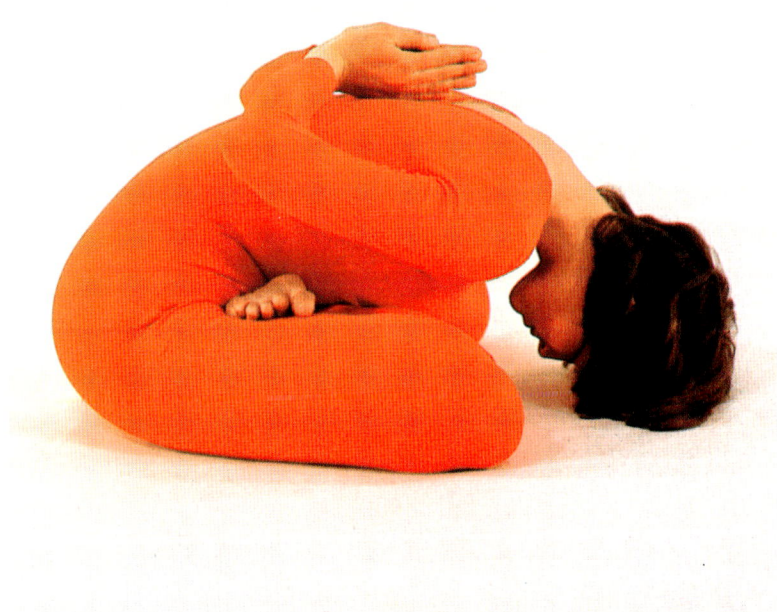

Mittel gegen allgemeine Verspannung. Sie hilft besonders bei Müdigkeit und Steifheit in den Hüften und wird von vielen dazu benutzt, nach der Meditation den Körper wieder zu aktivieren. Sie regt die Blutzufuhr zum Rücken, zum Oberkörper und zum Kopf an und massiert die Bauchorgane.

Die Übung hilft gegen Verstopfung und trägen Magen, und der von den Fersen ausgeübte Druck massiert den Verdauungstrakt kräftig. Die Variation mit den Händen auf den Fersen steigert den Druck und wirkt als zusätzliche Anregung; weiter wird sie empfohlen gegen schlaffe, gesenkte Bauchorgane. Yoga Mudra übt auch eine beruhigende Wirkung auf erregte Emotionen aus und verleiht das Gefühl eines Energieschubs.

Allgemeines Die Haltung setzt voraus, daß man Padmasana (S. 296) beherrscht und beweglich in Rücken und Hüftgelenken ist. Selbst dann kann es schwierig sein, die volle Vorwärtsbeugung auszuführen, die hauptsächlich von den Hüften ausgehen sollte. Man kann entweder einige Vorübungen machen oder sich so weit wie möglich vorbeugen, dort verharren und versuchen zu entspannen. Das wird dich automatisch näher an die Endhaltung heranbringen und schnell zum Erfolg führen. Wer einen Leistenbruch oder eine Neigung zum Bandscheibenvorfall in der Lendenwirbelsäule hat, muß vorsichtig sein.

Dauer Yoga Mudra kann mit Bahya Kumbhaka (ausgeatmetes Anhalten des Atems) drei- oder viermal ausgeführt werden, wobei zwischen jeder Runde ein- und ausgeatmet wird; oder man bleibt bei normaler Atmung ein paar Minuten in der Haltung. Die Variation mit den Händen auf den Fersen darf aber nur ein paar Sekunden dauern.

Technik

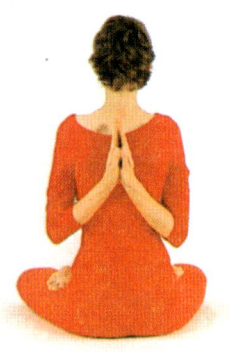

1 Sitze in Padmasana (S. 297). Die Fingerspitzen treffen sich hinter dem Kreuz, man legt die Handflächen zusammen und schiebt die Hände zwischen die Schulterblätter.

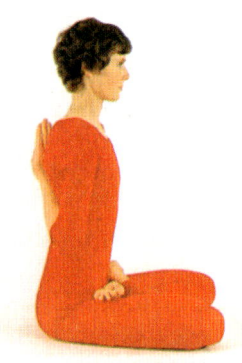

2 Atme ein, strecke den Rücken und hebe den Brustkorb. Senke die Schultern rückwärts und dehne den Nacken.

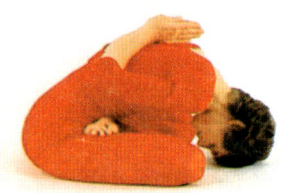

3 Atme aus, ziehe den Bauch ein, beuge dich nach vorn und lege den Kopf mit dem Scheitel auf den Boden. Entspanne und atme ruhig. Richte dich vorsichtig wieder auf und lasse die Hände nach unten gleiten.

Vorübungen

1 Sitze in Vajrasana (S. 257) und halte
das linke Handgelenk mit der rechten
Hand. Atme ein und strecke die Wirbelsäule. Atme aus und beuge dich nach
vorn, bis der Kopf mit dem Scheitel auf
dem Boden ruht. Entspanne.

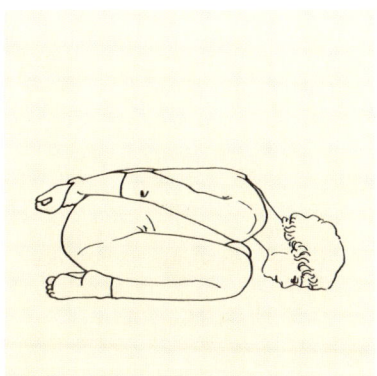

2 Sitze mit gekreuzten Beinen, die Handflächen zwischen den Schulterblättern
zusammengelegt. Beuge dich vor, wie
beschrieben und lasse den Kopf auf den
Boden sinken. Entspanne in den Hüften.

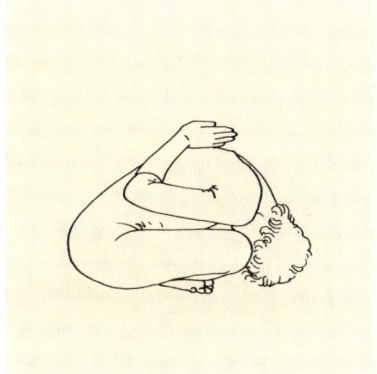

3 Sitze in Vajrasana, das Gesäß zwischen
den Füßen und beuge dich nach vorn,
wie beschrieben. Die gezeigte Handhaltung kann zusammen mit jeder der
Beinhaltungen ausgeführt werden.

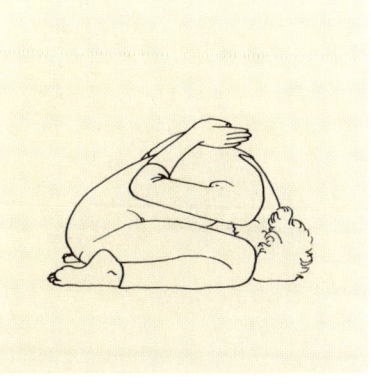

Variationen

1 Man sitzt in Yoga Mudra, die Stirn so weit wie möglich vor den Knien. Hebe den Kopf, atme ein, ziehe die Schulterblätter zusammen und komme mit geradem Rücken wieder hoch.

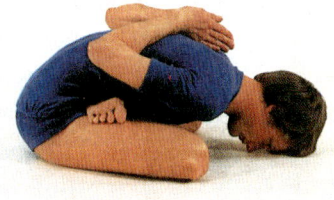

2 Lege die Hände auf die Fersen und gehe in Yoga Mudra, wie beschrieben.

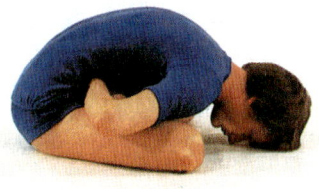

3 Kreuze die Arme hinter dem Rücken und fasse die großen Zehen. Atme aus und beuge dich dabei nach vorn, um den Kopf mit dem Scheitel auf den Boden zu legen.

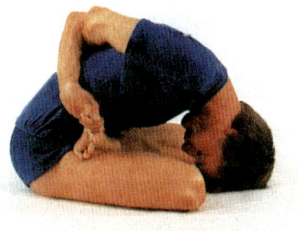

4 Sitze in Padmasana, atme
ein, strecke die Arme über den
Kopf und lehne dich etwas
zurück. Atme aus und beuge
dich mit geradem Rücken
nach vorn, bis Arme und Stirn
auf dem Boden ruhen.

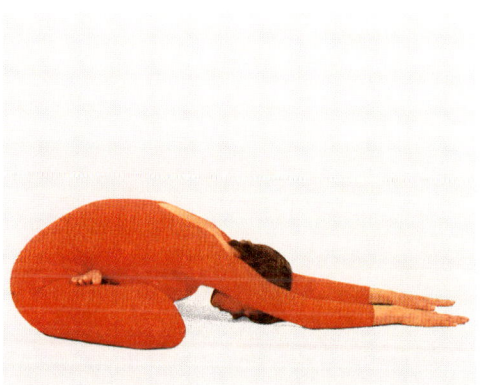

5 Man übt Yoga Mudra wie
beschrieben und hält dabei das
linke Handgelenk mit der
rechten Hand.

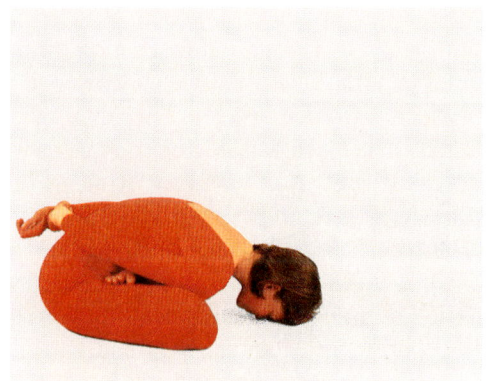

6 Sitze in Padmasana, die
Finger hinter dem Rücken
verschränkt. Atme ein, ziehe
die Schultern nach unten und
hebe den Brustkorb. Atme
aus, beuge dich nach vorn und
lege die Stirn auf den Boden.
Atme ein, hebe die Arme,
senke sie wieder und atme
dabei aus. Atme ein, ziehe die
Schultern zurück und richte
dich mit geradem Rücken
wieder auf.

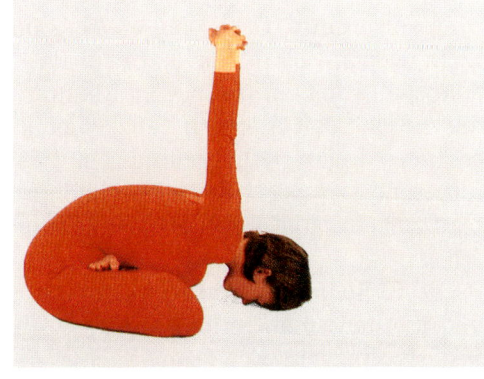

Suryanamaskar

Name *Suryanamaskar* bedeutet Gruß an die Sonne.

Wirkung Suryanamaskar ist eine Folge von 12 Stellungen, die den ganzen Körper in kurzer Zeit wohltätig beeinflußt. Abwechselndes Strecken und Beugen wirkt als ›Pumpe‹ in den erschlafften Bereichen von Beinen, Rücken und Bauch, führt zu tieferer Atmung und zur Kräftigung des Kreislaufs. Sanfte und wirksame Anregung sowie Massage und Dehnung der Bauchorgane ist ein Ergebnis der Muskeltätigkeit in Armen und Beinen. Bei diesen Übungen werden Muskelbewegungen, Körperhaltungen und Atmung so koordiniert, daß sie einen rhythmischen Ausgleich zwischen den verschiedenen Körperorganen zustande bringen. Suryanamaskar überwindet Steifheit und Schlaffheit und hat einen erfrischenden, stärkenden Effekt auf Körper und Geist. Nach ein paar Runden fühlt man sich wach und fit, und es gibt keinen besseren Weg, um den Tag zu beginnen, als diese Übungen. Suryanamaskar ist eine gute Alternative für diejenigen, die für ein volles Yogaprogramm keine Zeit aufbringen können. Die Serie kann auch zur Aufwärmung vor regulären Yoga-Asanas oder vor sportlichen Übungen verwendet werden.

Allgemeines Ursprünglich war diese Übung als eine Art verehrungsvoller Gruß oder Tribut an die Sonne und ihr lebenspendendes Licht gedacht. Sie wurde, mit dem Blick nach Osten gerichtet, bei Sonnenaufgang mit besonderen Mantras ausgeführt. Die Yogis sind der Ansicht, daß die ersten Tätigkeiten und Eindrücke des Tages den gesamten Tagesverlauf beeinflussen. Wenn man Suryanamaskar ausführt und sich dabei das alldurchdringende Licht vorstellt, schafft man sich eine gute, positive Grundlage und Stimmung für die Tagesarbeit.

Die 12 Stellungen von Suryanamaskar müssen ruhig, ebenmäßig und rhythmisch ausgeführt werden, wobei ruckartige Bewegungen, Unterbrechungen oder Tempowechsel zu vermeiden sind. Finde deinen eigenen Rhythmus. Das Wichtigste ist, daß die Übungen leicht und locker erfolgen.

Wenn man müde wird oder außer Atem gerät, hat man die Übung entweder zu rasch gemacht oder sie zu oft wiederholt. Im Anfang kann es hilfreich sein, die Übungsreihe zu lernen, ohne auf den Atem zu achten; man sollte jedoch der empfohlenen Atemweise folgen, sobald man die Stellungen meistert. Bei Nr. 3 und 11 müssen die Handflächen auf dem Boden sein — wer das nicht mit gestreckten Beinen kann, darf in die Knie gehen. Wenn die Handflächen unten sind, müssen sie an derselben Stelle bleiben und dürfen nicht bewegt werden, bis man sich wieder aufrichtet. Wo die Handgelenke schwach sind, kann man, wenn nötig, die Fingerspitzen nach außen zeigen lassen. In den Phasen 6, 7 und 8 müssen die Zehen an derselben Stelle bleiben. Wenn es jemand unmöglich findet, die Fersen in die 9. Position zu senken, so kann er den Fuß einen Schritt nach vorn nehmen. In der 6. Position kann man zunächst die Knie senken, dann die Brust und die Stirn, bis man kräftig genug ist, um alle drei gleichzeitig zu senken. Man beugt immer zuerst das rechte Knie, dann das linke, denn das hat eine wichtige Wirkung auf die Verdauung. Wer die Serie nur einmal durchübt, soll ebenfalls das rechte Bein zuerst beugen (Nr. 4) und dann das linke (Nr. 10).

Das starke Durchbiegen der Wirbelsäule muß vermieden werden, wenn man zu Bandscheibenvorfall neigt; statt dessen beugt man die Beine wie in der 3. und 11. Position. Wer schwache Hüft- oder Kniegelenke hat, muß die Stellungen entsprechend anpassen. Auch bei erhöhtem Blutdruck ist Vorsicht geboten.

Dauer   Zu Anfang übt man Suryanamaskar nur einmal und steigert die Anzahl der Wiederholungen je nach Neigung. Yogis wiederholen die Reihe oft neunmal.

Technik

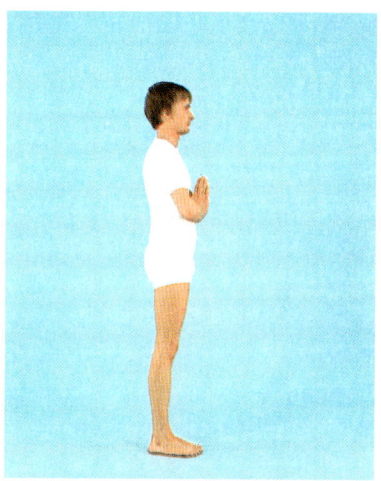 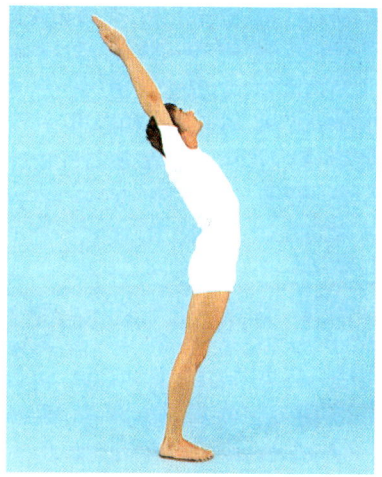

1 Man steht mit geradem Rücken und geschlossenen Füßen. Lege die Handflächen vor der Brust zusammen; dabei sind die Unterarme waagrecht und die Schultern entspannt.

2 Atme ein und hebe die Arme über den Kopf. Strecke dich nach oben, spanne das Gesäß, lehne dich zurück und hebe den Brustkorb. Kopf und Arme bleiben zusammen.

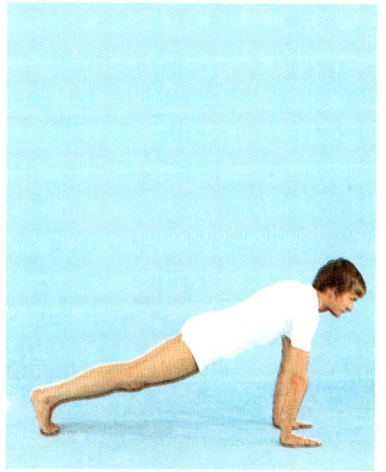

5 Verlagere das Gewicht auf die Arme, strecke das linke Knie und stelle das rechte Bein neben das linke, so daß Beine, Rumpf und Kopf eine gerade Linie bilden.

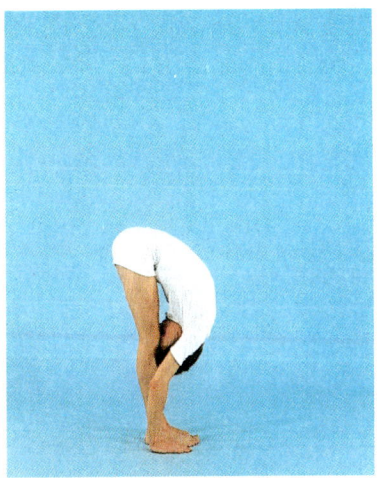 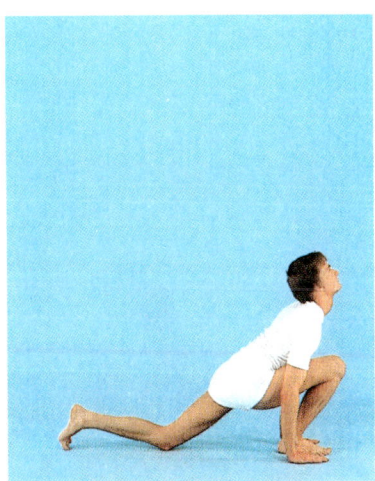

3 Beuge dich aus den Hüften mit immer noch gestreckter Wirbelsäule nach vorn und atme aus. Lege die Handflächen neben den Füßen auf den Boden und die Stirn auf die Knie.

4 Nimm das linke Bein so weit wie möglich zurück. Zehen und Knie berühren den Boden, während das rechte Knie gebeugt wird und die Ferse auf dem Boden bleibt. Schaue auf, biege den Rücken durch und atme ein.

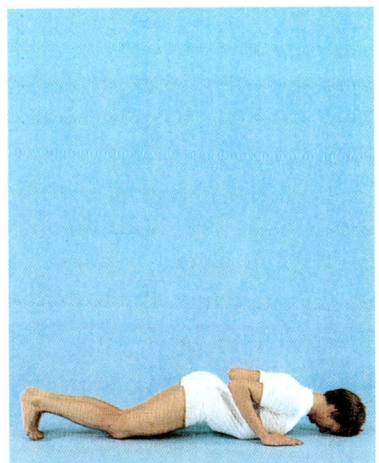

6 Beuge die Arme und lege Stirn, Brust und Knie gleichzeitig auf den Boden. Das Gesäß ist leicht angehoben, die Ellbogen liegen dicht am Oberkörper. Atme aus und ziehe den Bauch ein.

Technik

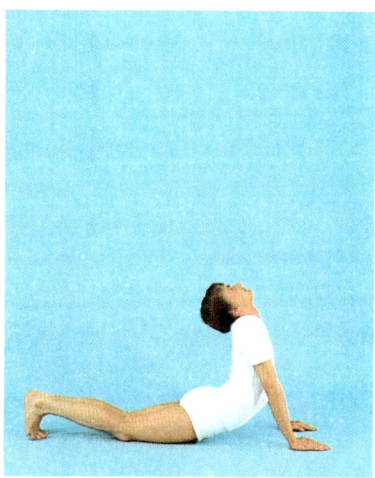 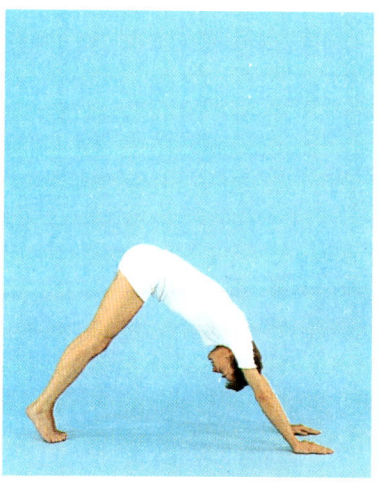

7 Strecke die Arme und biege die Wirbelsäule nach rückwärts, ohne die Oberschenkel vom Boden abzuheben. Senke die Schultern, biege den Kopf zurück und atme ein.

8 Hebe das Gesäß hoch und strecke die Beine, so daß das Gewicht auf Zehen und Handflächen ruht. Der Kopf bleibt zwischen den Armen. Der Atem wird angehalten.

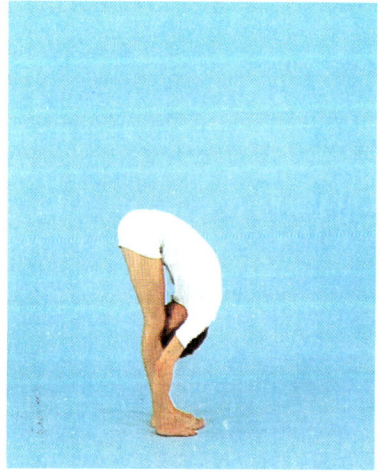

11 Bringe den linken Fuß nach vorn neben den rechten und strecke die Beine. Beuge die Stirn auf die Knie und atme aus.

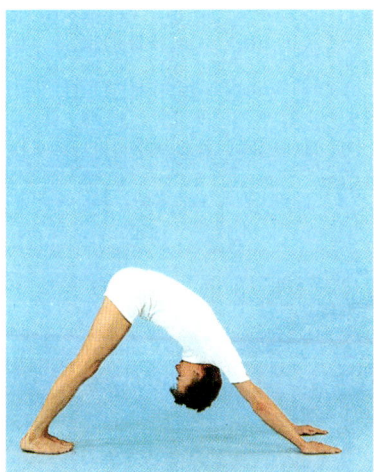

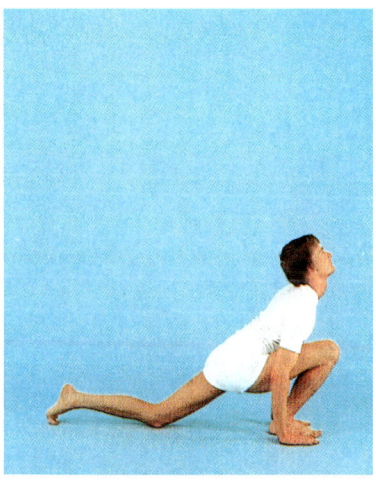

9 Verlagere das Gewicht nach hinten, indem die Fersen gesenkt werden. Strecke Schultergelenke und Rücken gerade, beuge das Kinn auf die Brust und atme aus.

10 Führe den rechten Fuß nach vorn, stelle ihn mit der ganzen Sohle zwischen den Händen auf den Boden und senke das linke Knie. Biege den Rücken, schaue auf und atme ein.

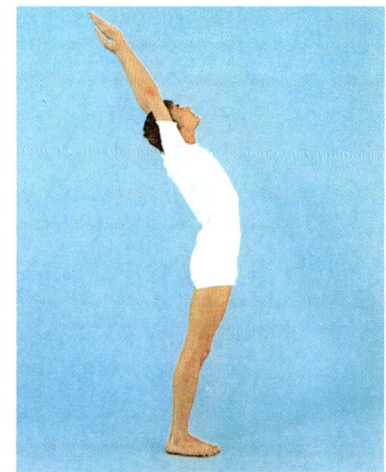

12 Löse den Rücken aus der Spannung, hebe die Arme, strecke dich und beuge dich beim Einatmen leicht zurück. Richte dich auf, lege die Handflächen geschlossen vor die Brust und atme aus. Man wiederholt die ganze Serie mit einer Beugung des anderen Beins.

3
Mudras und Bandhas

Mudras und Bandhas sind die Bezeichnungen für eine kleine Gruppe wichtiger Yoga-Übungen. Mudra ist ein Siegel, Bandha ein Schloß. Diese ›Verschlüsse‹ sind Übungen, bei denen eine bestimmte Muskelgruppe entweder zusammengezogen oder einem Druck ausgesetzt wird. Das Ziel ist dabei, die subtile Nervenenergie oder Prana (s. Worterklärungen) zu kontrollieren. Dadurch ist es möglich, die Richtung der Prana-Ströme zu beeinflussen und so Kontrolle über die Lebensenergien zu gewinnen.

Auf der geistigen Ebene werden diese Übungen ausgeführt, um die latente geistige Energie oder Kundalini Shakti zu erwecken, welche die zentrale Kraft ist, die alle anderen in sich einschließt. Wenn die Übungen mit diesem Ziel gemacht werden, ist es unerläßlich, regelmäßig Meditation und Pranayama zu praktizieren und ein Leben zu führen, wie es die Regeln des Yoga vorschreiben.

Die Mudras und Bandhas konzentrieren sich besonders auf den Halsbereich (Jalandhara-Bandha), die Bauchgegend (Uddiyana Bandha) sowie die Afterregion (Mula Bandha). Sie werden entweder einzeln ausgeführt, oder in Kombination miteinander, und oft sind sie auch Teil eines Asana oder einer Atemübung.

Jalandhara Bandha

Name *Jala* bezeichnet das Netzwerk von Nerven oder Nadis, das die Nervenströme durch die Nacken- und Halsgegend leitet, *Bandha* bedeutet, sie zu verschließen.

Wirkung Diese Übung wird gewöhnlich ausgeführt in Verbindung mit Atemanhalten (Kumbhaka) bei Pranayama. Sie wirkt dem Druck in Ohren, Augen und Kopf entgegen, der entsteht, wenn man mit gefüllter Lunge und angehobenem Bauch (Antara Kumbhaka mit Uddiyana Bandha) den Atem anhält. Jalandhara Bandha hilft sicherzustellen, daß die durch die Atemübungen geschaffene Energie kontrolliert und in die richtigen Kanäle geleitet wird. Sie hat außerdem eine beruhigende Wirkung auf die ständigen automatischen Gedankenströme, die wirklichen inneren Frieden verhindern, weil sie dem Geist Kraft entziehen.

Während der Atem angehalten wird, steigt die Frequenz der Herzschläge, wenn man aber Jalandhara Bandha übt, wird ein Reflex ausgelöst, der den Herzschlag normal und ruhig werden läßt. Die Vorwärtsbeugung bringt auch eine Streckung der Nackenwirbel und der ganzen Wirbelsäule mit sich, die verschiedene Schmerzzustände lindern kann.

Allgemeines Jalandhara Bandha kann in Verbindung mit Sarvangasana (S. 123) und Halasana (S. 133) ausgeführt werden, denn dabei ergibt sich diese Haltung automatisch. Bei Jalandhara Bandha in Verbindung mit Uddiyana Bandha (S. 319) muß darauf geachtet werden, stets vollständig auszuatmen und in Jalandhara zu gehen, bevor der Bauch bei leeren Lungen nach oben gezogen wird.

Dauer Solange man den Atem anhalten kann.

Technik

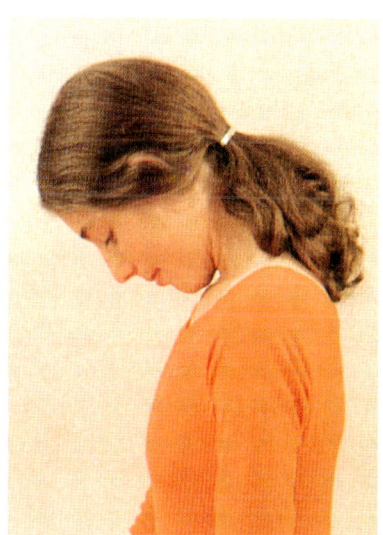

Atme ein und ziehe die Kehlmuskulatur zusammen. Die Luftröhre wird verschlossen, indem man die Zunge leicht nach hinten und aufwärts zieht. Dehne den Nacken und beuge ihn nach vorn. Drücke dabei das Kinn gegen das Brustbein, ohne die Brustwirbelsäule zu biegen. Hebe den Kopf, entspanne die Kehle und atme aus. Die Übung kann auch zwischen Aus- und Einatmung gelegt werden.

Mula Bandha

Name *Mula* bedeutet Wurzel oder Quelle, und zwar besonders den Bereich um den After.

Wirkung Mula Bandha ist eine zusammenziehende Übung, die den After verschließt und das Perineum zwischen Anus und Genitalien zusammenzieht. Dieses Bandha beeinflußt die Nerventätigkeit am Beckenboden und der Wurzel (Mula) der Wirbelsäule und hilft mit, sie zu kontrollieren. Mula Bandha regt diese Gegend an und lenkt die subtilen Nervenströme (Prana) nach oben, was dazu beiträgt, den Organismus zu beleben. Dieses Bandha wirkt Hämorrhoiden und Reizungen der Genitalien entgegen; es regt auch die Verdauung und den Blutkreislauf im Unterleib an. Mula Bandha wird gewöhnlich zusammen mit Uddiyana Bandha (S. 319) und Jalandhara Bandha (S. 316) ausgeführt.

Allgemeines Mula Bandha wird meistens ausgeführt in Verbindung mit Pranayama und gewissen Asanas wie Sirshasana, Viparita Karani, Halasana, Paschimottanasana und Ustrasana.

Dauer Sie richtet sich nach der Dauer der vorerwähnten Übungen, deren Teil sie ist.

Wenn die Kontraktion sehr lange gehalten wird, kann sie zu Verstopfung führen.

Technik

Mula Bandha wird im allgemeinen geübt, wenn man in einer der Meditations- oder Pranayama-Haltungen sitzt. Atme ruhig durch die Nase ein, ziehe langsam die Muskeln von After und Perineum an und hebe sie. Halte den Atem eine Weile an und atme erst bei der Lösung des Bandha wieder ruhig aus. Das wiederholt man ruhig ein paarmal. Nachdem man etwas Übung bekommen hat, sollte man versuchen, das Bandha ein wenig länger zu halten und dabei normal zu atmen.

Uddiyana Bandha

Name *Uddiyana* bedeutet auffliegen, *Bandha* heißt binden.

Wirkung Dies ist eine wichtige Übung. Sie stärkt die Atemorgane und das Herz und macht sie geschmeidig. Sie löst nervöse Beschwerden im Bereich von Zwerchfell, Magen und Bauch. Sie fördert die Verdauung und hilft, im Verdauungstrakt angesammelte Giftstoffe

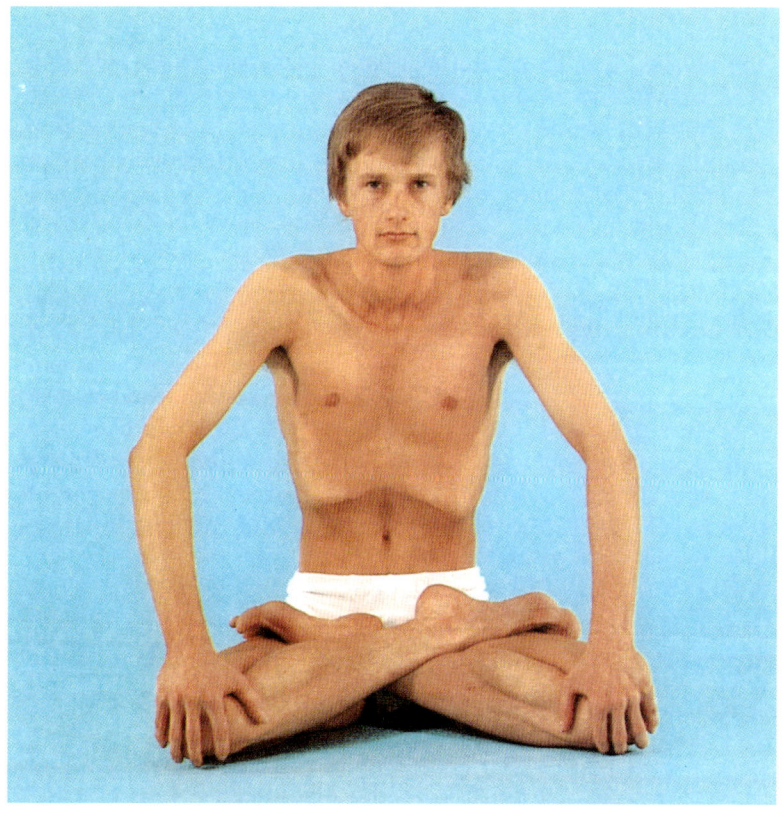

zu entfernen. Uddiyana Bandha ist eine der besten Übungen für die Bauchorgane. Sie kräftigt Leber, Milz und Blase, beseitigt Blutstauungen und setzt den Blutdruck herab. Sie wirkt Schlaffheit im Unterleib entgegen, stärkt die Genitalien und erleichtert die Kontrolle über deren Funktion. So kann sie unerwünschte Reizungen der Genitalien beseitigen, unabsichtliche Ergüsse bei Männern kontrollieren und ebenso unregelmäßige und schmerzhafte Regelblutungen erleichtern.

Uddiyana Bandha ist eine große Hilfe bei der Umwandlung von sexueller Kraft in spirituelle und geistige Energie. Auf spirituellem Gebiet wird diese Haltung sowohl als unabhängige Übung als auch in Verbindung mit Pranayama eingesetzt, um mitzuhelfen, die Kundalini Shakti (s. S. 380) zu erwecken.

Allgemeines Die Bauchmuskeln müssen entspannt sein, bevor man sie unter Mithilfe der ausgedehnten Rippen nach oben und einzieht. Die Schultern werden leicht angehoben, der Nacken ein wenig gespannt, aber es muß vermieden werden, den Brustkorb zu senken. Man nimmt die Schultern etwas zurück und lehnt den ganzen Oberkörper leicht nach vorn. Man entspannt alle Muskeln und senkt das Zwerchfell, bevor man ausatmet. Uddiyana ist am leichtesten im Stehen zu erlernen; später kann man in Padmasana (S. 296) üben.

Wer ein schwaches Herz hat oder an chronischer Gastritis oder Enteritis leidet, muß vorsichtig sein. Die Übung sollte von Frauen in den Wechseljahren und von jungen Mädchen vor der Geschlechtsreife gemieden werden. Das gilt auch während oder gleich nach der Schwangerschaft oder der Regelblutung. Es ist wichtig, Uddiyana mit leerem Magen auszuführen; mindestens sollte man nach einer Mahlzeit 3 Stunden warten. Auch bei Schmerzen sollte die Übung nicht gemacht werden.

Dauer Anfangs einige Sekunden, 3—4mal wiederholen. Die Zeit langsam je nach Kapazität steigern und bis zu 6mal wiederholen.

Technik

1 Sitze in Padmasana, die Hände auf den Knien, oder stehe, die Beine etwas auseinander, die Knie leicht gebeugt und die Hände hoch auf den Oberschenkeln, den Oberkörper leicht vorgeneigt. Atme kräftig aus, ziehe den Bauch ein und runde die Schultern nach vorn.

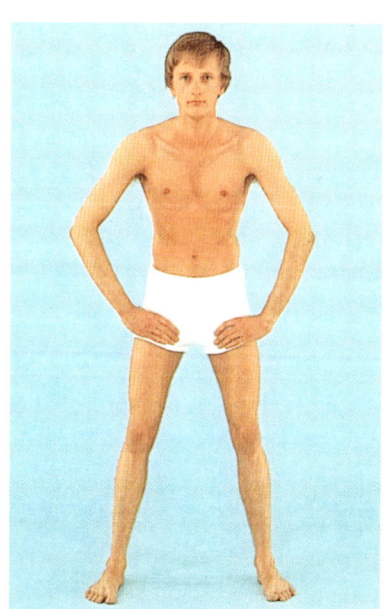

2 Drücke das Kinn auf die Brust, entspanne die Bauchmuskeln, während die Rippen gedehnt werden. Hebe dabei das Zwerchfell an und verursache so eine Höhlung unter den Rippen. Halte die Stellung, so lange es bequem ist. Hebe dann den Kopf und atme langsam ein, wobei das Zwerchfell gesenkt wird.

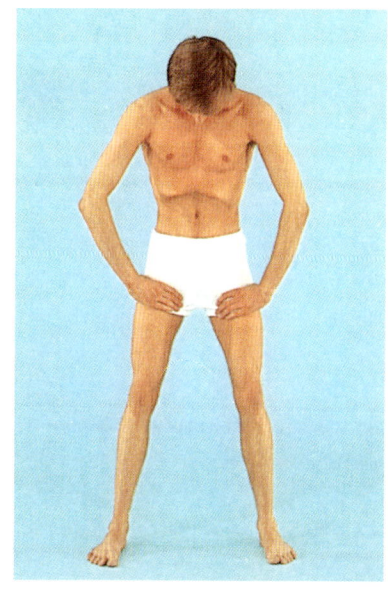

Maha Mudra

Name   *Maha Mudra* bedeutet ›das große Siegel‹.

Wirkung   Das Üben von Maha Mudra schafft eine mäßige Strekkung des ganzen Rückens, wirkt anregend auf die Nerven und verbreitet ein angenehmes, entspannendes Wärmegefühl. Es regt den
Blutkreislauf an und fördert ihn. Auch kann es Hämorrhoiden, Gastritis, schlechte Verdauung, Milzvergrößerung und Lungenkrank-
heiten heilen. Das Wichtigste an diesem Mudra ist aber sein Einfluß
auf das Nervensystem und den Geist. Mit Maha Mudra bekommt

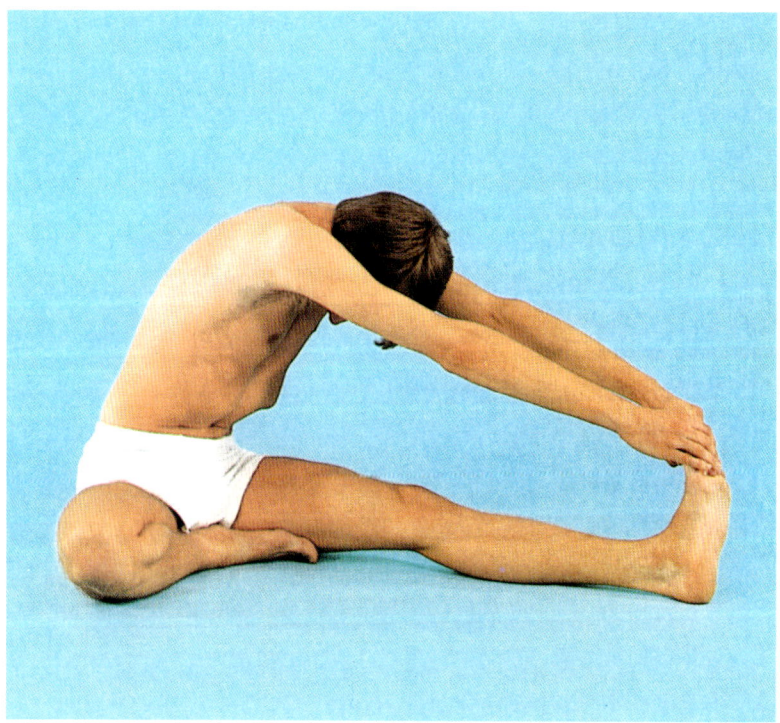

man alle nervöse Rastlosigkeit im Körper gleichsam fest in den Griff. Maha Mudra bringt Ordnung und Harmonie in die Nervenströme und schafft ein Gefühl von Leichtigkeit und Kraft. Gleichzeitig werden Emotionen, automatische Gedankenströme und Reizungen der Sinnesorgane beschwichtigt. Die Übung hilft, den Geist zu sammeln und ist daher sehr geeignet als Vorübung für Meditation und Pranayama.

Allgemeines   In Maha Mudra kann man die Ferse entweder gegen den Anus pressen, oder man zieht sie an den Körper heran, und der Fuß legt sich an den gegenüberliegenden Oberschenkel. Man beugt sich vor und faßt den Fuß, wobei darauf zu achten ist, daß man auf beiden Gesäßhälften sitzen bleibt und sich nicht zur Seite neigt. Versuche, das gebeugte Knie auf dem Boden und das andere Bein gestreckt zu halten. Die Wirkung wird gesteigert, wenn man das Kinn so weit wie möglich nach unten gegen das Brustbein preßt und den Rücken streckt, so daß der Nacken und der Bereich zwischen den Schulterblättern gedehnt wird. Sollte eine Spannung daraus entstehen, daß man den Blick auf einen Punkt zwischen den Augenbrauen fixiert, kann man die Augen dabei schließen.

Dauer   Solange es mit angehaltenem Atem (Antara Kumbhaka) angenehm empfunden wird. Man wiederholt ein paarmal nach jeder Seite.

Technik

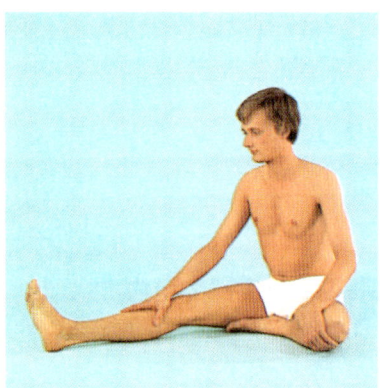

1 Sitze auf dem linken Fuß; die Ferse drückt gegen den After, und das rechte Bein ist nach vorn gestreckt. Die Zehen zeigen nach oben.

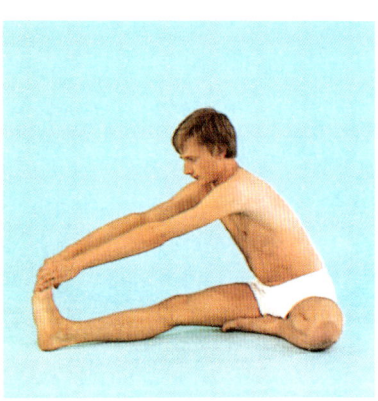

2 Fasse mit beiden Händen die Zehen des rechten Fußes, wobei der Rücken gerade bleibt. Atme langsam ein und halte den Atem an.

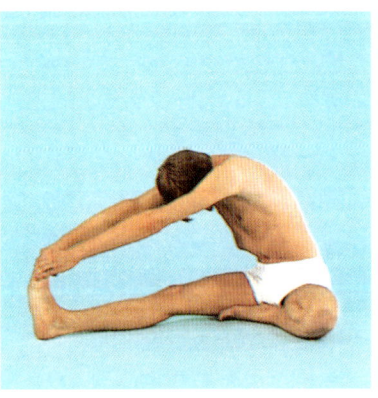

3 Übe Jalandhara Bandha (s. S. 316) und fixiere den Blick zwischen den Augenbrauen. So bleibt man, solange es bequem ist. Hebe den Kopf und atme langsam aus. Wiederholung nach links.

Maha Bandha

Name *Maha Bandha* bedeutet ›das große Schloß‹.

Wirkung Dieses sehr wirksame Bandha faßt alle Vorteile von Jalandhara, Mula und Uddiyana Bandha zusammen. Ferner hat die Ausatmung in Maha Bandha ihre eigene Dynamik, die das Nervensystem direkt beeinflußt und die zahllosen feinen oder subtilen Ner-

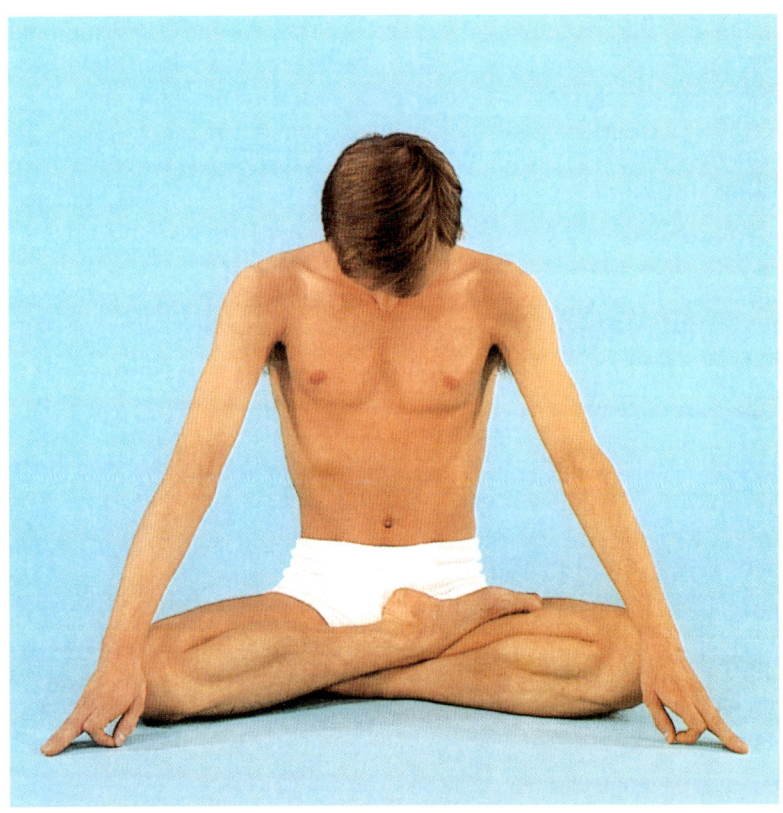

ven, die sonst untätig bleiben, reinigt und aktiviert. Diese Energien zeigen sich nicht als Muskel- oder andere organische Energien, sondern als ein subtiles Kraftfeld, das die physische wie auch die geistige Ebene durchflutet. Maha Bandha hat eine reinigende und vorbeugende Wirkung. Sie arbeitet Abnutzungserscheinungen entgegen und erleichtert die Meditation. Yogis benutzen sie als Teil ihrer geistigen Übungen, um die Kundalini Shakti zu höheren Ebenen zu führen.

Allgemeines Wenn man den höchsten Gewinn aus dieser Übung ziehen will, ist es wichtig, sie über lange Zeit regelmäßig auszuführen. Zwar kann es schwierig werden, sie ohne persönliche Anleitung richtig zu lernen. Beginne mit kräftigem, tiefen Ausatmen. Ziehe Anus und Perineum (Mula Bandha) zusammen und den Bauch ein und nach oben; dann atme durch die Nase ein, wobei man den Brustkorb nach den Seiten hin ausdehnt. Das erfordert einige Übung, denn am Anfang wird man geneigt sein, wegen des geringen Drucks in der Brusthöhle nach Luft zu schnappen. Nach dem Ausatmen führt man den Kinnverschluß (Jalandhara Bandha) aus und hält diese Stellung, solange es angenehm ist. Beende die Übung, indem du den Kopf aufrichtest und ruhig ausatmest, während Zwerchfell und Bauch gesenkt werden und Mula Bandha gelöst wird. Sollten unangenehmer Druck, Schmerzen oder Spannungen auftreten, wird die Übung nicht richtig ausgeführt. Dann sollte man die Technik von einem erfahrenen Lehrer lernen.

Dauer Maha Bandha wird für gewöhnlich einmal nach jeder Seite geübt, d. h., mit verschiedener Stellung der Beine, wenn man nicht einen erfahrenen Lehrer hat und die Übungen in Verbindung mit geistigem Yoga-Training macht.

Technik

1 Sitze aufrecht; die linke Ferse drückt gegen den After. Lege den rechten Spann in die linke Leiste und die Hände auf die Knie. Atme aus, übe Mula Bandha und ziehe den Bauch gut ein und hoch (Uddiyana Bandha).

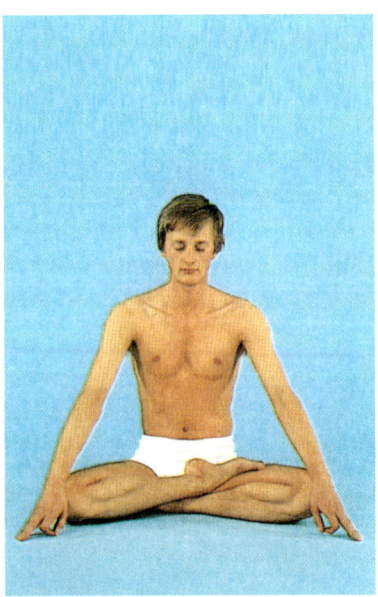

2 Atme ruhig ein, dehne die Rippen aus, halte den Atem an und gehe in Jalandhara Bandha (S. 316). Konzentriere dich auf die Kundalini (Lebenskraft) im Sushumna (im Rückenmark). Löse die Bandhas und atme langsam aus. Wiederholung mit der entgegengesetzten Beinhaltung.

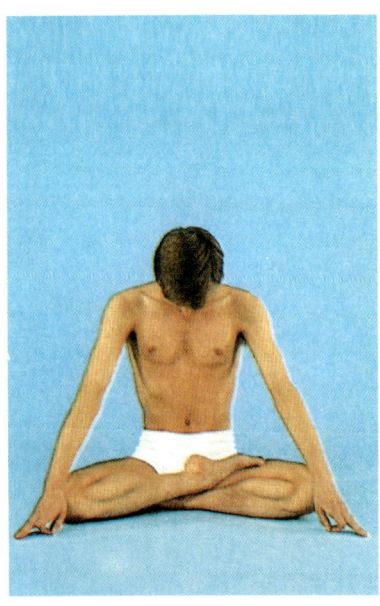

Maha Veda

Name *Maha* bedeutet groß, *Veda* heißt Durchdringung. Das geistige Ziel dieser Übung besteht darin, die Kundalini Shakti zu veranlas-
sen, daß sie in den Sushumna Nadi (eine wichtige subtile Nerven-
bahn) in der Wirbelsäule eintritt und zum statischen Kraftzentrum
im Scheitelpunkt des Kopfes aufsteigt.

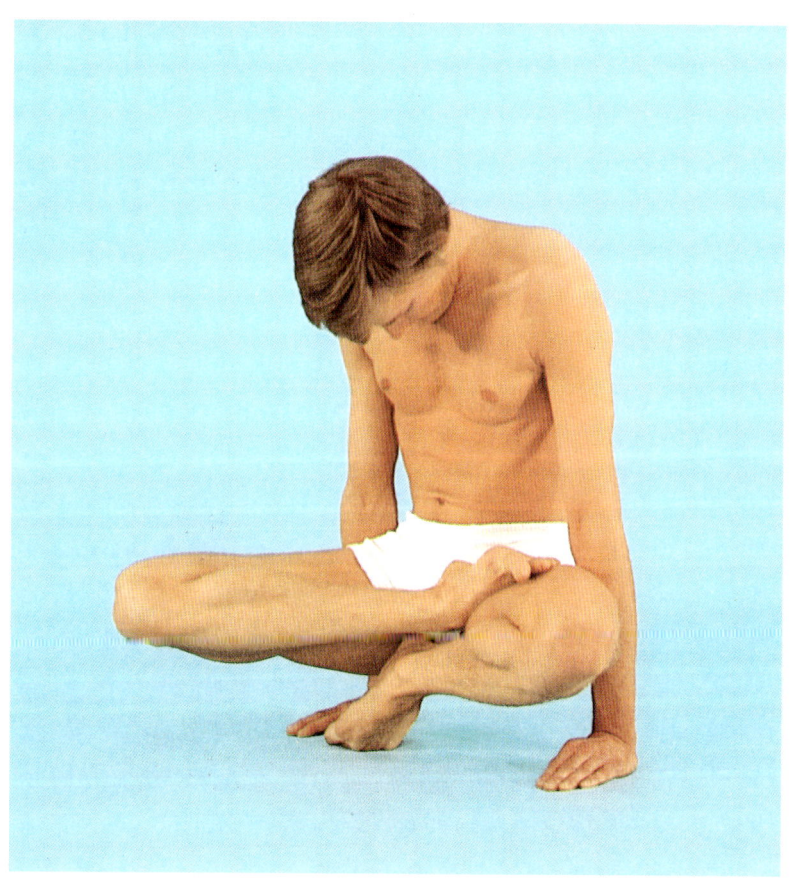

Wirkung Die volle Wirkung von Maha Veda wird erreicht, wenn es in Verbindung mit Maha Mudra und Maha Bandha ausgeführt wird. Maha Veda reinigt ferner Körper und Nerven, aktiviert die schlafenden Energien und macht den Körper leicht. Es unterstützt Verdauung und Atmung und wirkt Krankheiten und Abnutzungserscheinungen entgegen. Wenn die Übung mit den anderen Mudras und Bandhas kombiniert wird und man in einem regelmäßigen täglichen Programm Pranayama und Meditation folgen läßt, wird man allmählich die dreifache Reinheit (von Körper, Nadis und Geist) erreichen, die erforderlich ist, um die Kundalini Shakti zum Aufstieg zu höheren Ebenen zu bringen und damit den Weg zum höchsten Bewußtseinszustand zu öffnen.

Allgemeines Die Haltung muß fest sein. Plötzliche, ruckartige Bewegungen beim Heben und Senken des Körpers müssen vermieden werden. Wer schwache Handgelenke hat, kann die Fäuste ballen und sich auf die Knöchel stützen. In diesem Fall ist es am besten, die Beinhaltung zu wählen, bei der die Ferse während der ganzen Übung gegen den Anus gehalten wird.

Dauer Man läßt den Körper angehoben, solange man bequem den Atem anhalten kann. Maha Veda kann mehrfach in Padmasana geübt werden, oder einmal auf jeder Ferse, falls die Übung nicht Teil des geistigen Trainings ist.

Technik

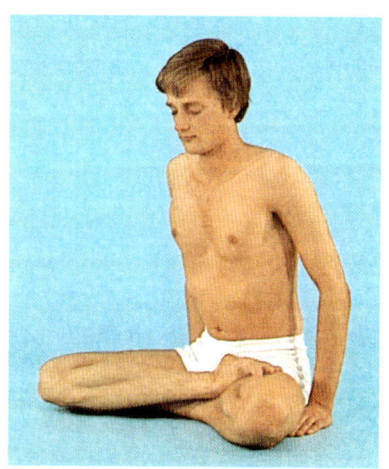

Variation

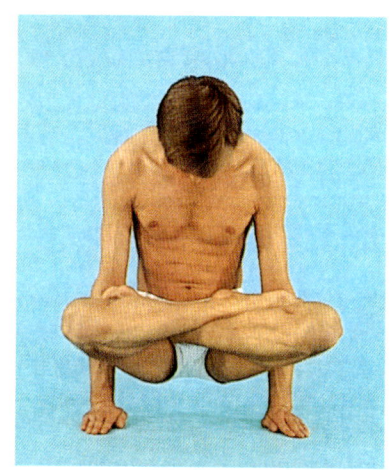

1 Sitze aufrecht, die linke Ferse gegen den After, den rechten Fuß nahe der linken Leiste, die Handflächen dicht beim Gesäß auf dem Boden. Atme langsam ein.

Man kann Maha Veda auch mit den Beinen in Padmasana ausführen (S. 296).

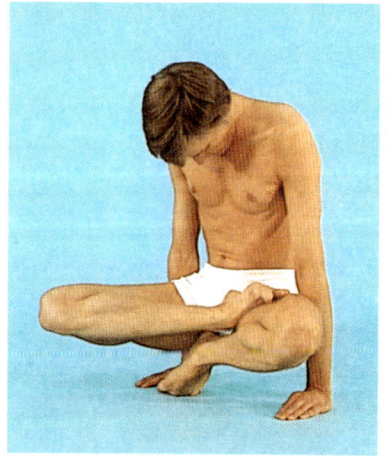

2 Gehe in Jalandhara Bandha (S. 316) und hebe das Gesäß vom Boden. Die Haltung sollte fest sein. Senke das Gesäß sanft, hebe den Kopf und atme aus.

4
Atemübungen

Die Yoga-Atemübungen bestehen aus zwei Hauptgruppen: die eine enthält hauptsächlich einfache Formen tiefer, regelmäßiger Atmung, die andere meist Formen sehr langsamer und tiefer Atmung mit Kumbhaka (Anhalten des Atems). Die erste Gruppe wird ausgeführt mit dem Ziel, die Atmung und allgemeine Gesundheit zu verbessern, oft in Verbindung mit Yoga-Asanas. Die zweite Gruppe umfaßt die eigentlichen Pranayama-Übungen, die eine besondere Disziplin bilden und normalerweise als Teil eines spirituellen Yogatrainings ausgeführt werden. In diesem Kapitel beschreiben wir einige wichtige Formen der Atmung, die man leicht selbst erlernen kann, während die höheren Pranayama-Übungen sachkundige Führung verlangen.

Atemübungen sollten an einem ungestörten, sauberen und gut gelüfteten Ort ausgeführt werden. Am besten übt man sie mit leerem Magen. Es muß dafür gesorgt werden, daß die Nase frei ist. Das geschieht entweder durch Jala Neti (S. 49) oder dadurch, daß man vorsichtig etwas lauwarmes Salzwasser aufschnaubt und es jeweils durch ein Nasenloch wieder ausbläst. In beiden Fällen muß alles Wasser wieder ausgestoßen werden.

Die Vollatmung

Wirkung Die Vollatmung ist die Atembasis in fast allen Yoga-Übungen. Diese Art des Atmens ist nicht nur zur korrekten Ausführung der Übungen erforderlich, sondern auch zum bewußten Verständnis der Funktion der Atmung an sich.

Bei der Vollatmung nimmt man 7 – 8mal mehr Luft auf als normalerweise und erreicht damit die bestmögliche Durchlüftung des Lungengewebes. Dadurch wird die Beseitigung von Abfallprodukten und Krankheitskeimen gefördert, und zwar besonders in den Teilen der Lungen, die bei flacher Atmung nicht mitwirken. Tiefes, ruhiges Atmen ist also sehr wichtig für die Reinigung und Sauerstoffaufnahme des Blutes.

Durch regelmäßige und systematische Ausübung der Vollatmung lernt man die vielen fast unmerkbaren Atemmechanismen kennen. Wer gelernt hat, entspannt zu atmen, entspannt automatisch die an der Atmung nicht unmittelbar beteiligten Muskeln. Das verhilft auch dazu, allgemeine Spannungen im Organismus zu vermindern.

Wenn man auf diese Weise die Atemimpulse mit langsamen, tiefen und gleichmäßigen Zügen bewußt kontrolliert, beginnt die Nervenenergie (Prana) frei und ungehindert durch den ganzen Organismus zu fließen, so daß der Körper als leicht und vital empfunden wird, während der Geist ruhig und ausgeglichen wird. Damit kann man Emotionen kontrollieren und die zerstreuten Geisteskräfte in gut konzentrierten Gedanken sammeln. Gerade diese Atemfunktion verschafft Einsicht in das innere bewußte Leben, aus dem man eine Vorstellung über die wirkliche Bedeutung von innerem Frieden und innerer Ruhe gewinnen kann.

Die Vollatmung übt und stärkt die Atemmuskulatur. Durch Entspannung des Organismus und die Schaffung von Ordnung im Rhythmus des Individuums wird das Herz entlastet und der Blutkreislauf angeregt. Atemübungen sind daher ein wirksames Mittel zur Bekämpfung von Kreislaufstörungen und von Herz- und Gefäßkrankheiten.

Allgemeines Die Vollatmung hat drei Phasen: Die Einatmung beginnt damit, daß man das Zwerchfell senkt und dabei mit dem unteren Teil der Lungen atmet. In der nächsten Phase werden die Rippen gehoben, so daß der Brustkorb sich wölbt, und schließlich wird der obere Teil der Lungen aktiviert. In der Endphase einer tiefen Einatmung hat die Bauchdecke die Neigung, sich etwas einzuziehen. Das zieht einen nach oben gerichteten Druck auf das Zwerchfell nach sich, und das hilft mit, daß der Vorgang des Ausatmens leicht und glatt einsetzt. Das Ausatmen sollte ruhig und in einer fortgesetzten Bewegung, die an der Lungenbasis beginnt, vor sich gehen. Wenn im Endstadium des Ausatmens die Rippen gesenkt sind, hat der Bauch eine natürliche Neigung sich auszudehnen und für die nächste Einatmung vorzubereiten. Wenn man anfängt, tief zu atmen und sich des Atmens bewußt zu werden, kann es häufig vorkommen, daß beim Übergang zwischen Aus- und Einatmen kleine ruckartige Spannungen auftreten, die sich vom Zwerchfell aus nach oben bewegen und das Atmen unterbrechen. Das kann man gewöhnlich überwinden, indem man die Übergangsphase bewußt durch eine leichte Übertreibung der Muskelbewegungen markiert. Während des Einatmens kann man also damit beginnen, daß man den Bauch etwas vorwölbt und dann mit den Rippen den Brustkorb so weit nach oben hebt, wie es ohne Spannung möglich ist. Gleichzeitig verfolgt man im Geist den Zufluß der Luft, welche die Lungen von der Basis bis zu den Spitzen füllt. Bei der Ausatmung kann man damit beginnen, den Magen ein klein wenig einzuziehen und erst dann mit einer entspannten Bewegung die Rippen sinken zu lassen, während die Luft langsam entweicht. Diese leichte Anspannung in der unteren Atemmuskulatur wirkt als ein Bandha (Verschluß), das jede Spannung absorbiert, die in den Übergangsphasen des Atmens auftreten kann.

Wenn man bewußt mit den Atembewegungen arbeitet, werden die entsprechenden Muskeln stark und spannungsfrei, während die Atmung tiefer und leichter wird. Nach einiger Übung lernt man, die Muskelbewegungen zu koordinieren, so daß alle Atmungsphasen glatt und fortlaufend in einer einzigen fließenden Bewegung vor sich gehen. Wenn man fühlt, daß der Atem frei fließt, kann man damit aufhören, die Muskelbewegungen zu dirigieren und sich statt dessen auf den glatten Zu- und Abfluß der Atemluft konzentrieren. Das geschieht, indem man das Atemtempo reguliert. Bei Yoga-Atemübungen ist es wesentlich, spannungsfrei so langsam wie möglich zu atmen. Wenn man zu langsam atmet, verspannt man sich auch und stört die normalen Bewegungsabläufe. Das kann man überwinden, indem man etwas rascher atmet und sich darauf konzentriert, den Luftstrom in den verschiedenen Phasen gleichmäßig zu halten. Wenn man seinen persönlichen Rhythmus gefunden hat, ist eine tiefe Harmonie der verschiedenen Energie-Impulse im Organismus erreicht. Das Körperbewußtsein kann sich völlig ändern, wenn man sich der Erfahrung überläßt, daß Atmen freien, ungehinderten Fluß an Energie und Leichtigkeit bedeutet.

Die Vollatmung kann in den meisten Situationen durchgeführt werden − sitzend, liegend, stehend oder gehend, ebenso vor, während und nach körperlichen Übungen, während der Ruhe, bei geistiger Anstrengung, nach einer Mahlzeit usw. Mit der Vollatmung sind keinerlei Beschränkungen verbunden, nur sollte man dafür sorgen, daß sie nicht durch enge Kleidung oder gebeugte Haltung behindert wird.

Wenn sich bei der Vollatmung Schwierigkeiten ergeben, kann es hilfreich sein, die Bauch-, Rippen- und Schlüsselbeinatmung getrennt durchzuführen. Wenn diese drei Phasen in einer einzigen Atmung zusammengefaßt werden, nennt man das Vollatmung. Diese drei Teile der Atmung können im Sitzen oder Liegen erlernt werden, und unter Zuhilfenahme der Hände kann man leicht die Muskel- und Lungenbewegungen jeder Phase erfühlen. In der Praxis sollte man jede Atemphase so weit wie möglich trennen und jede einzelne nur 5 − 10mal wiederholen.

Variation Wenn man mit der Vollatmung ganz vertraut geworden ist, kann man ihre ausgleichende Wirkung dadurch verstärken, daß man sich vorstellt, der Strom der eingeatmeten Luft gehe ausschließlich durch das linke Nasenloch, während die Ausatmung durch das rechte stattfinde und daß die nächste Einatmung durch das rechte Nasenloch erfolge, die Ausatmung durch das linke. Indem man sich diesen Wechsel der Luftströme vorstellt, stärkt man seine Konzentrationsfähigkeit und schafft einen harmonischen Ausgleich der Nervenströme (Prana). Man sollte nicht versuchen, die Nasenöffnungen zu weiten oder zusammenzuziehen, sondern den wechselnden Strömen nur im Geist folgen. Es muß darauf geachtet werden, daß die Augen der Bewegung nicht folgen, sondern entspannt und geschlossen bleiben. Nach einiger Übung kann man schließlich fühlen, wie die konzentrierte Vorstellungskraft den Luftstrom in den Nasenlöchern beeinflussen kann. Diese Art der Atmung nennt man *Dreiecksatmung*.

Technik

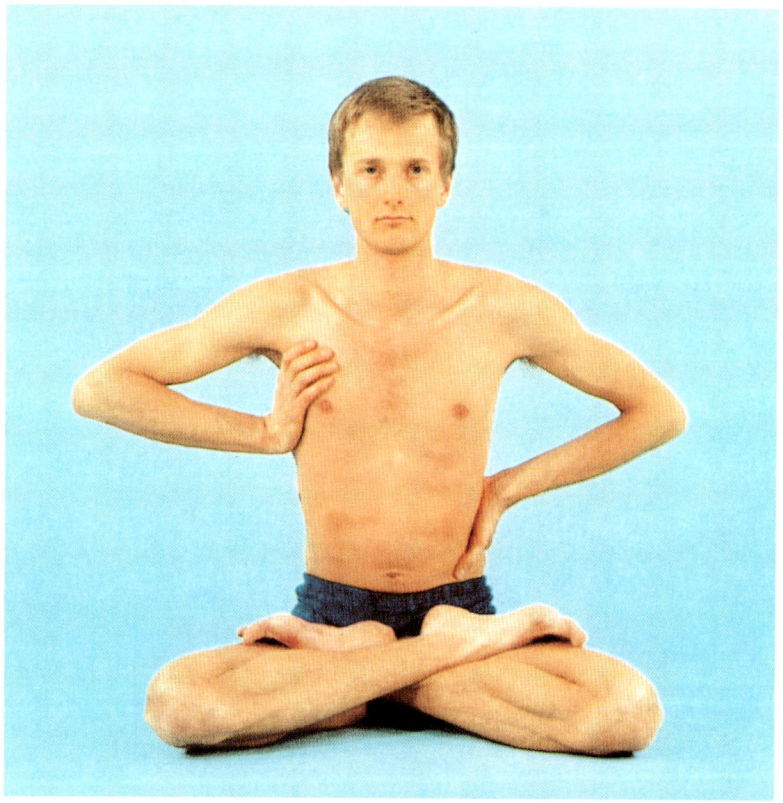

Sitze entspannt mit geradem Rücken. Lege die linke Hand in die Taille, den Daumen nach vorn, die anderen Finger nach hinten, die rechte Hand in die Achselhöhle, den Daumen nach hinten. Entspanne Gesicht, Hals und Mund. Atme ruhig durch die Nase ein und fühle dabei, wie der Luftstrom am Gaumensegel entlangstreicht. Entspanne den Bauch und fülle die Lungen von unten nach oben, wobei Taille und Lenden gedehnt werden. Atme weiter ein und wölbe dabei den Brustkorb allmählich, so daß die Lungen bis zur Spitze gefüllt werden. Atme allmählich von der Lungenbasis her aus, indem Bauch und Lenden zusammengezogen und dann langsam die Rippen gesenkt werden. Atme so tief wie möglich aus, soweit das ohne große Anstrengung möglich ist. Das Füllen und Leeren der Lungen sollte gleitend und mit gleicher Dauer für Ein- und Ausatmung vor sich gehen. Das kann man auch auf dem Rücken liegend üben, mit gleicher Handhaltung. Wenn man damit vertraut geworden ist, übt man die Vollatmung mit entspannt an den Körperseiten liegenden Armen oder so, wie unter ›Meditationshaltungen‹ (S. 302 – 305) gezeigt.

Vorübungen

Die **Bauchatmung** kann ausgeübt werden
mit den Händen in der Taille; die Daumen
zeigen nach vorn, die anderen Finger nach
hinten. Atme ruhig durch die Nase ein. Die
Bauchmuskeln sollten entspannt sein, damit
sich das Zwerchfell frei bewegen kann.
Fühle, wie sich die Lenden bei der Einatmung heben, die Rippen dürfen nicht mit
angehoben werden. Atme aus und fühle,
wie sich Lenden und Taille zusammenziehen. Bei sitzender Haltung
ziehen sich die Bauchmuskeln bei starker
Ausatmung zusammen, sollten aber vor
der Einatmung entspannt werden.

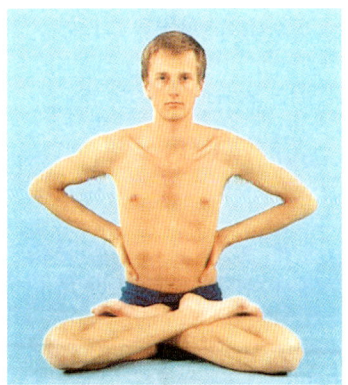

Die **Rippenatmung** kann man ausüben
mit den Händen so hoch wie möglich in
der Achselhöhle; die Daumen zeigen nach
hinten, die anderen Finger nach vorn.
Atme ruhig ein und fülle den mittleren Teil
der Lungen, ohne Bauch oder Lenden
auszudehnen. Fühle, wie die Rippen sich
nach außen und oben heben. Atme
entspannt aus und fühle, wie die Rippen
sich wieder senken. Man kann die Rippenatmung isoliert ausführen, indem man den
Bauch einzieht; dabei muß aber Spannung
in Schultern und Hals vermieden werden.

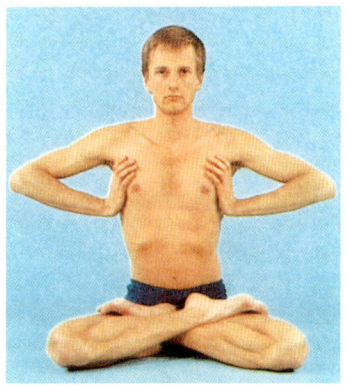

Die **Schlüsselbeinatmung** wird ausgeführt
mit den Handflächen oben auf der Brust,
Finger auf den Schlüsselbeinen. Den Bauch
zieht man leicht ein und vermeidet es, die
Rippen zu heben. Atme in kleinen Zügen
durch die Nase ein und fülle die Lungenspitzen nach und nach; fühle dabei, wie
das Brustbein sich hebt. Bei dieser Art der
Atmung werden auch einige Hals- und
Nackenmuskeln verwendet. Atme passiv aus
und senke das Brustbein ruhig. Diese drei
Atemmöglichkeiten werden in der Vollatmung zu einer einzigen entspannten,
gleitenden Bewegung zusammengefaßt.

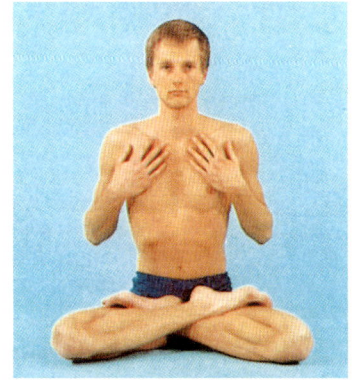

Wellenatmung

Wirkung Sie ist eine Variation der Vollatmung, durch die das Lungengewebe und die Atemmuskulatur, besonders Zwerchfell und Bauchmuskeln, außerordentlich gekräftigt werden. Die Wellenatmung ist eine wirksame Übung, um unkontrollierte nervöse Aktivität im Solarplexus, Verstopfung, Blähungen, Kreislaufschwäche usw. zu lindern. Sie wirkt auch ungewolltem Samenerguß entgegen. Wenn man sie früh vor dem Aufstehen im Bett ausführt, aktiviert sie Kreislauf und Nervenströme und vertreibt Schläfrigkeit und Lethargie. Übt man diese Atemübung regelmäßig jeden Tag, so ist das eine große Hilfe zur Erhaltung der Gesundheit.

Allgemeines Wellenatmung führt man gewöhnlich auf dem Rücken liegend und mit leerem Magen aus. Das Hochziehen muß in einer gleitenden und ruhigen Bewegung erfolgen und darf keine Schmerzen verursachen. Anziehung und Entspannung müssen in fortlaufendem Rhythmus vor sich gehen, während der Atem angehalten wird. Jeder muß die für seine Verfassung passende Zahl der Bewegungen selbst herausfinden. Die Übung darf keine Überbelastung verursachen oder Atemnot hinterlassen. Man verwendet nur die benötigten Muskeln und vermeidet Spannungen im Körper, besonders in Gesicht und Schultern.

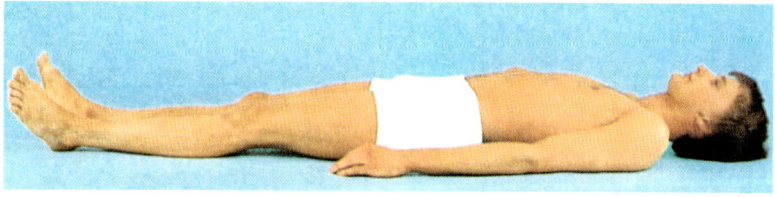

Liege auf dem Rücken, strecke und entspanne die Wirbelsäule. Wer eine zu stark gekrümmte Wirbelsäule hat, kann die Beine etwas anziehen. Atme mäßig stark durch die Nase ein.

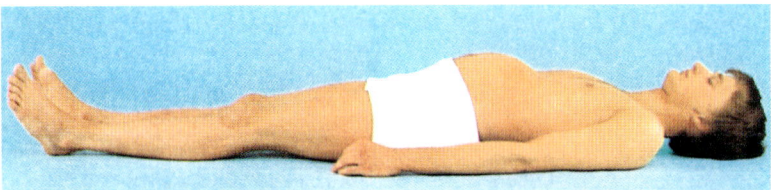

Halte den Atem an, drücke das Zwerchfell abwärts und hebe dadurch die Bauchwand. Es muß vermieden werden, den Rücken zu bewegen; er soll vielmehr während
der ganzen Übung entspannt und flach auf dem Boden bleiben.

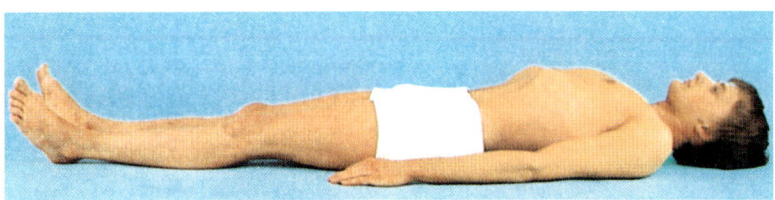

Ziehe das Zwerchfell aufwärts; dadurch senkt sich die Bauchwand, und die Rippen
dehnen sich aus. Diese Auf- und Abbewegung kann je nach Kapazität ein paarmal
wiederholt werden.

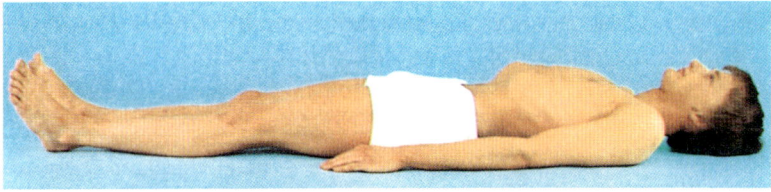

Atme ruhig aus und lasse die Lungen leer. Hebe das Zwerchfell, so daß sich die
Rippen ausdehnen und der Bauch eingezogen wird.

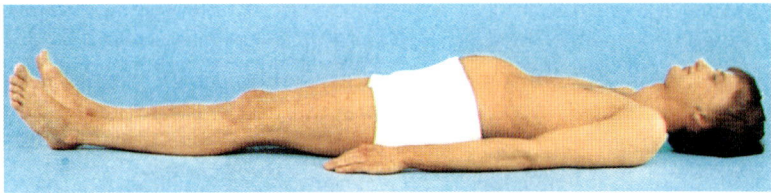

Drücke das Zwerchfell nach unten und hebe die Bauchdecke. Diese Auf- und
Abbewegung kann man ein paarmal wiederholen. Fortgeschrittene Yogaschüler
können bis zu 5 Runden zu je 5 – 10 Wellenbewegungen ausführen.

Pranayama Nr. 1

Wirkung   Diese Yoga-Atemübung ist in erster Linie dazu bestimmt, die Nervenimpulse und Prana-Ströme, welche die Basis der Atmung bilden, zu regulieren und auszugleichen sowie die subtilen Nervenbahnen zu reinigen und damit den Organismus zu beleben. Diese Übung reinigt die Gedanken, steigert die Konzentrationskraft und beseitigt Unruhe wie auch Gefühle des Leids. Sie reinigt Lungen und Blut, normalisiert alle Funktionen des Körpers und verbessert den Gesundheitszustand.

Allgemeines   Pranayama Nr. 1 muß aufrecht sitzend geübt werden. Es ist vorteilhaft, wenn man die Übung in Padmasana (S. 296) oder einer anderen Meditationshaltung ausführen kann, aber man kann sich auch auf einen Stuhl setzen, vorausgesetzt, der Rücken ist entspannt und gerade. Nach einer Mahlzeit sollte man ein paar Stunden verstreichen lassen, bevor man mit der Übung beginnt. Pranayama sollte zum täglichen Übungsprogramm nach den Yoga-Stellungen gehören. Frauen sollten jedoch während der monatlichen Regel darauf verzichten. Pranayama Nr. 1 ist eine Variation der Vollatmung (S. 332). Man beginnt mit der Einatmung durch das linke Nasenloch, während man das rechte mit dem rechten Daumen verschließt. Am Ende des Einatmungsprozesses verschließt man das linke Nasenloch mit dem rechten Ring- und kleinen Finger und atmet durch die rechte Seite aus. Dann atmet man wieder durch das rechte Nasenloch ein und durch das linke aus, während das rechte Nasenloch mit dem Daumen verschlossen wird. Das macht eine Runde. Man kann 5 Runden ausführen. Zur Regulierung der die Seiten wechselnden Atemströme benutzt man die rechte Hand und läßt sie während der ganzen Übung nicht sinken. In der klassischen Handhaltung wird der Arm dicht am Körper gehalten, Daumen, Ring- und kleiner Finger werden gerade gehalten, während Zeige- und Mittelfinger gebeugt in der Handfläche liegen. Wenn einem das nicht liegt, kann man auch den Arm horizontal vom Körper weghalten und, wenn man will,

Daumen und Zeigefinger für die Nasenöffnungen benutzen. Es ist wichtig, eine Handhaltung zu wählen, die keine Spannung in der Hand oder Ermüdung im Arm hervorbringt. Hand und Arm sollten während der Übung nicht mehr als nötig bewegt werden, und es ist wichtig, daß die Hand das gerade durchströmte Nasenloch nicht bedeckt, damit der Luftstrom frei fließen kann. Die Haltung muß bequem, fest und bewegungslos sein, damit man sich ungestört auf die Übung selbst konzentrieren kann. Wenn man sich an dieses Pranayama gewöhnt hat, kann man Ein- und Ausatmung sich selbst überlassen. Während der Einatmung soll man sich vorstellen, daß man erfüllt ist von Gesundheit, Kraft, Schönheit und allen guten Eigenschaften, die man erwerben möchte. Bei der Ausatmung kann man sich vorstellen, daß man Krankheit, Schmerz, Verfall und alle negativen Eigenschaften, von denen man befreit sein möchte, hinaustreibt. Diese Autosuggestion muß systematisch und mit voller Konzentration betrieben werden, damit die gewünschten Resultate sich einstellen.

Technik

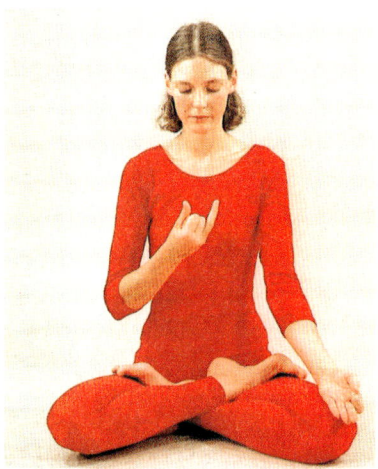

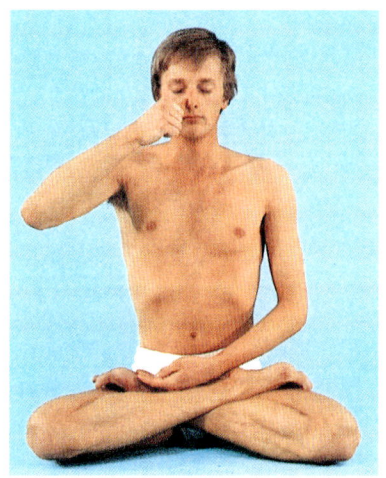

Bei der klassischen Handstellung wird die rechte Hand gebraucht, um den Luftstrom durch die Nasenöffnungen zu regulieren. Daumen, Ring- und kleiner Finger sind gestreckt, Zeige- und Mittelfinger in die Handfläche gebeugt.
Der Arm ruht an der Brust, ohne die Ausdehnung der Lungen zu behindern.

Wenn diese Armhaltung nicht zusagt oder die Atmung behindert, hält man den Arm vom Körper weg, entweder mit der gleichen Fingerhaltung, oder man schließt das rechte Nasenloch mit dem Daumen, das linke mit dem Zeigefinger.

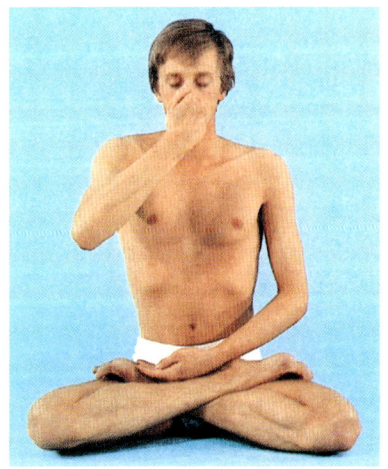

Verschließe das rechte Nasenloch mit dem rechten Daumen und atme langsam und ruhig durch das linke Nasenloch ein. Dann verschließe das linke Nasenloch mit Ring- und kleinem Finger und atme ruhig durch das rechte Nasenloch aus. Atme dann wieder durch das rechte Nasenloch ein und durch das linke aus. Das macht eine Runde, die man 2 – 5mal wiederholt.

5
Konzentrationsübungen

Der Geist ist eine subtile Kraft, die von Bewußtsein getragen wird. Er hat keine eigene Form oder Farbe, sondern nimmt die Form oder Farbe des Gedankenobjekts an. Der Geist kann nicht eine Sekunde lang ohne Gedanken sein. Unterschiedliche Gedankenformen steigen unaufhörlich zur bewußten Geistesebene empor, wie Wellen auf dem Meer. Je mehr Wünsche und Gedanken im Geist aufsteigen, desto unruhiger und zerstreuter wird er. Es erfordert harte Anstrengung in Form eines gut geregelten Lebens und systematischer Konzentrationsübungen, um den Geist von diesen Wünschen und Gedanken zu befreien.

Im Yoga sind zwei Konzentrationsformen bekannt, nämlich die automatische und die willentliche Konzentration. Automatische Konzentration ist in allen Lebensformen entwickelt. Willentliche Konzentration dagegen wird nur von Menschen entwickelt.

Automatische Konzentration manifestiert sich im Geist, ob man es will oder nicht, und in dem Fall von Konzentration auf negative Gefühle kann das äußerst leidvoll sein. Willentliche Konzentration dagegen ist immer ein freiwilliger Prozeß, der es möglich macht, den Geist von einem schädlichen, schmerzvollen oder unerwünschten Zustand zurückzuziehen und ihn auf etwas Positives, Kraftgebendes und Erhebendes zu richten. Willentliche Konzentration hilft, den Geist ruhig und ausgeglichen zu halten und so einen Zustand konstanter Zufriedenheit und dauerhaften Gleichgewichts zu sichern.

Willentliche Geisteskonzentration ist das eigentliche Wesen von Yoga und Meditation. Ohne sie gibt es keinen inneren Frieden. Wenn wir das nicht erreichen können, werden wir zu Opfern der Wechselfälle des Lebens, während die Konzentrationskunst uns befähigt, Meister unserer selbst und der unermeßlichen inneren Welt zu werden, die in Wirklichkeit so unendlich ist, wie das äußere Universum.

Konzentrationsübungen

Trataka

Trataka ist eine Augenübung, die sowohl die Sehkraft stärkt (s. S. 62) als auch die Konzentrationsfähigkeit verbessert. Wenn man Trataka als eine Konzentrationsübung ausführt, fixiert man den Blick auf einen Gegenstand oder einen einzelnen Punkt, aber daneben versucht man auch, seine ganze Aufmerksamkeit auf diesen Gegenstand zu richten und alle anderen Gedanken auszuschalten. Zu Anfang tränen die Augen normalerweise, aber das kann man vermindern, wenn man ein paarmal blinzelt. Wenn man die Übung durchhält, wird man lernen, längere Zeit ohne Blinzeln auszukommen. Viele finden, daß ihr Bild vom Konzentrationsobjekt flackert oder daß es größer oder kleiner zu werden scheint, und damit wird die Konzentration schwierig. Diese Erscheinungen sind jedoch ganz normal und verschwinden nach einiger Übung. Im Anfang kann man noch nicht seine ganze Aufmerksamkeit auf das Konzentrationsobjekt richten, sondern man wird die Erfahrung machen, daß eine Menge ablenkender Gedanken, die unbemerkt aufsteigen, dazu führen, daß man seine Absorption verliert. Wenn man seine Aufmerksamkeit erneut auf den Punkt richtet, sollte man sich über die wiederholten Unterbrechungen einfach hinwegsetzen und die Hoffnung nicht aufgeben, das Ziel erreichen zu können. Der normale untrainierte Geist wechselt ständig seine Form und ist immer geneigt, seinen Grillen und Einfällen nachzugehen. Wenn der Geist sehr sprunghaft ist, kann es auch hilfreich sein, eine Gedankenkette zu entwickeln, die sich auf das Konzentrationsobjekt bezieht, während man dieses sorgfältig anschaut und beobachtet.

Hin und wieder kann man auch die Augen schließen und versuchen, sich den Gegenstand so lange wie möglich vorzustellen. Nach einigen Tagen Praxis schon wird man eine deutliche Verbesserung von Konzentration und Sehkraft feststellen, und die Gedanken werden ruhiger sein.

Das Konzentrationsobjekt soll einfach und anziehend sein. Es kann eine schöne Blume oder ein Bild sein. Auch eine ruhige Kerzenflamme vor dunklem Hintergrund ist sehr geeignet, aber man kann auch einen dunklen Fleck auf hellem Hintergrund wählen.

Mit wachsender Übung wird man in der Lage sein, die Konzentration auf dem Objekt zu halten und die sich daraus ergebende geistige Ruhe zu erleben. Die geschärfte Konzentrationskraft macht die Gedanken klar und rege, und das Verständnis für komplizierte Zusammenhänge wird vertieft. Wenn man sich für längere Zeit tief auf denselben Gegenstand konzentrieren kann, wird man feststellen, daß andere Sinneseindrücke vollständig verschwinden. Völlige Stille setzt sich durch, und man bemerkt nicht einmal, daß man sitzt. Wenn diese Konzentration anhält, trennt der Geist allmählich den Kontakt mit dem Gesichtssinn, und das Gehirn übernimmt das geistige Bild,

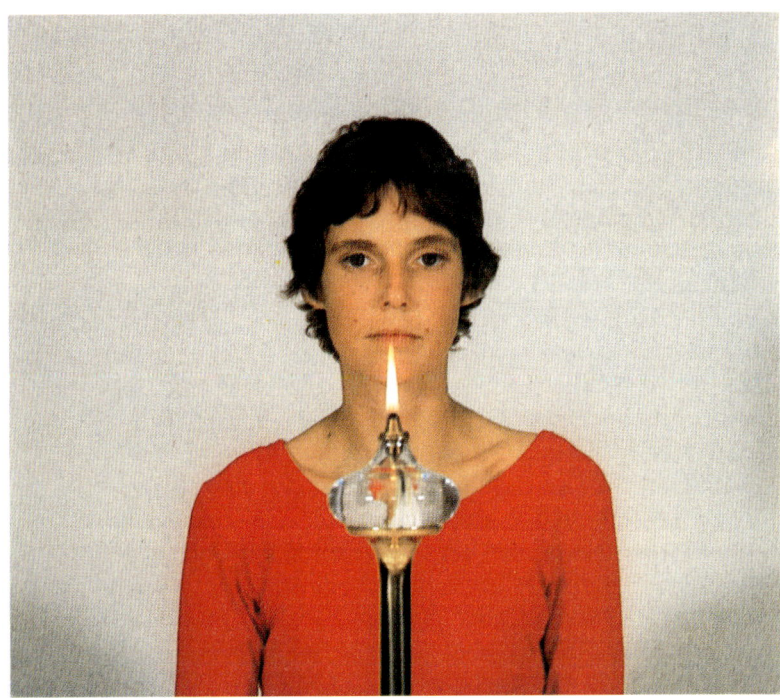

ganz unabhängig vom äußeren Objekt. Das ist ein sehr glücklicher Zustand, bei dem alle Kräfte des Geistes in dem einen Gegenstand vereinigt sind, der die Tendenz haben wird, sich in einen Punkt zusammenzuziehen. Wenn die Konzentration noch weiter geht, verschwindet auch das Körperbewußtsein, und der Atem wird fast stillstehen. Nach einiger Zeit wird sogar der Punkt in einem alldurchdringenden silbrigen Licht aufgehen. Dieses Licht taucht schließlich in die Unendlichkeit ein, in der es weder Licht noch Dunkelheit, weder Zeit noch Raum gibt. Der Vorgang, der es dem Geist ermöglicht, sich für einige Sekunden voll auf einen einzigen Gegenstand zu konzentrieren, heißt Pratyahara, und er bedeutet den ersten Schritt in meditativer Konzentration. Wenn man fest in Pratyahara gegründet ist, kann man den Geist willentlich von den Sinnen abziehen und ihn unter allen Umständen auf ein geistiges Bild fixieren. Wer das kann, ist in hohem Maße ein Meister seiner selbst und lebt mit sich selbst in Frieden und ist glücklich.

Konzentration auf Laute

Dies ist eine andere nützliche Übung. Wenn man Laute als Konzentrationsobjekt benutzen will, müssen sie sanft und angenehm und entweder fortlaufend sein oder in rhythmischen Abständen wiederholt werden, wie z. B. das Ticken einer Uhr. Unregelmäßige und verschiedenartige musikalische Klänge können für diesen Zweck nicht verwandt werden. In den meisten Fällen wird eine Uhr der beste Konzentrationsgegenstand sein. Man sitzt ruhig mit aufrechtem Rücken und geschlossenen Augen und konzentriert sich voll auf das tickende Geräusch. Der Geist soll mit diesem Klang eins werden und alle störenden Gedanken ausschalten.

Wenn man Konzentration und Meditation eine Zeitlang geübt hat und der Körper und die subtilen Yoga-Nadis (Nerven) gereinigt sind, kann es vorkommen, daß der Geist verschiedene Klänge hört wie zarte, feine Glasglocken, entfernte Saiteninstrumente oder flötenähnliche Töne. Der letzte Klang, den man hört, ist OM. Das ist der Urlaut oder der Klang der schöpferischen Energie. Er unterscheidet sich von allen anderen Klängen und kann nur unzureichend beschrieben werden als der Klang eines entfernten Wasserfalls, das Brausen des Meeres oder das beständige Summen eines Bienenschwarms. Der Klang OM kann im Geist gehört werden, wenn die Kundalini Shakti voll zum Herzzentrum (Anahata Chakra) aufsteigt, und es erfordert sehr ausdauerndes Bemühen in Form von Meditation und Geisteskontrolle, um diesen Punkt zu erreichen. Für Anfänger kann es eine große Hilfe bedeuten, wenn sie sich während ihrer Konzentrationsübungen den OM-Laut vorstellen und sich auf diesen alldurchdringenden kosmischen Klang konzentrieren. Wer Genaues über diesen Gegenstand lesen möchte, findet eine eingehende Beschreibung in

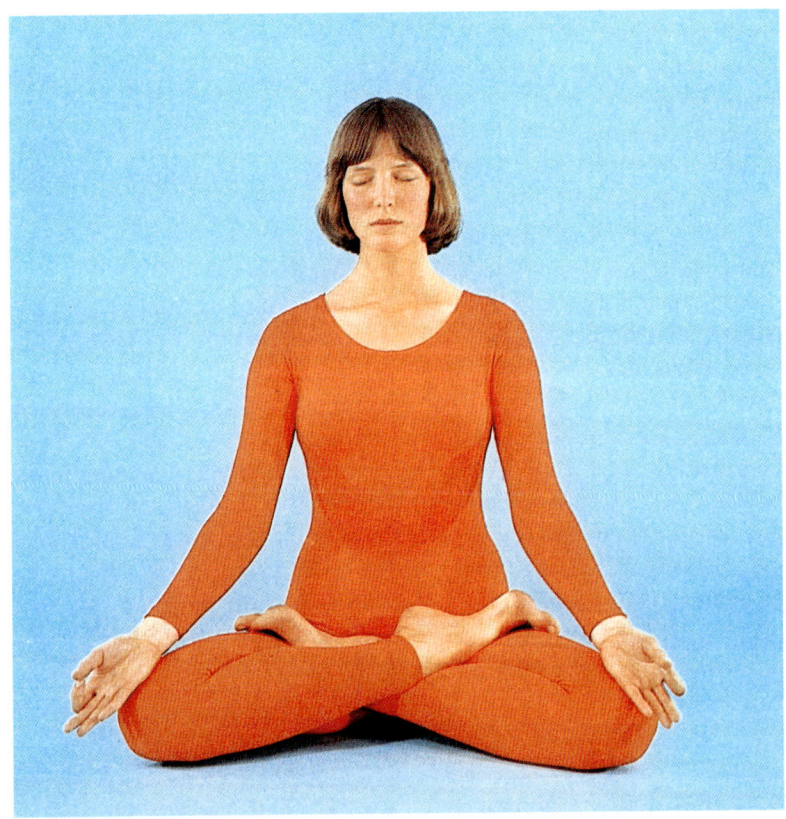

›*Die Urkraft im Menschen oder die Kundalini Shakti*‹ von Swami Narayanananda (erschienen im Narayana Verlag, 7859 Blansingen).

Konzentration auf Leere

Man sitzt in fester und bequemer Haltung mit geradem Rücken. Man versucht, an überhaupt nichts zu denken. Leere den Geist von allen Wünschen und Gedanken. Vergiß Körper und Sinne, vergiß deine Sorgen und Pläne. Lasse alle Gedanken in die große, schweigende Leere eingehen, welche der Urzustand des Geistes ist, ungestört von unseren unaufhörlichen Wünschen und Gedanken. Wenn du den Geist auch nur für eine kurze Zeit leeren kannst, wirst du einen Schimmer der Unendlichkeit oder des Selbst erlangen und eine Vorstellung deiner eigenen verborgenen Kräfte und Möglichkeiten bekommen.

Diesen Zustand der Leere erfahren wir im tiefen, traumlosen Schlaf, und das ist der Grund, weshalb wir uns danach erfrischt und verjüngt fühlen. Wer seinen Geist auch im Wachzustand willentlich von Wünschen und Gedanken befreien kann, wird sofort von Kraft und Energie erfüllt.

Es ist eine schwierige Kunst, den Geist auf die Leere zu konzentrieren; sie erfordert lange Übung. Selbst wenn man im Anfang keinen Erfolg hat, gibt doch die Übung selbst Frieden und Kraft. Da eine Konzentrationsübung darin besteht, alle im Geist erscheinenden Bilder beiseitezuschieben, kann keine besondere Methode beschrieben werden, sondern jeder muß selbst den Weg finden, um den Geist von seinen Objekten zu befreien. Wer diese Konzentration ohne Unterbrechung etwa eine halbe Stunde halten kann, mag die Grenzen des individuellen Bewußtseins überschreiten und in das kosmische Bewußtsein eintauchen oder Selbst-Verwirklichung erleben.

6
Übungsserien

In den folgenden Zeichnungen werden 9 verschiedene Serien von Yoga-Haltungen für das tägliche Übungsprogramm vorgeschlagen. Diese Serien geben einige Beispiele, wie eine Folge von Yoga-Asanas für individuelle Zwecke zusammengestellt werden kann.

Wenn man Yoga-Übungen einige Zeit trainiert hat, lernt man, die besonderen Auswirkungen zu entdecken, die sich aus einer Kombination verschiedener Übungen ergeben, und man kann sich danach sein eigenes Programm zusammenstellen. In den meisten Fällen dürfte Übungsserie Nr. 5 die beste Grundlage für ein laufendes tägliches Programm sein, kombiniert mit den verschiedenen Spezialübungen, wenn man das will.

Anfänger

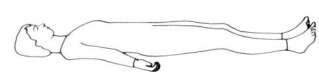

Savasana (S. 284)
und Vollatmung (S. 332)
2 Minuten

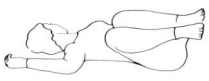

Rückenübung Nr. 2, Phasen 2 – 3 – 4
(S. 80) 2 – 3mal

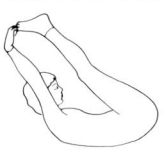

Halasana Vorübung Nr. 1
(S. 138) 2mal

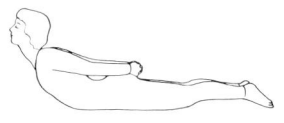

Bhujangasana Vorübung Nr. 1
(S. 147) 2mal

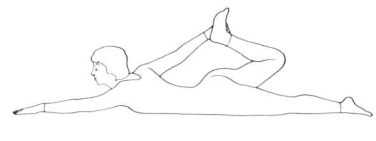

Dhanurasana Vorübung Nr. 2
(S. 160) 1 – 2mal nach jeder Seite

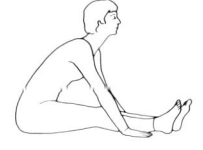

Paschimottanasana Vorübung Nr. 2
(S. 171) ½   1 Minute

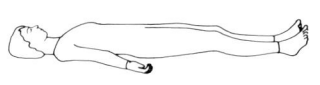

Vollatmung
(S. 332) 2 Minuten
Savasana
(S. 284) 10 Minuten

Pavanamuktasana, dynamisch
(S. 205) 2 – 3mal

Kandhara Vorübung Nr. 1
(S. 201) 2mal

Matsyasana Vorübung Nr. 1
(S. 143) ½ Minute

Salabhasana Vorübung Nr. 1
(S. 153) 2mal mit jedem Bein

Ardha Matsyendrasana
Vorübung Nr. 2
(S. 166) 1 – 2mal nach jeder Seite

Sirshasana Vorübung Nr. 1
(S. 120) ½ Minute

Fortgeschrittene

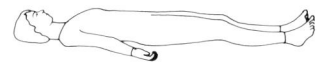

Vollatmung
(S. 332) 1 Minute

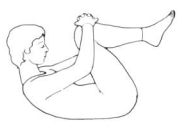

Rückenübung Nr. 2
(S. 80) 1mal

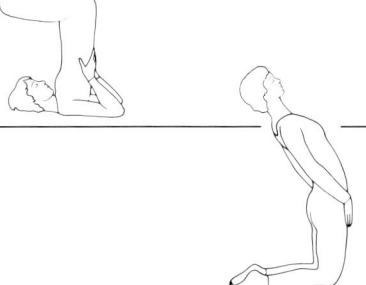

Sarvangasana Vorübung Nr. 1
(S. 130) ½ Minute

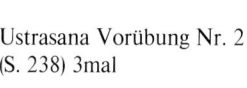

Ustrasana Vorübung Nr. 2
(S. 238) 3mal

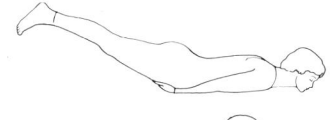

Salabhasana Vorübung Nr. 2
(S. 153) 2mal

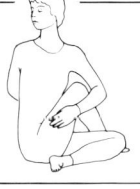

Ardha Matsyendrasana Vorübung Nr. 6
(S. 167) ½ Minute nach jeder Seite

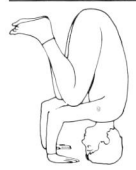

Sirshasana Vorübung Nr. 3
(S. 122) ½ – 1 Minute

Wellenatmung
(S. 338) 3mal

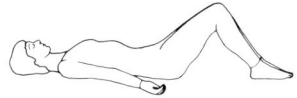

Kandhara Vorübung Nr. 2
(S. 201) 1mal

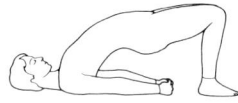

Halasana
(S. 135) ½ Minute

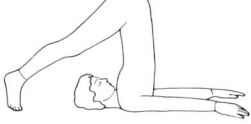

Bhujangasana Vorübung Nr. 2
(S. 147) 2mal

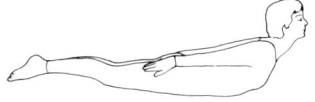

Paschimottanasana Vorübung Nr. 3
(S. 171) 2mal

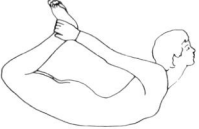

Dhanurasana Vorübung Nr. 5
(S. 161) 1 – 2mal

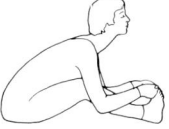

Vollatmung, Variation
(S. 334) 2 Minuten
Savasana
(S. 284) 10 Minuten

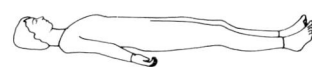

Übungen gegen Rückenbeschwerden

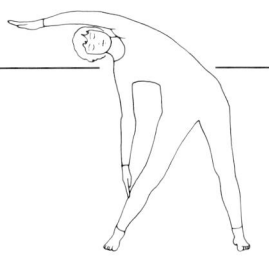

Trikonasana
(S. 270) 3mal nach jeder Seite

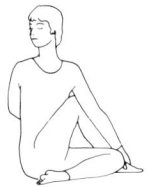

Ardha Matsyendrasana
(S. 162) 2 Minuten

Supta Vajrasana
(S. 180) 2 Minuten

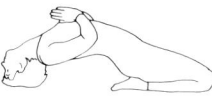

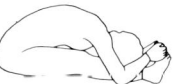

Halasana
(S. 133) 3 Minuten

Paschimottanasana
(S. 168) 2 Minuten

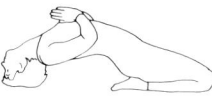

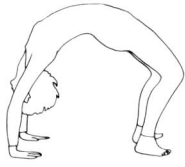

Chakrasana
(S. 192) 1 – 2 Minuten

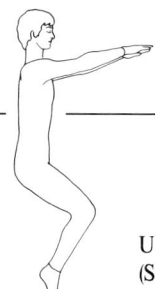

Utkatasana
(S. 276) 3mal

Gomukhasana
(S. 210) 1 – 2 Minuten
nach jeder Seite

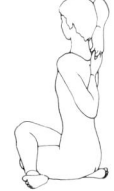

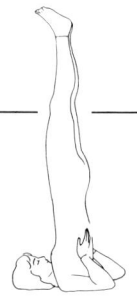

Sarvangasana
(S. 123) 3 Minuten

Ustrasana
(S. 234) 1 – 2 Minuten

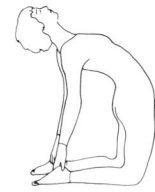

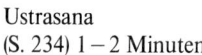

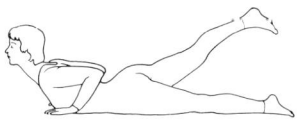

Bhujangasana Variation 2
(S. 144) einzeln und mit beiden Beinen

Pavanamuktasana
(S. 205) 3 Minuten
Savasana
(S. 284) 10 Minuten

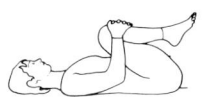

Für Fortgeschrittene zur Stärkung der Konzentration

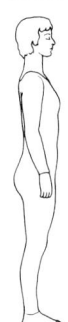

Stehe mit geradem Rücken,
schließe die Augen
und beobachte den Atem
1 Minute

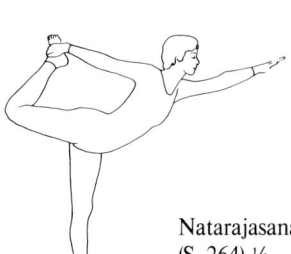

Natarajasana
(S. 264) ½ – 1 Minute
nach jeder Seite

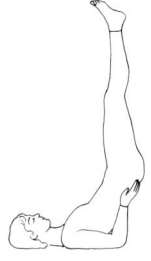

Viparita Karani
(S. 131) 5 Minuten

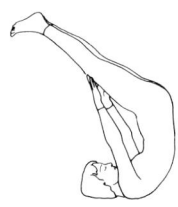

Sarvangasana
Vorübung Nr. 3
(S. 130) 2 Minuten

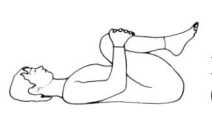

Pavanamuktasana
(S. 205) 2 Minuten

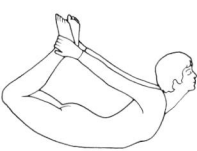

Dhanurasana
(S. 156) 2mal

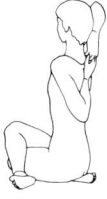

Gomukhasana
(S. 210)
1 Minute nach jeder Seite

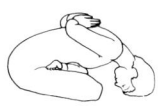

Yoga Mudra
(S. 302)
1 – 2 Minuten

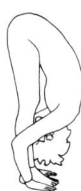

Paschimottanasana
Variation Nr. 6
(S. 173) ½ – 1 Minute

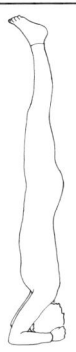

Sirshasana
(S. 112) 2 Minuten

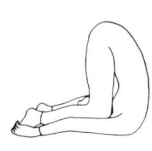

Halasana
Variation Nr. 3
(S. 137) 3 Minuten

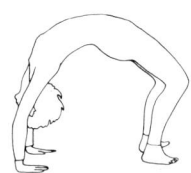

Chakrasana
(S. 192)
½ – 1 Minute

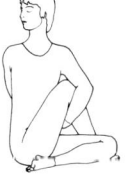

Ardha Matsyendrasana
Variation Nr. 1
(S. 165) 2 Minuten

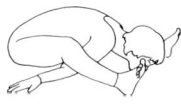

Kurmasana
(S. 202)
1 – 1½ Minuten

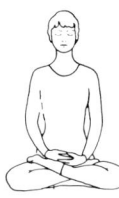

Padmasana
(S. 296)
Vollatmung
Variation
(S. 334) 5 Runden

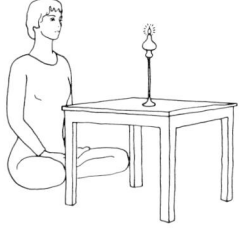

Trataka
(S. 63 + 344)
1 – 2 Minuten

Für Fortgeschrittene mit geistigem Training

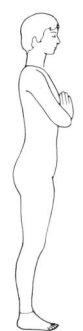

Suryanamaskar
(S. 308) 2mal

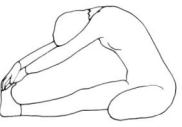

Maha Mudra
(S. 322)
2mal
nach jeder Seite

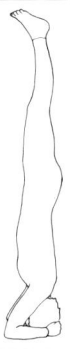

Sirshasana
(S. 112) 2 Minuten

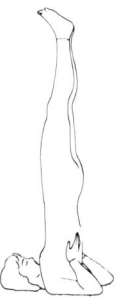

Sarvangasana
(S. 123) 3 Minuten

Bhujangasana
(S. 144) 4mal

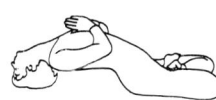

Matsyasana
(S. 139)
2 Minuten

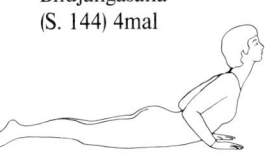

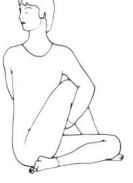

Ardha Matsyendrasana
(S. 162) 2 Minuten

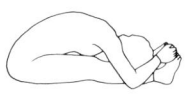

Paschimottanasana
(S. 168)
1½ – 2 Minuten

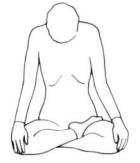

Maha Bandha
(S. 325)
2mal nach jeder Seite

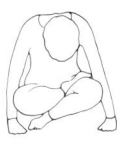

Maha Veda
(S. 328) 2mal

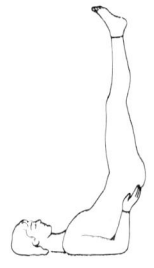

Viparita Karani
(S. 131) 5 Minuten

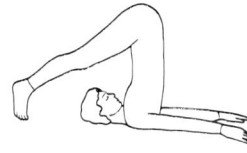

Halasana
(S. 133)
3 Minuten

Salabhasana
(S. 150) 4mal

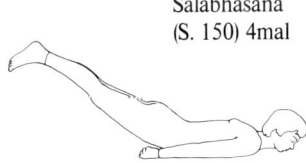

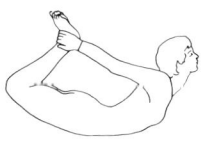

Dhanurasana
(S. 156)
1 – 2 Minuten

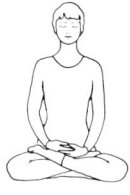

Savasana
(S. 284)
10 Minuten

Vollatmung Variation
(S. 334) 5mal

Anfänger mit schwachem Rücken

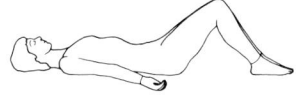

Vollatmung
(S. 332) und
rhythmische Atmung
(S. 338) 3mal

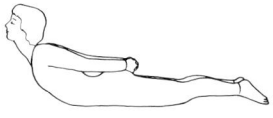

Bhujangasana Vorübung Nr. 1
(S. 147) 2mal

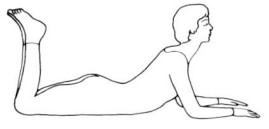

Dhanurasana Vorübung Nr. 3
(S. 161) 2mal

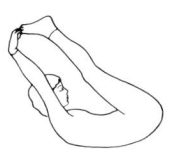

Halasana Vorübung Nr. 1
(S. 138) ½ – 1 Minute

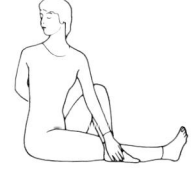

Ardha Matsyendrasana Vorübung Nr. 2
(S. 166) 2mal nach jeder Seite

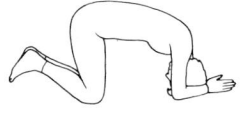

Sirshasana Vorübung Nr. 2
(S. 121) 1 Minute

Rückenübung Nr. 3
(S. 82 f.) Phase 1 – 6 und 8

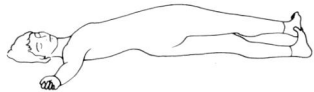

Salabhasana Vorübung Nr. 1
(S. 153) 3mal mit jedem Bein

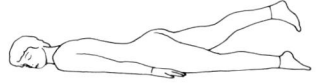

Pavanamuktasana
(S. 205) 3 Minuten

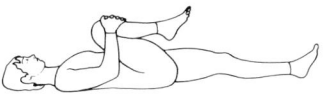

Ustrasana Vorübung Nr. 1
(S. 238) ½ Minute

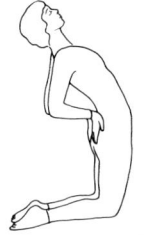

Paschimottanasana Vorübung Nr. 3
(S. 171) ½ – 1 Minute

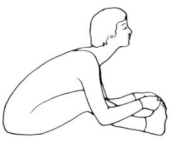

Vollatmung Variation
(S. 334) 5mal
und Savasana
(S. 284) 10 Minuten

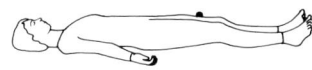

Für Ältere

Vollatmung
(S. 332) 2 Minuten

Wellenatmung
(S. 338) 3mal

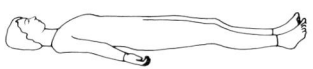

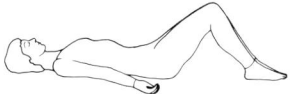

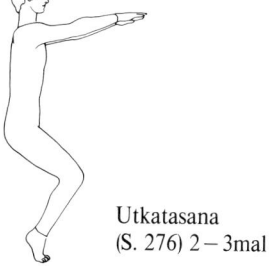

Utkatasana
(S. 276) 2 – 3mal

Bein- und Fußübungen Nr. 7
(S. 98 f.) 1mal nach jeder Seite

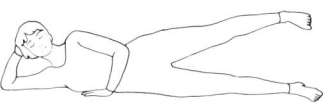

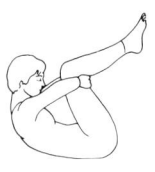

Halasana
Vorübung Nr. 2
(S. 138) 1 – 2 Minuten

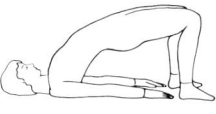

Kandharasana
Vorübung Nr. 1
(S. 201) 2mal

Pavanamuktasana
(S. 205) 3 Minuten

Vollatmung Variation (S. 334) und
Savasana (S. 284) 10 Minuten

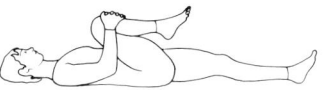

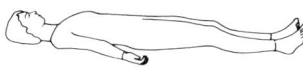

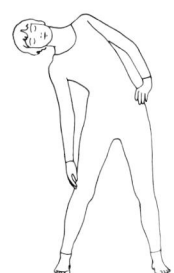

Trikonasana
Vorübung Nr. 1
(S. 273) 3mal
nach jeder Seite

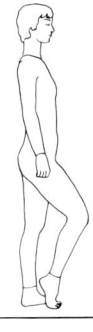

Bein- und Fußübungen Nr. 12
(S. 106 f.) die ganze Serie

Bhujangasana Vorübung Nr. 2
(S. 147) 2mal

Salabhasana Vorübung Nr. 1
(S. 153) 2mal mit beiden Beinen

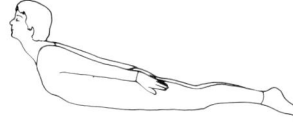

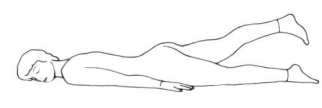

Ardha Matsyendrasana
Vorübung Nr. 1
(S. 166)
2mal nach jeder Seite

Paschimottanasana
Vorübung Nr. 3
(S. 171) 2mal

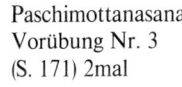

Zwischendurch

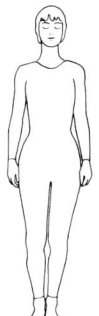

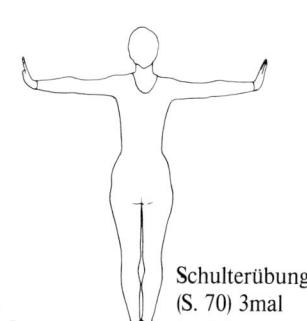

Vollatmung
(S. 332) 1 – 2 Minuten
(auf einem Stuhl sitzend)

Schulterübung Nr. 4
(S. 70) 3mal
(im Sitzen, wenn man mag)

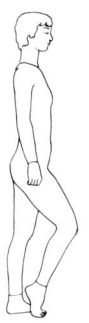

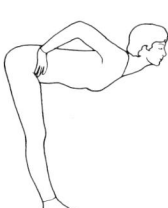

Bein- und Fußübung Nr. 12
(S. 106 f.)

Ardha Chandrasana
Vorübung
(S. 254) 2mal

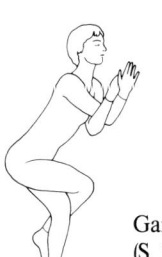

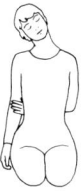

Garudasana
(S. 256)
½ Minute nach jeder Seite

Hals- und
Nackenübung Nr. 1
(S. 58 f.) 2mal

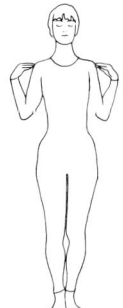

Schulterübung Nr. 7
(S. 72) 3mal
(evtl. im Sitzen)

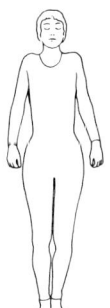

Schulterübung Nr. 9
(S. 73) 2mal
(evtl. im Sitzen)

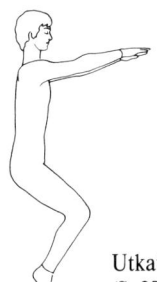

Utkatasana
(S. 276) 2 – 3mal

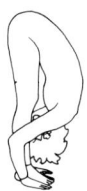

Paschimottanasana
Variation Nr. 6
(S. 173) 2mal

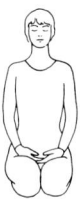

Vollatmung Variation
(S. 334) 5 Runden.
Sitze entspannt mit
geschlossenen Augen

Gegen Streß

Vollatmung
(S. 332) 2 Minuten

Rückenübung Nr. 3
(S. 82 f.) die ganze Serie

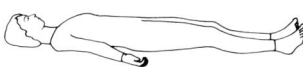
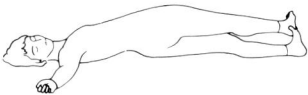

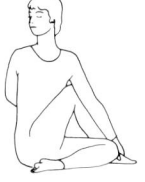

Supta Vajrasana
(S. 180) 1 – 2 Minuten

Ardha Matsyendrasana
(S. 162) 1 – 2 Minuten

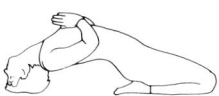

Paschimottanasana
(S. 168) 1 – 2 Minuten

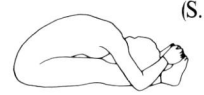
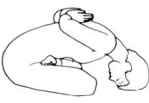

Yoga Mudra
(S. 302) 2 Minuten

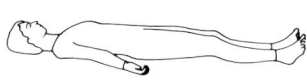

Vollatmung Variation
(S. 334) 5mal.
Savasana
(S. 284) 15 Minuten

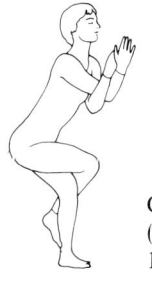

Garudasana
(S. 256)
1 Minute nach jeder Seite

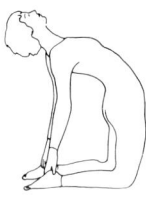

Trikonasana
(S. 270) 2mal
nach jeder Seite

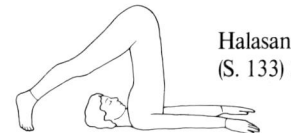

Halasana
(S. 133) 2 Minuten

Ustrasana
(S. 234) ½ – 1 Minute

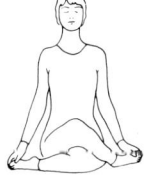

Samkatasana
(S. 222) 1 Minute

Pavanamuktasana
(S. 205) 3 Minuten

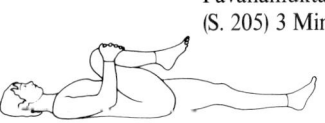

Körperregionen (von vorn)

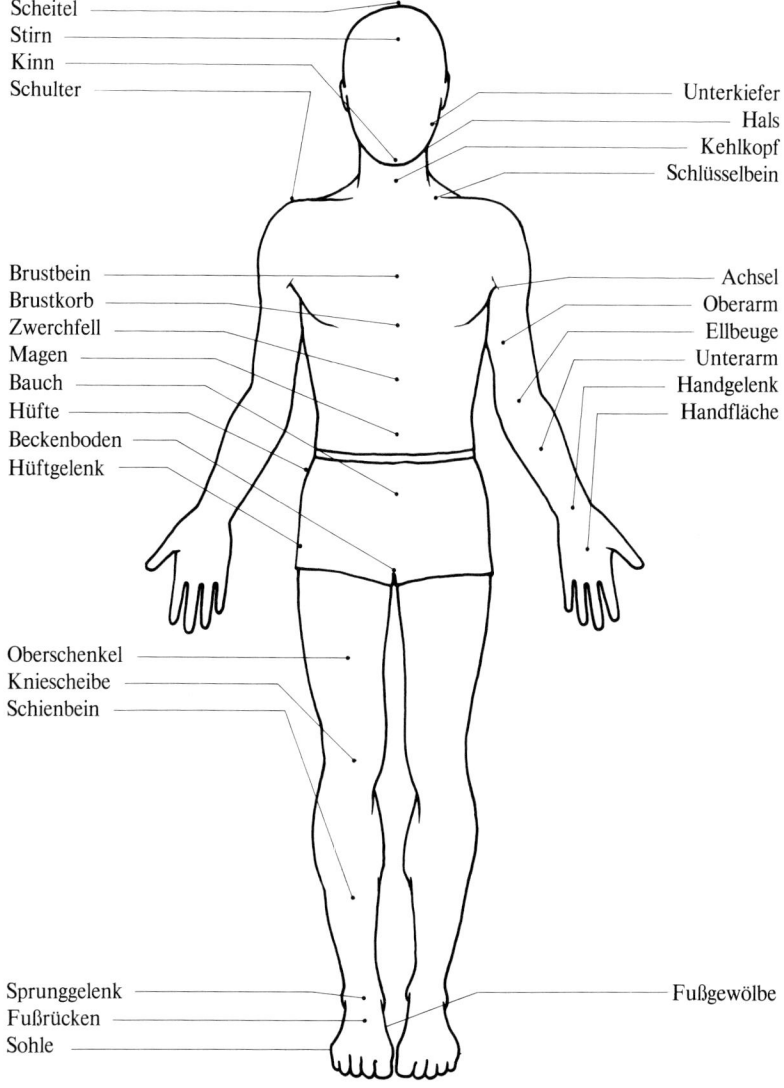

Scheitel
Stirn
Kinn
Schulter

Unterkiefer
Hals
Kehlkopf
Schlüsselbein

Brustbein
Brustkorb
Zwerchfell
Magen
Bauch
Hüfte
Beckenboden
Hüftgelenk

Achsel
Oberarm
Ellbeuge
Unterarm
Handgelenk
Handfläche

Oberschenkel
Kniescheibe
Schienbein

Sprunggelenk
Fußrücken
Sohle

Fußgewölbe

Körperregionen (von hinten)

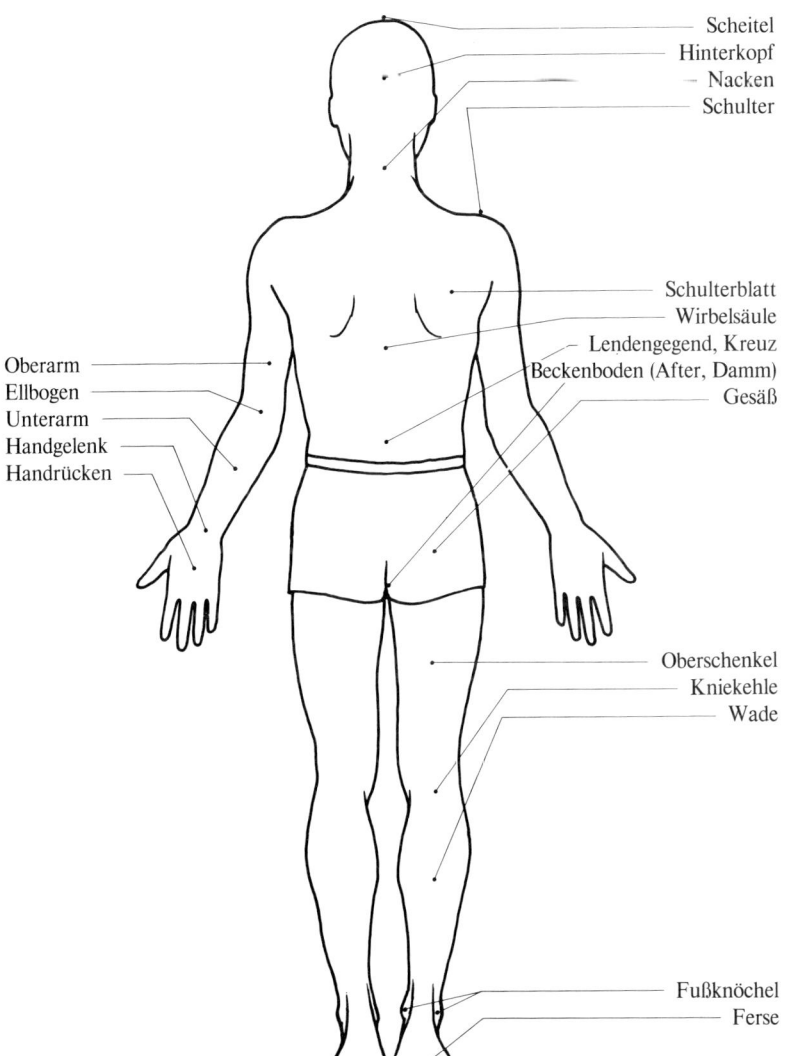

Scheitel
Hinterkopf
Nacken
Schulter

Schulterblatt
Wirbelsäule
Lendengegend, Kreuz
Beckenboden (After, Damm)
Gesäß

Oberarm
Ellbogen
Unterarm
Handgelenk
Handrücken

Oberschenkel
Kniekehle
Wade

Fußknöchel
Ferse

Muskeln (von hinten)

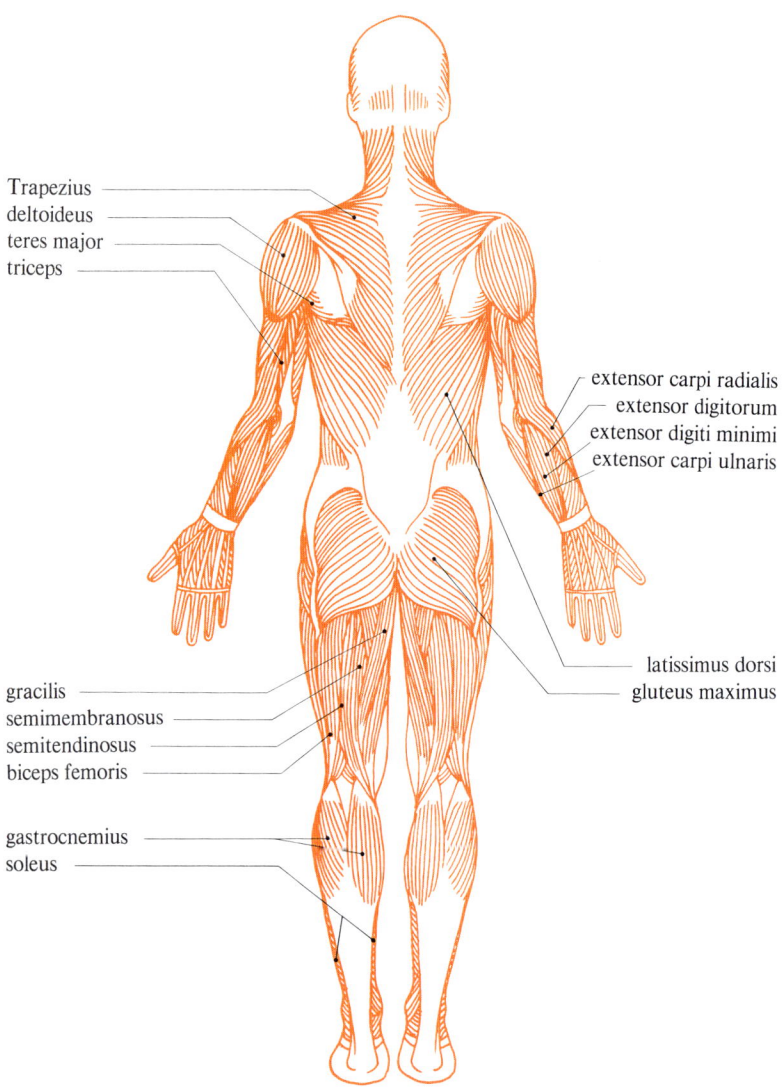

Trapezius
deltoideus
teres major
triceps

extensor carpi radialis
extensor digitorum
extensor digiti minimi
extensor carpi ulnaris

latissimus dorsi
gluteus maximus

gracilis
semimembranosus
semitendinosus
biceps femoris

gastrocnemius
soleus

Muskeln (von vorn)

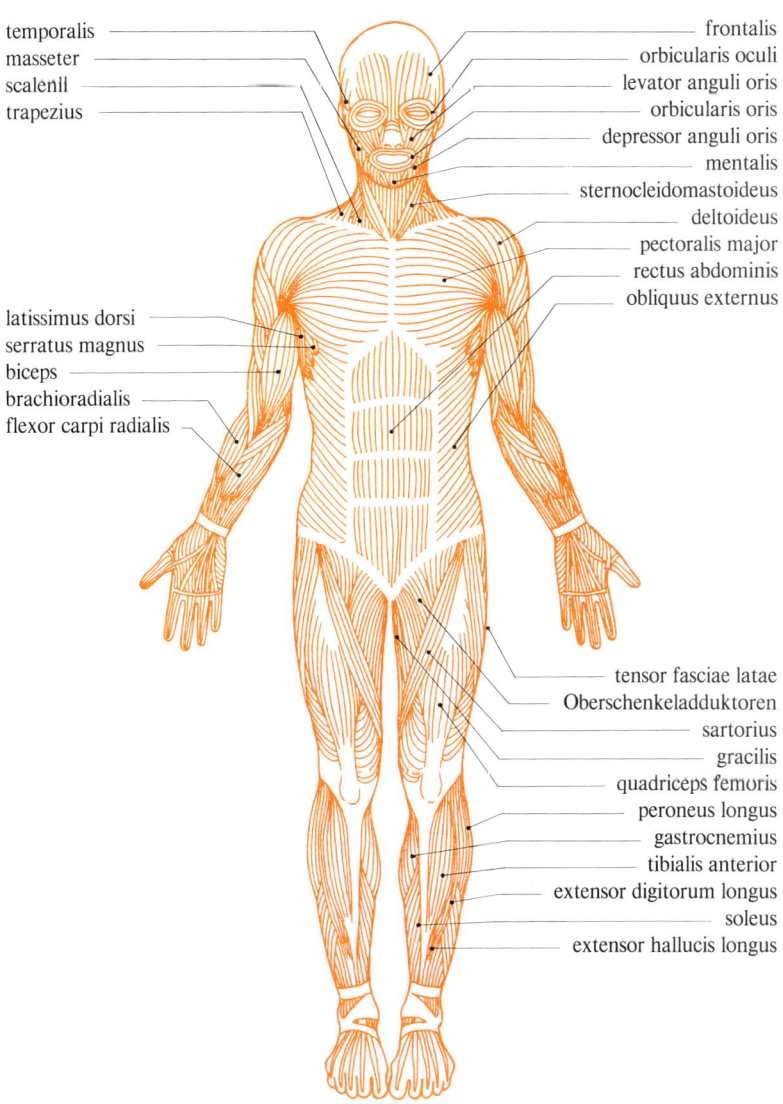

temporalis
masseter
scalenll
trapezius

frontalis
orbicularis oculi
levator anguli oris
orbicularis oris
depressor anguli oris
mentalis
sternocleidomastoideus
deltoideus
pectoralis major
rectus abdominis
obliquus externus

latissimus dorsi
serratus magnus
biceps
brachioradialis
flexor carpi radialis

tensor fasciae latae
Oberschenkeladduktoren
sartorius
gracilis
quadriceps femoris
peroneus longus
gastrocnemius
tibialis anterior
extensor digitorum longus
soleus
extensor hallucis longus

Skelett

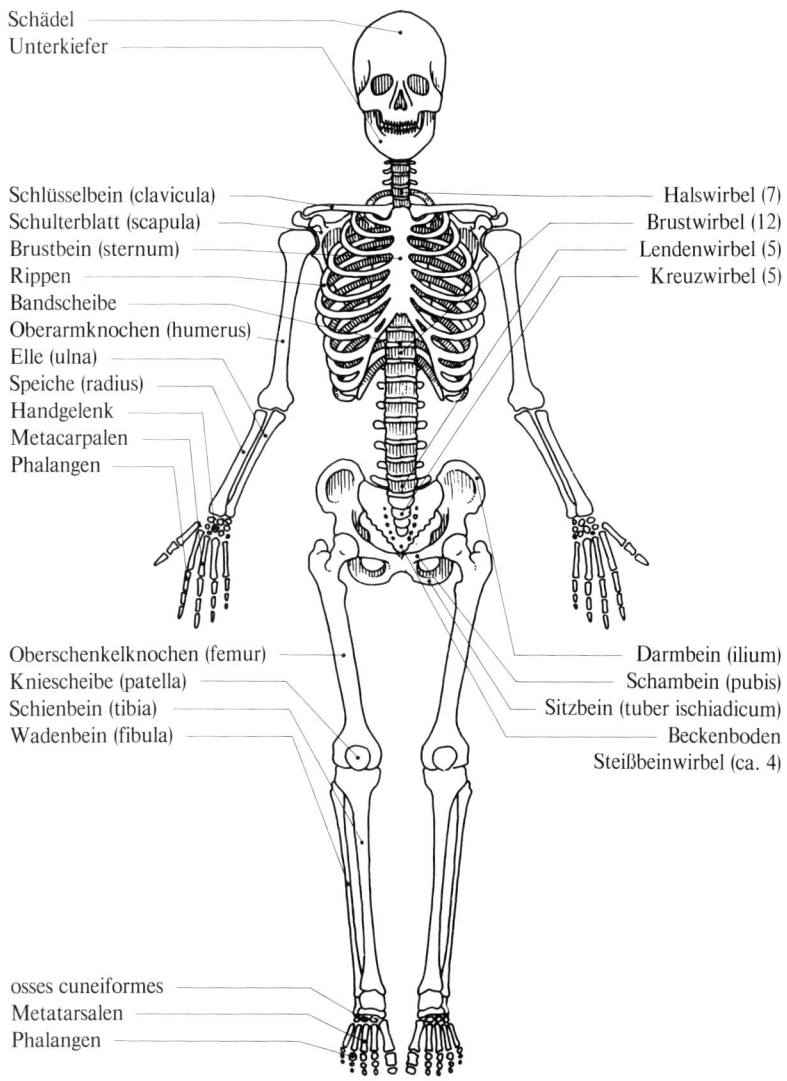

Schädel
Unterkiefer

Schlüsselbein (clavicula)
Schulterblatt (scapula)
Brustbein (sternum)
Rippen
Bandscheibe
Oberarmknochen (humerus)
Elle (ulna)
Speiche (radius)
Handgelenk
Metacarpalen
Phalangen

Halswirbel (7)
Brustwirbel (12)
Lendenwirbel (5)
Kreuzwirbel (5)

Oberschenkelknochen (femur)
Kniescheibe (patella)
Schienbein (tibia)
Wadenbein (fibula)

Darmbein (ilium)
Schambein (pubis)
Sitzbein (tuber ischiadicum)
Beckenboden
Steißbeinwirbel (ca. 4)

osses cuneiformes
Metatarsalen
Phalangen

Blutkreislauf (schematisch)

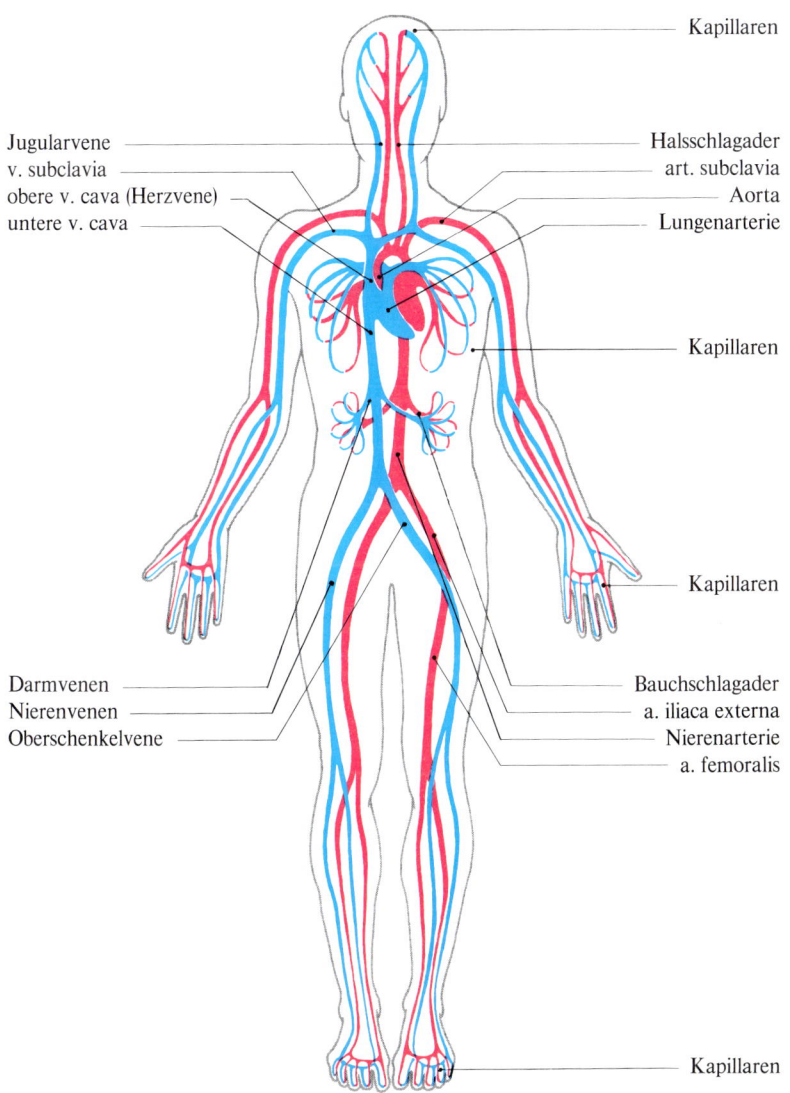

Kapillaren

Jugularvene
v. subclavia
obere v. cava (Herzvene)
untere v. cava

Halsschlagader
art. subclavia
Aorta
Lungenarterie

Kapillaren

Kapillaren

Darmvenen
Nierenvenen
Oberschenkelvene

Bauchschlagader
a. iliaca externa
Nierenarterie
a. femoralis

Kapillaren

Verdauungstrakt

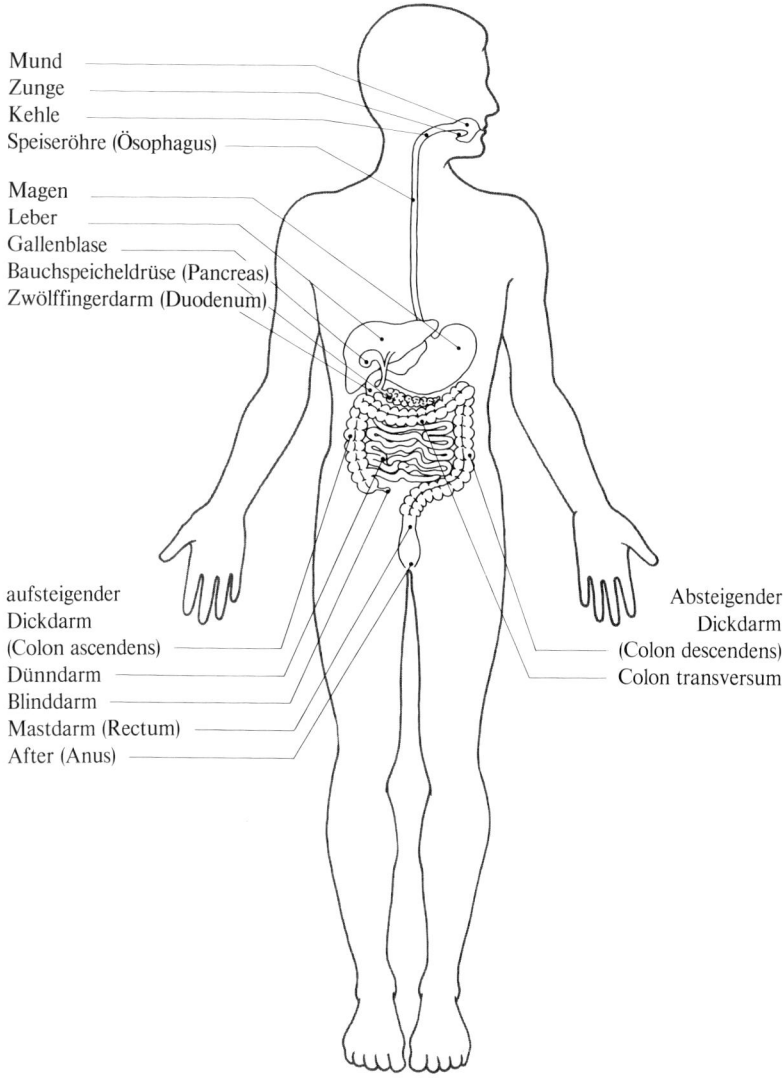

Mund
Zunge
Kehle
Speiseröhre (Ösophagus)

Magen
Leber
Gallenblase
Bauchspeicheldrüse (Pancreas)
Zwölffingerdarm (Duodenum)

aufsteigender
Dickdarm
(Colon ascendens)
Dünndarm
Blinddarm
Mastdarm (Rectum)
After (Anus)

Absteigender
Dickdarm
(Colon descendens)
Colon transversum

Nervensystem

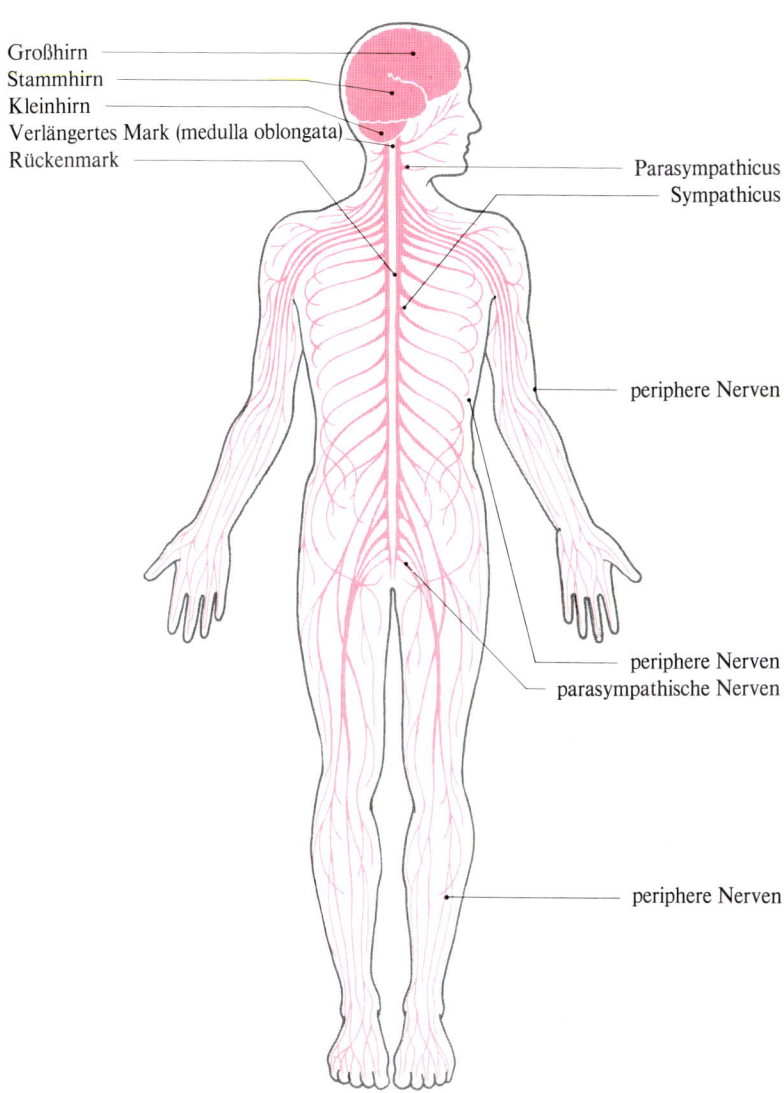

Großhirn

Stammhirn

Kleinhirn

Verlängertes Mark (medulla oblongata)

Rückenmark

Parasympathicus

Sympathicus

periphere Nerven

periphere Nerven

parasympathische Nerven

periphere Nerven

Drüsen

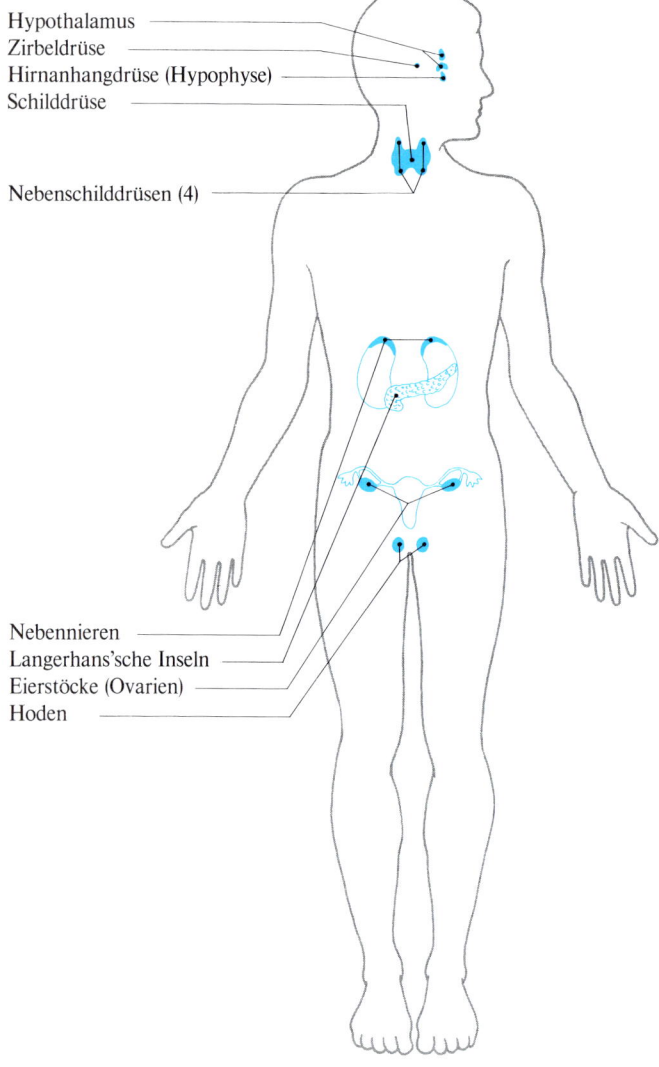

Hypothalamus

Zirbeldrüse

Hirnanhangdrüse (Hypophyse)

Schilddrüse

Nebenschilddrüsen (4)

Nebennieren

Langerhans'sche Inseln

Eierstöcke (Ovarien)

Hoden

Niere und ableitende Harnwege

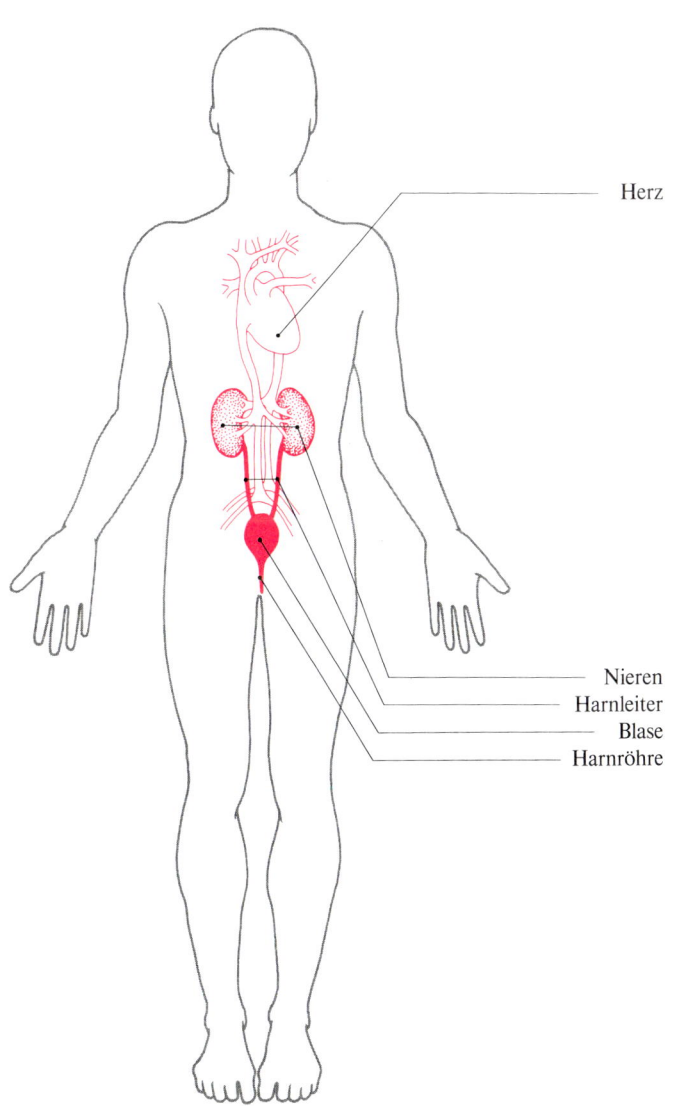

Herz

Nieren
Harnleiter
Blase
Harnröhre

Atemwege

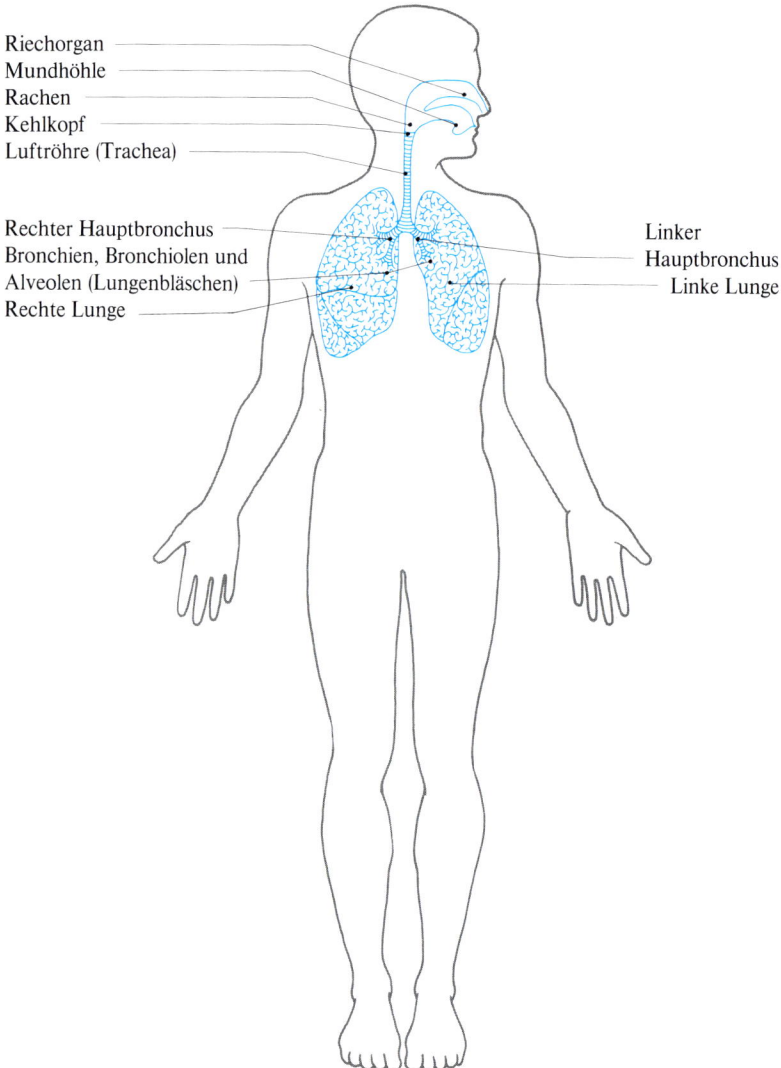

Riechorgan

Mundhöhle

Rachen

Kehlkopf

Luftröhre (Trachea)

Rechter Hauptbronchus

Bronchien, Bronchiolen und

Alveolen (Lungenbläschen)

Rechte Lunge

Linker

Hauptbronchus

Linke Lunge

Worterklärungen

Asana: Sitzplatz oder Stellung, um den Körper fest und entspannt zu halten, was für die Ausübung von Pranayama und Meditation wichtig ist; Yoga-Übung zur körperlichen Entwicklung und Kontrolle.

Atman: Das Eine Selbst; die Einzige Wirklichkeit oder Brahman, immer rein, frei, vollkommen und unveränderlich; es lebt im Körper nur als Zeuge aller Wandlungen von Körper und Geist.

Bandha: Eine Muskelkontraktion, die für kurze Zeit aufrechterhalten wird, manchmal dazu benutzt, um die Körperausgänge wie Luftröhre oder Anus zu verschließen und damit das Entweichen vitaler Pranas zu verhindern, sowie zur Kontrolle der Sinne und dem Erwecken der Kundalini Shakti.

Bhakti Yoga: Der Yogapfad, der Gottverwirklichung (s. dort) über Gottesliebe und Gottesverehrung sucht.

Brahmacharya: Zölibat (sexuelle Enthaltsamkeit). Mäßigung in allen Lebensbereichen.

Brahma-Jnana: Verwirklichung von Brahman (Gott); die höchste Weisheit.

Brahman: Gott; die Absolute Wirklichkeit; das Höchste Wesen; das Meer des Bewußtseins an sich; die Letzte Wahrheit. Brahman wird im Zustand von Nirvikalpa Samadhi (s. dort) verwirklicht.

Chakra: ›Rad‹. Subtile Bewußtseinszentren innerhalb der Wirbelsäule, welche eine Anzahl psycho-somatischer Funktionen ausüben. Bei der Erschaffung des Individuums steigt die Kundalini Shakti oder die zentrale körperliche Kraft im Menschen durch den Sushumna-Nadi hinab und hinterläßt in den verschiede-

nen Chakras bestimmte Kräfte. Bei normalen Menschen bleibt sie im Muladhara Chakra, dem untersten Zentrum, das zwischen dem Anus und dem Harnleiter liegt. Hier hat die Kundalini Shakti ihre gröbste Form angenommen. Bei spirituellen Praktiken versucht sie, durch den Sushumna Nadi wieder aufzusteigen. Wenn sie voll zu höheren Chakras gelangt, werden deren Energien aktiviert, und die darunter liegenden Chakras werden inaktiv. In den drei unteren Chakras arbeiten sehr niedrige Kräfte, und der betreffende Mensch wird an Essen, Schlaf und Sex hängen. Im vierten Zentrum arbeiten gute Energien, aber das ist noch kein dauernder Gewinn. Nur wenn die Kundalini Shakti voll über das vierte Zentrum hinaus aufsteigt, hat man einen dauerhaften geistigen Gewinn erreicht, und es besteht keine Gefahr mehr, daß man in die niederen Sinnesgenüsse abstürzt. Wenn die Kundalini Shakti voll zum Sahasrara-Zentrum im Scheitelpunkt des Kopfes aufsteigt, ist die Befreiung erreicht. Die sechs Chakras sind von unter her: Muladhara (das Anuszentrum); Swadhistana (auf der Höhe der Blase); Manipura (auf der Ebene des Nabels); Anahata (auf der Herzebene); Visuddha (das Kehlzentrum), und Ajna Chakra (in der Mitte des Kopfes).

Ein siebtes Zentrum, Sahasrara oder ›tausendblättriger Lotus‹ liegt im Scheitelpunkt des Kopfes.

Chitta: ›Der Gedächtnisspeicher‹, Ursubstanz des Geistes. In der Vedanta-Psychologie ist Chitta einer der vier Geistesfunktionen (Antah Karana). In Swami Narayananandas Psychologie ist Chitta der Speicher aller Erfahrungen wie Wahrnehmungen, Schlußfolgerungen, Leidenschaften, Emotionen und Gefühle aus diesem und vorhergehenden Leben; Chitta ist Kundalini selbst.

Dharana: Willentliche Konzentration des Geistes auf einen Punkt. Die sechste Stufe im Raja Yoga (s. dort).

Dharma: Die richtige oder festgelegte Art zu leben; Tugend und Pflicht; die Festlegung von Gesetz und Ordnung, die für alle Menschen gilt und sowohl auf Einzelwesen als auch auf Gruppen oder Nationen anzuwenden ist. Sie hängt ab von Zeit, Ort, Alter, gesellschaftlicher Stellung usw.

Dhyana: Meditation, tiefe Versenkung. Verlängerte Konzentration in Dharana führt zu diesem Zustand. Er ist die siebte Stufe im Raja Yoga (s. dort).

Gottverwirklichung: Gott verwirklichen und Eines mit ihm werden. Man kann diesen Zustand mit Form − Savikalpa Samadhi − oder ohne Form − Nirvikalpa Samadhi − erreichen. Nur in Nirvikalpa Samadhi kehrt man zum Absoluten zurück und wird eins mit ihm.

Guru: Ein geistiger Führer; besonders ein solcher, der Einweihungen gibt.

Hatha Yoga: Ein Zweig des Yoga, der zum Ziel hat, durch Körper- und Atemübungen Kontrolle über den physischen Körper und Prana (s. dort) zu gewinnen.

Ida: Einer der subtilen Nervenkanäle oder Nadis (s. dort), durch welche die Lebenskraft auf- und absteigt. Er liegt links von der Wirbelsäule und läuft vom Muladhara zum Ajna Chakra, wo er mit Pingala und Sushumna Nadi zusammentrifft, bevor er zum linken Nasenloch absteigt.

Japa: Laufende Wiederholung des Gottesnamens, besonders eines Mantras, entweder laut oder im Geist gesprochen.

Jivatman: Die individuelle Seele.

Jnana Yoga: Der Pfad, der durch Unterscheidung zwischen Wirklichem und Unwirklichem zu Gott- oder Selbstverwirklichung führt.

Karma: Handeln. Die Karmatheorie sagt, daß man erntet, was man gesät hat (Gal. 6:7), und daß wir sind, was unsere vergangenen Gedanken, Worte und Taten aus uns gemacht haben. Genauso schaffen wir unsere Zukunft durch unsere gegenwärtigen Handlungen. Die Erklärung ist, daß alle Eindrücke von Gedanken, Worten und Taten in der Chitta aufbewahrt werden und wieder aufsteigen, um unsere Zukunft zu beeinflussen.

Karma Phala: Die Früchte vergangener Handlungen, die wir jetzt in Form von Freude oder Leid ernten.

Karma Yoga: Yoga selbstloser Handlungen; Dienst an der Menschheit ohne Erwartung einer Belohnung.

Kriya: Eine Handlung oder ein Prozeß; Ausdruck für Reinigungsmethoden.

Kumbhaka: Anhalten oder Aussetzen des Atems.

Kundalini Shakti: Die Urkraft im Menschen oder die uranfängliche kosmische Energie; sie ist die Kraftquelle aller körperlichen und geistigen Funktionen. Das Aufsteigen dieser latenten Kraft durch die Chakras ist das Endziel des Yoga. Bei der Schöpfung des Individuums scheinen sich Kundalini Shakti und Selbst zu trennen, aber nur scheinbar, denn in Wirklichkeit sind sie Eines. Kundalini Shakti steigt hinab zum untersten Zentrum, dem Muladhara Chakra, wo sie bei den meisten Menschen bleibt. Teilweise Aufstiege der Kundalini Shakti können beispielsweise durch Drogen oder durch tiefe Konzentration verursacht werden. Das ist jedoch keine dauerhafte Errungenschaft und kann sogar gefährlich für die spirituelle Entwicklung werden. Wenn man spirituelle Praktiken oder Sadhana (s. dort) aufnimmt, wird die Kundalini Shakti versuchen, nach oben zu steigen, aber bevor sie nicht voll über das Herzzentrum hinausgeht, besteht immer noch die Gefahr eines Rückfalls. Wenn die Kundalini Shakti im Zustand von Nirvikalpa Samadhi wieder mit ihrem statischen Zentrum in Sahasrara vereinigt ist, erlangt der Mensch Befreiung und wird eins mit dem Ozean des Bewußtseins an sich. Kundalini Shakti selbst ist Chitta, d. h. der Speicher für alle vergangenen Erfahrungen aus diesem und zahllosen früheren Leben. Wenn wir denken, bekommen wir unser Vorwissen aus Chitta. Geist und Kundalini Shakti stehen miteinander in Wechselwirkung. Der Geist bekommt die Energie, mit der er träge oder lebhaft arbeitet, von der Kundalini Shakti, so daß die Ströme, die sie durch den Körper sendet (gewissermaßen wie ein Dynamo), sowohl den Körper als auch den Geist beeinflussen. Kundalini Shakti wird von Hitze und Kälte und ebenfalls von der Qualität unserer Nahrung (hitze- oder kälteerzeugend) beeinflußt.

Manas: Nach klassischer indischer Denkweise das Denkvermögen des Geistes, mit dem verglichen, klassifiziert und Schlußfolgerungen gezogen werden.

Mantra: Heilige Silben oder eine Formel, deren Wiederholung (sei sie gesprochen oder gedacht) und Betrachtung den Geist reinigt und zu wirklichem spirituellen Fortschritt führt. Ein Mantra wird von einem Guru gegeben.

Meditation: Im allgemeinen tiefes Nachdenken, ernsthafte Betrachtung und Überlegung. Im Reich des Geistes bedeutet Meditation (Dhyana) tiefe Konzentration auf das gewählte Gottesbild (Ishta).

Moksha oder Mukti: Letzte Befreiung, im Yoga Ziel und Zweck des Lebens; Befreiung vom ›Rad der Zeit‹ oder den endlosen Runden von Geburt und Tod.

Mudras: Handsymbole; eine Gruppe von Yogaübungen, die die subtilen Energien von Körper und Geist (s. Prana) beabsichtigen.

Nadi: ›Nerv‹. Nadis sind sowohl die aus der Neurophysiologie bekannten anatomischen Nerven als auch subtilere Nerven, die nicht direkt gemessen werden können. Der ganze Körper ist von Nadis durchzogen, durch welche die Nerven- oder Kundaliniströme fließen (ähnliche Vorstellung bei der Akupunktur). Einige Nadis sind besonders wichtig, so Ida und Pingala (links und rechts der Wirbelsäule) und Sushumna, der in der Mitte der Wirbelsäule verläuft, und an diesem letzten Nadi liegen die Chakras (s. dort).

Nirvikalpa Samadhi: Der überbewußte Zustand, in dem das individuelle Bewußtsein in den Ozean des Bewußtseins an sich eintaucht, und wo es weder Geist noch die Dreiheit von Subjekt, Objekt und Erkenntnis oder irgendeine andere Vorstellung gibt. In Nirvikalpa Samadhi wird die Wirklichkeit, das Selbst oder Brahman erkannt oder verwirklicht.

OM: Das heilige Wort, mit dem Brahman oder das All bezeichnet wird. Es ist das vollkommene Wort, das die gesamte Spanne aller Laute der menschlichen Stimme in sich schließt, und daher ist es das Wurzelmantra, aus dem alle andern Mantras hervorgehen.

Pingala: Der subtile Nadi, der rechts neben der Wirbelsäule liegt (s. Ida).

Prana: Lebensenergie; Nervenenergie oder Lebenskraft. Prana ist die Hauptenergie und die Quelle aller anderen Kräfte, die im Universum und im Körper wirken.

Pranayama: Atemübungen, die darauf abzielen, das Prana zu beherrschen und damit zur Reinigung von Körper, Nadis und Geist zu kommen und das Aufsteigen der Kundalini Shakti zu höheren Zentren zu erleichtern.

Pratyahara: Das Abziehen der Sinne von ihren Objekten; der fünfte Schritt im Raja Yoga.

Puraka: Einatmung.

Raja Yoga: Der Pfad, der durch die Kontrolle von Geist, Gedanken, Wünschen und Emotionen zur Freiheit führt. Raja Yoga wird traditionell in acht Schritte unterteilt: 1. Yama (Einschränkung), bestehend aus a) Ahimsa (Gewaltlosigkeit, andere weder in Gedanken, noch Worten oder Taten schädigen); b) Satyam (Wahrhaftigkeit); c) Brahmacharya (Enthaltsamkeit); d) Asteyam (nicht stehlen); und e) Aparigraha (Nichtannehmen luxuriöser Geschenke). 2. Niyama (Regeln), bestehend aus a) Saucha (Reinheit); b) Santosha (Zufriedenheit); c) Tapa (Selbstdisziplin, Askese); d) Swadhyaya (Studium heiliger Schriften) und e) Ishwara-Pranidhana (Verehrung Gottes und Hingabe an Ihn). Zusammengefaßt sind Yama und Niyama die moralischen Gebote, die wir in allen Religionen finden. 3. Asana (Haltung); in diesem Zusammenhang die richtige Sitzhaltung während der Meditation. 4. Pranayama (Atemübungen). 5. Pratyahara (Konzentration), Abziehen der Sinne von ihrem Gegenstand. 6. Dha-

rana (willentliche Konzentration des Geistes auf einen Punkt). 7. Dhyana ›Meditation‹ (eine Verlängerung und Vertiefung von Dharana). 8. Samadhi (wörtlich: vereinigen, Synthese), der Zustand, in dem das individuelle Selbst in das universale Selbst oder Brahman eintaucht. In Savikalpa Samadhi wird Gott mit Form verwirklicht, in Nirvikalpa Samadhi ohne Form.

Rechaka: Ausatmung.

Sadhaka: Ein geistig Strebender oder Wahrheitssucher.

Sadhana: Regelmäßiges und ausdauerndes Praktizieren einer Methode oder von Übungen, die für spirituelle Zwecke vorgeschrieben sind.

Sahasrara: Das höchstgelegene Zentrum (Chakra) oder ›der tausendblättrige Lotos‹, im Scheitelpunkt des Kopfes gelegen. Wenn die Kundalini Shakti voll zu Sahasrara aufsteigt, sind Shiva und Shakti (Bewußtsein in seiner statischen und dynamischen Form) wieder vereint, und der Mensch wird eins mit Gott.

Samadhi: (wörtlich ›vereinigen‹, Synthese), der Zustand allerhöchster Konzentration, in dem das individuelle Selbst in das universale Selbst oder Brahman eintaucht.

Samsara: Der Ablauf weltlichen Lebens.

Samskaras: Reste, die aus früherem Denken und Handeln im Geist zurückgeblieben sind, und die in jeder neuen Inkarnation unseren Charakter bestimmen.

Sanskrit: Die klassische Sprache Nordindiens und das älteste Glied der indo-europäischen Sprachfamilie; die Sprache, in der die Veden (die Hauptautorität für alle Hindus) geschrieben sind.

Saraswati Nadi: Der feine Nadi, der nach Swami Narayananda an der Vorderseite des Körpers entlangläuft und das

Gehirn mit Chitta im Muladhara Chakra verbindet. Er wird bei allen Gedankenfunktionen gebraucht.

Savikalpa Samadhi: Gottesverwirklichung mit Form. In Savikalpa Samadhi behält die Seele immer noch ein gewisses Bewußtsein ihrer selbst als ›Genießer‹, und die Unterscheidung zwischen Subjekt und Objekt ist noch gegeben.

Shakti: Kraft oder Energie. Die göttliche Macht, dargestellt als das ›weibliche‹ Prinzip, die ›Gefährtin‹ jeder Gottheit.

Solar-Plexus: Ein im Bauchraum gelegener Nervenplexus.

Sushumna-Nadi: Der feinste aller Yoga-Nadis. Er liegt in der Wirbelsäule und steigt von Muladhara nach Sahasrara, und an ihm entlang reihen sich die Chakras oder subtilen Ebenen des Bewußtseins auf.

Tantras: Schriften, welche die Form eines Dialogs zwischen Shiva und Shakti (seiner Gefährtin) haben. Sie bilden eine Sammlung von Regeln für Rituale, Kult, Selbstzucht, Meditation und das Erlangen übernatürlicher Kräfte.

Trataka: Fester Blick; das eine Zeitlang durchgehaltene Fixieren eines Punktes; eine Hatha-Yoga-Technik

Turiya: ›Der vierte‹ Zustand jenseits von Wachen, Traum, Tiefschlaf; der transzendentale Zustand reinen Seins, den keine Worte beschreiben können, da er alle individuellen Erfahrungen übersteigt. (s. Moksha und Nirvikalpa Samadhi).

Yantra: Ein zur Konzentration verwendetes symbolisches Diagramm.

Yoga: (wörtlich: Einheit); die Vereinigung mit dem Höchsten Wesen oder des niederen Selbst mit dem höheren (s. dazu die verschiedenen Yoga-Pfade: Bhakti Yoga, Jnana Yoga, Karma Yoga und Raja Yoga).

Yoga-Sutras: Der klassische indische Text über Yoga; er wird Patanjali, etwa 2. Jhd. v. Chr., zugeschrieben.

Literaturverzeichnis

Anatomie und Physiologie

Faller: *Der Körper des Menschen*, Thieme Verlag, Stuttgart, 1980

Körperbewußtsein, Atem und Therapie

Anderson: *Stretching*, Shelter-Publications, California, 1980
Daniels and Worthingham: *Muscle Testing*, W.B. Saunders, Philadelphia, 1980
John B. West: *Respiratory Physiology: The Essentials*, Williams and Wilkins, Baltimore/London, 1979

Hatha Yoga und Pranayama

Iyengar: *Licht auf Pranayama*, Barth Verlag, München, 1984
Iyengar: *Licht auf Yoga*, Barth Verlag, München 1983
Swami Narayanananda: *Das Geheimnis von Prana, Pranayama und Yoga-Asanas*, Narayana-Verlag, Blansingen, 1985
Pancham Sinh: *The Hatha-Yoga Pradipika*, Oriental Books Reprint, New Delhi 1980

Yoga-Psychologie, Philosophie und Meditation

Swami Balakrishnananda: *Yogic Depth Psychology*, N. U. Yoga Ashrama, Dänemark, 1980
Maldoner: *Die Bhagavad Gita, Das Hohelied Indiens*, Papyrus Verlag, Hamburg, 1986
Maldoner: *Yoga Sutra, Der Yogaleitfaden des Patanjali*, Papyrus Verlag, Hamburg, 1987
Swami Narayanananda: *Das Geheimnis der Geisteskontrolle*, Narayana-Verlag, Blansingen, 1984
Swami Narayanananda: *Die Urkraft im Menschen oder die Kundalini Shakti*, Narayana Verlag, Blansingen, 1981
Swami Narayanananda: *Das Mysterium von Mensch, Geist und Geistesfunktionen*, Narayana-Verlag, Blansingen, 1985
Swami Narayanananda: *Der Weg zur Erleuchtung (Samadhi) – Handbuch für ein spirituelles Leben*, Narayana-Verlag, Blansingen, 1985